全国中医药行业高等教育"十三五"创新教材

高等学校中药学类专业实验操作指南

（供中药学、药学及相关专业用）

教育部高等学校中药学类专业教学指导委员会

主　　编　　李永吉（黑龙江中医药大学）
　　　　　　彭代银（安徽中医药大学）
副 主 编　　（按姓氏笔画排序）
　　　　　　马长华（北京中医药大学）
　　　　　　吴啟南（南京中医药大学）
　　　　　　张大方（长春中医药大学）
　　　　　　张师愚（天津中医药大学）
　　　　　　杨炳友（黑龙江中医药大学）
　　　　　　贾天柱（辽宁中医药大学）
　　　　　　陶建生（上海中医药大学）
主　　审　　匡海学（黑龙江中医药大学）
　　　　　　刘红宁（江西中医药大学）

中国中医药出版社
·北京·

图书在版编目（CIP）数据

高等学校中药学类专业实验操作指南/李永吉，彭代银主编．—北京：中国中医药出版社，2017.5（2020.1 重印）

全国中医药行业高等教育"十三五"创新教材

ISBN 978 – 7 –5132 –4166 –3

Ⅰ．①高…　Ⅱ．①李…　②彭…　Ⅲ．①中药学 – 实验 – 中医学院 – 教学参考资料　Ⅳ．①R28 –33

中国版本图书馆 CIP 数据核字（2017）第 071733 号

中国中医药出版社出版

北京经济技术开发区科创十三街 31 号院二区 8 号楼
邮政编码　100176
传真　010 64405750
河北纪元数字印刷有限公司印刷
各地新华书店经销

开本 787 × 1092　1/16　印张 14　字数 315 千字
2017 年 5 月第 1 版　2020 年 1 月第 2 次印刷
书　号　ISBN 978 –7 –5132 –4166 –3

定价　38.00 元
网址　www.cptcm.com

如有印装质量问题请与本社出版部调换（010 –64405510）
版权专有　侵权必究

社长热线　010 64405720
购书热线　010 64065415　010 64065413
微信服务号　zgzyycbs

书店网址　csln. net/qksd/
官方微博　http://e. weibo. com/cptcm

淘宝天猫网址　http://zgzyycbs. tmall. com

全国中医药行业高等教育"十三五"创新教材

《高等学校中药学类专业实验操作指南》编委会

前 言

学会正确的实验操作技术，养成良好的实验室工作习惯，具备熟练的动手能力，是本科中药学类专业学生在校期间的重要学习过程，是教师进行实验教学的主要环节与任务。这对学生毕业后的岗位适应力和胜任力都具有重要的意义。

2015 年 5 月，教育部高等学校中药学类专业教学指导委员会与中医药高等教育学会联合举办了第一届"'中医药社杯'中药学类专业学生知识技能大赛"。在赛事的筹备和比赛过程中，参赛学校的指导教师和选手纷纷提出，目前在实验教学中，缺少规范实验操作的教材。因此，中药学类专业教学指导委员会在全国中医药院校挑选了 45 位具有丰富实验教学和科研经验的专家、学者组成编委会，编写了《高等学校中药学类专业实验操作指南》一书。

本教材依据全国中医药行业高等教育"十三五"规划教材和教学大纲、《本科中药学类专业教学质量国家标准》《中国药典》（2015 版）的有关要求和内容编写而成。本教材从学习、教学、实践工作需求的角度，分六篇二十一章详述中药学类专业学生必须掌握的实验室要求和化学类、中药药理、中药鉴定、中药炮制、中药药剂等实验操作的技术和要求，可作为中药学类专业学生实验课的教材，亦可作为药学实验工作者进行实验操作的参考书。

在编写过程中，各位编委做了大量的工作，但由于时间仓促，难免有遗漏和不妥之处，恳请同道学者和广大学生在使用中及时提出宝贵意见，以便再版时修改提高。

《高等学校中药学类专业实验操作指南》编委会
2017 年 3 月

目 录

第一篇　实验室基本要求

第一章　基本要求

第一节　实验室规则

1. 学生进入实验室要按要求统一着装。

2. 进入实验室后必须严格遵守实验室规则，保持实验室内安静，不要大声喧哗。

3. 实验时应遵守操作规程，注意安全，爱护仪器，节约用水用电；注意保持工作区的整洁；纸张等固体废物应放入废物收集器内。

4. 实验课前应认真预习，明确实验目的和要求，了解实验内容、方法和基本原理。

5. 实验开始前检查仪器设备是否完整无损，安装是否正确，运行是否正常。

6. 实验中严格按照各项实验的基本操作规程认真操作，仔细观察实验现象，如实记录实验中观察到的现象和实验数据，不准随便离岗。实验中遇到疑难问题难以处理时，应及时请教实验指导教师。

7. 实验中所使用的仪器应严格按操作规程使用，使用完后应切断或关闭电源，并将仪器各旋钮恢复至原位，在仪器使用记录本上签名并记录其状态。如发现仪器有故障，应立即停止使用并报告指导教师处理。

8. 实验完毕后，应做好清洁卫生工作。仪器设备放回指定位置，保持仪器、台面、水槽等洁净，并打扫地面，最后检查门、窗、水、电、气是否关好，经指导教师签字或同意后，方可离开实验室。

9. 实验室内一切物品（仪器、试剂、药品、产品等）不得私自带离实验室。

10. 每次实验结束后，应把手充分清洗干净，方可离开实验室。

第二节　实验室安全要求

实验室开展实验教学工作，要树立"安全第一"的观念，遵守实验室的各项规章制度和要求，营造安全的工作环境。

1. 进入实验室必须穿好实验用服装，不得穿高跟鞋、拖鞋等妨碍逃生的鞋子。可能有危险的实验要带保护镜。女生长发要理好头发或戴帽，以免长发沾染化学试剂带来危险。

2. 实验室内严禁饮食、吸烟。切勿用实验容器代替水杯、餐具使用。绝不允许用舌头舔尝药品的味道。

3. 进入实验室应先熟悉实验室及其周围环境，熟知水闸、电闸、灭火器和洗眼器的位置。实验室的物品不得堵塞逃生通道。

4. 使用 As_2O_3、$HgCl_2$ 等剧毒品时要特别小心，用过的废物、废液不可乱倒，应回收或加以特殊处理。手上有伤口的要戴手套，尤其是接触 NH_4F 等腐蚀性试剂时必须戴手套。

5. 使用浓酸、浓碱或其他具有强烈腐蚀性的试剂时，要戴手套、防护镜，小心操作，不要俯视容器，以防溅到脸上或皮肤上。如果溅到身上应立即用自来水冲洗，洒在试验台面上应立即用自来水冲洗而后擦掉。

6. 对易挥发的有毒或有强烈腐蚀性的液体和有恶臭的气体，应在通风橱中操作。

7. 打碎玻璃仪器要立即回收放在废玻璃箱内，以免受伤。

8. 使用电器时，要谨防触电，不要用湿的手、物去接触电源插座。电器使用完毕及时拔下电源插头，切断电源。

9. 严禁将各种化学试剂任意混合，以免引起意外事故，自行设计的实验必须经指导教师审核同意后方可进行。

10. 易燃物、易爆物使用时必须要远离火源，敞口操作。试剂用后要随手盖紧瓶塞，置阴凉处存放。

11. 有机溶剂不得在明火或电炉上直接加热，应在水浴、油浴或电热套中加热，用完后应及时加盖并存放在阴凉通风处。

12. 要特别注意煤气和天然气的正确使用，严防泄露。在用煤气、天然气加热过程中操作者不得离开现场。煤气、天然气使用完毕后要关好燃气管道的阀门。

13. 使用高压气体钢瓶时，要严格按照操作规程操作。

14. 进行药理实验操作，须穿白大衣，戴帽子、口罩、手套，在实验过程中掌握正确的动物捉持及给药方法，防止动物咬伤、抓伤、注射器扎伤及药物沾染皮肤、眼睛，一旦出现上述情况立即报告指导教师进行相应处理。

第三节　实验室意外事故的防范与处理

一、实验室事故防范

1. 防火

（1）操作时注意勿将易燃溶剂放在广口容器直火加热；加热必须在水浴中进行，切忌当附近有暴露的易燃溶剂时点火。

（2）进行易燃物质实验时，应当养成现将酒精等易燃物质搬开的习惯。

（3）蒸馏易燃的有机物时，装置不能漏气，如发生漏气时，应立即停止加热，检查原因。

（4）使用大量易燃液体时，应在通风橱内或指定的地方进行，室内应无火源。

（5）不得把燃着或带有火星的火柴杆或纸条等乱抛乱扔。

（6）直火加热时，实验者不得擅自离开实验室。

2. 防爆

（1）易燃易爆溶剂（如乙醚、汽油等）切勿接近火源。

（2）不能重压或撞击易爆炸固体（如重金属、乙炔化物、苦味酸金属盐、三硝基甲苯等）。

3. 防触电

（1）使用电器前，先了解电器对电源的要求及匹配，选择好相应的插座或导线。

（2）使用时必须检查好线路再插上电源，实验结束时必须先切断电源再拆线路。

（3）人体不得直接接触导电部分，切勿用湿手直接接触。

二、实验室事故处理

在实验中如不慎发生意外事故，不要慌张，应沉着、冷静，迅速处理。

1. 烫伤 轻微烫伤可先用清水冲洗，再搽上烫伤油膏。如果烫伤较重，应立即到医务室医治。

2. 酸腐蚀 溅在皮肤上，用大量水冲洗，用5%碳酸氢钠溶液洗涤，再涂油膏；溅在眼睛上，抹去溅在眼睛外面的酸，立即用水冲洗，用洗眼器对准眼睛冲洗，再用稀碳酸氢钠洗涤，最后滴少量麻油；溅在衣服上，先用水冲洗，再用稀碱水洗，最后用水冲洗。

3. 碱腐蚀 溅在皮肤上，用饱和硼酸溶液或1%醋酸溶液洗涤，再涂上油膏；溅在眼睛上，擦去眼睛外的碱，用水洗，再用稀酸中和多余的碱，再用水冲洗。

4. 割伤 小伤口可以用清水或生理盐水冲洗，然后再用碘伏消毒，贴上创可贴。如果伤口较大，应立即到医务室医治。

5. 火灾 首先切断电源，关闭煤气，搬开易燃物品。电话报警。对可溶于水的液体着火时，可用湿布或水灭火；对密度小于水的非水溶性的有机试剂着火时，用砂土灭火（不可用水）；如火势较大，可使用 CCl_4 灭火器或 CO_2 泡沫灭火器，但不可用水扑救，因水能和某些化学药品（如金属钠）发生剧烈的反应而引起更大的火灾。如遇电器设备着火，必须使用 CCl_4 灭火器，绝对不能用水或 CO_2 泡沫灭火器。

6. 触电 遇有触电事故，首先应切断电源，然后在必要时，进行人工呼吸。

7. 动物致伤 被动物咬伤、抓伤时，应及时挤出伤口血液，用20%的肥皂水（或其他弱碱性清洁剂）和一定压力的流动清水交替彻底清洗、冲洗所有咬伤和抓伤处，然后用碘伏或者75%酒精涂擦伤口。尽快去卫生疾控部门进一步处理，必要时注射出血热疫苗、狂犬病疫苗等。

第二章　实验材料

一、化学实验室材料要求

1. 化学实验室的化学药品众多，使用时应注意下列几点：

（1）药品应按规定量取用，如果实验教材中未规定用量，应注意节约，尽量少用。

（2）取用固体药品时，注意勿使其撒落在实验台上。

（3）药品自瓶中取出后，不应倒回原瓶中，以免带入杂质而引起瓶中药品变质。

（4）试剂瓶用过后，应立即盖上塞子，并放回原处，以免和其他瓶上的塞子混淆，掺入杂质。

（5）同一滴管在未洗净时，不应在不同的试剂瓶中吸取溶液。

2. 化学实验室要有试剂库，并设置易燃易爆试剂存储柜和腐蚀品柜。试剂应放入相应的储存柜。

3. 实验室存放的试剂应标明名称、配制日期；剧毒试剂须用明显的标识表明毒性；危险化学品按照"五双"管理，即双人收发、双人记账、双人双锁、双人运输、双人使用。

二、中药实验室材料要求

1. 取样前　应注意品名、产地、规格等级及包件式样是否一致，检查包装的完整性、清洁程度以及有无水迹、霉变或其他物质污染等情况，详细记录。凡有异常情况的包件，应单独检验并拍照。

2. 取样　每一包件至少在2~3个不同部位各取样品1份，包件大的应从10cm以下的深处在不同部位分别抽取；对破碎的、粉末状的或大小在1cm以下的药材和饮片，可用采样器（探子）抽取样品；对包件较大或个体较大的药材，可根据实际情况抽取有代表性的样品。每一包件的取样量：一般药材和饮片100~500g；粉末状药材和饮片25~50g；贵重药材和饮片5~10g。

3. 平均样品　将所取供试品混匀，即为抽取样品总量。若抽取样品总量超过检验用量数倍时，可按四分法再取样，即将所有样品摊成正方形，依对角线划"×"字，使分为四等份，取用对角两份；再如上操作，反复数次至最后剩余量能满足供检验用样品量。

4. 注意事项

（1）从同批药材和饮片包件中抽取供检验用样品原则：总包件不足5件的，逐件取样；5～99件，随机抽5件取样；100～1000件，按5%取样；超过1000件的，超过部分按1%比例取样；贵重药材和饮片，不论包件多少均逐件取样。

（2）最终抽取的供检验用样品量，一般不得少于检验所用量的3倍，即1/3供实验室分析用，另1/3供复核用，其余1/3留样保存。

（3）实验用的药材和饮片均必须经过专家鉴定确定其正确的学名，鉴定数据和结果作为原始资料保存。

三、实验动物及生物样本等实验材料要求

1. 实验用动物须来源清楚，实验动物饲育条件和设施应符合相应的标准要求，并应取得实验动物管理部门的合格证。

2. 实验结束后，将实验动物处死，动物尸体放置于指定位置，等待法定专业单位处理。动物笼具消毒处理后清洗干净。

3. 动物血液和体液及其他含有感染性材料，须经121℃，30min高压消毒处理。动物器官组织与动物尸体一起放于专用冰箱，按医疗垃圾请法定专业单位处理。

四、生物样本的种类及前处理方法

样品的采集与制备是后期各项研究的初始步骤，也是最重要的步骤之一。实验设计中对样品收集的时间、部位、种类、样本群体等应给予充分考虑。在研究人类样本时，还需考虑饮食、性别、年龄、昼夜和地域等诸多因素的影响。此外，代谢产物的变化对分析结果有较大的影响，在处理生物样本时要特别注意避免由于残留酶活性或氧化还原过程降解代谢产物、产生新的代谢产物。通常需对所收集样品进行快速淬灭，如液氮冷冻、酸处理等。

1. 生物样本的分类 生物样本包括：血液（血清、血浆）、尿液、脑脊液、淋巴液、胆汁、粪便、唾液、细胞以及组织等，以血液和尿液应用最为广泛。血液根据后期的处理方法不同分为血清和血浆，血清是血液经一定时间后自然凝结成块，去除血凝块所得的上清液；血浆是将血液与抗凝剂混合后经离心以去除血液中的有形成分（白细胞、红细胞、血小板）所得的上清液。

2. 生物样本的制备

（1）血浆样本的制备：制备血浆首先需要考虑采用何种抗凝剂。抗凝剂主要有ED-TA、柠檬酸盐、肝素等。有学者认为柠檬酸盐与EDTA均可干扰代谢谱，产生干扰峰，影响内源性物质的分析，因此，建议选用肝素做抗凝剂。建议根据所要分析的目标代谢产物来选择适宜的抗凝剂，亦可进行初步的筛选。

（2）血清样本的制备：血清的获取需要全血在室温下静置一定时间，低于30min凝血不充分，超过60min可能导致细胞溶解。血液在静置的过程中，活化的血小板释放一系列代谢产物、脂类、酶类。血清中溶血磷脂酰胆碱信号较高，含有较高的蛋白质、多肽以及次黄嘌呤和黄嘌呤、血栓素 B_2、精氨酸等。在代谢组学研究中，为获得较为稳定的代谢产物信息，建议采用4℃下静置30min，采用低温离心分离制备血清样本。

（3）尿液样本的制备：尿液收集简单且无侵害性，可以多次收集，因此代谢组学

研究中尿液样本有广泛的应用。尿液中的一些细菌等微生物是改变代谢谱的主要因素，因此，通常需要加入防腐剂，应用较为广泛的是质量浓度为 0.1% 叠氮钠。一般要求在冰水的环境中进行采集。

3. 生物样本的存储　离心分离出血浆或血清后保存在 -80℃ 相对稳定；保存在 -20℃，胆红素、尿酸、胆固醇、肌酸酐、甘油三酯类 3 个月内相对稳定，但白蛋白变化显著；血清氨基酸长期保存在 -25℃ 下稳定性产生变化，VitB 长期存储不稳定，甜菜碱、肌氨酸、肌酸酐相对稳定，二十碳五烯酸（EPA）、二十二碳六烯酸（DHA）保存在 -75℃ 180 天是稳定的，但在 -20℃ 检测到两种多不饱和脂肪酸。因此，离心后的血清、血浆应尽快分析，如需长期保存，建议保存在 -80℃ 冰箱。尿液的存储环境要求在 -20℃ 以下，一般存储在 -80℃。

第三章　环境要求

第一节　动物饲养环境要求

严格控制实验动物饲养环境可保证实验动物的健康，保障实验研究获得正确的结果。因此所有购置的动物均应在动物室饲养。

一、动物室饲养环境要求

动物饲养室的室温应保持21~26℃；相对湿度在40%~70%之间，50%±5最好；每小时换气10~20次；动物室应用明暗各12h或明13h、暗11h的照明制度，工作照度为150~300勒克斯；动物室的噪音应在60分贝以下，SPF级实验动物及隔离器饲养的动物饮水要求高温、高压灭菌水；饲料、垫料应在使用前消毒、灭菌处理。

二、实验动物饲育条件和设施相应标准要求

1. 普通环境（开放系统）　只用于饲养普通级动物。

2. 屏障环境（屏障系统）　隔离的系统内，空气须经三级过滤净化。用于饲养SPF级动物或清洁级动物。

3. 隔离环境　空气需经高效过滤，洁净度达100级，饮水、垫料、饲料、笼具必须高压高温灭菌。用于饲养无菌动物和已知菌动物。

第二节　常见的灭菌方法

一、火焰灭菌

火焰灭菌是利用火焰直接烧灼杀灭微生物的方法。灼烧是最彻底、最简便、最迅速、最可靠的灭菌方法，适宜于对耐火焰材料的物品（金属、玻璃及瓷器等）进行灭菌。灭菌时，只需将物品在火焰中加热20s，或将灭菌的物品迅速通过火焰3~4次即可。实验室中常用的火焰灼烧灭菌装置是酒精灯。

1. 操作原理　火焰灭菌是通过火焰直接灼烧被灭菌物品，达到彻底破坏微生物而获得灭菌效果。酒精灯是以酒精为燃料的加热工具，由灯体、灯芯管和灯帽组成。酒精灯的加热温度400~500℃，可以通过对器械的灼烧达到灭菌的目的。

2. 酒精灯灭菌操作

（1）准备好已装入酒精的酒精灯和火柴。

（2）摘下酒精灯座帽。

（3）用火柴点燃酒精灯。

（4）将物品在火焰中加热20s，或将灭菌的物品迅速通过火焰3~4次即可。

（5）灯帽盖到火焰上，熄灭酒精灯。

3. 注意事项

（1）使用酒精灯时，先要检查灯芯，如果灯芯顶端不平或已烧焦，则需要剪去少许，使其平整。

（2）检查灯里有无酒精，灯里酒精的量应大于酒精灯容积的1/4，少于其容积的2/3。

（3）点燃酒精灯时，左手扶灯壶，右手提起灯帽放在灯的右边，划火柴点燃酒精灯芯，绝对禁止用酒精灯引燃另一盏酒精灯。

（4）用完酒精灯，必须用灯帽盖灭，不可用嘴去吹，盖灭后再重复一次，以避免以后使用时灯帽打不开。

（5）不可用嘴去吹灭酒精灯，否则可能将火焰沿灯颈压入灯内，引起着火或爆炸。

（6）使用酒精灯时应注意安全，防止火灾。不要碰倒酒精灯，万一洒出的酒精在桌上燃烧起来，应立即用湿抹布或沙子扑盖。

二、干热空气灭菌

干热空气灭菌是指用高温干热空气灭菌的方法。干热空气灭菌法适用于耐高温的玻璃和金属制品以及不允许湿热气体穿透的油脂（如油性软膏基质、注射用油等）和耐高温的粉末化学药品的灭菌，但不适合橡胶、塑料及大部分药品的灭菌。干热空气灭菌通常在干热灭菌器或高温烘箱中进行。

1. 操作原理　细菌的繁殖体在干燥状态下，80~100℃1h可被杀死；芽孢需要加热至160~170℃2h才杀灭。干热空气灭菌采用干热灭菌器或高温烘箱，加热至160~170℃维持2h，利用高温破坏菌体蛋白质与核酸中的氢键，使蛋白质变性或凝固、核酸破坏、酶失去活性，杀灭包括芽孢在内的所有微生物，达到灭菌的效果。

2. 操作步骤

（1）清洁干热灭菌器或高温烘箱内部。将准备灭菌的物料与器械，放入干热灭菌器或高温烘箱中，关好箱门。

（2）接通电源。

（3）打开灭菌器电源开关。

（4）加热升温到一定设置的温度，计时，并保持相应的时间。

（5）到达灭菌时间后，关闭电源开关，停止加热，自然冷却。

（6）自然冷却降温至室温，打开干热灭菌器或高温烘箱，取出被灭菌的物料与器械，备用。

（7）切断电源，清洁干热灭菌器或高温烘箱。

3. 注意事项

（1）凡无法应用湿热方法灭菌的非水性物质、极黏稠液体，或易被湿热破坏的药物，以及耐高温的玻璃和金属制品、容器等可应用干热空气灭菌法灭菌。

（2）灭菌前应将需灭菌的器具洗净包严，被灭菌的药品要分装密封，置于烘箱中的待灭菌物品不要摆放太挤太满，并不得直接放置在底板上或靠四周箱壁。

（3）灭菌进行时，操作人员不能离开现场，要随时观察灭菌情况。

（4）为了保证灭菌效果，干热空气灭菌所需的温度与时间，一般规定为 135 ~ 140℃灭菌 3h 以上；160 ~ 170℃灭菌 2h 以上；170 ~ 180℃灭菌 1h 以上。在实际操作中，在保证灭菌完全、并对被灭菌物品无损害的前提下，应根据具体情况，确定合适的灭菌操作条件参数。

三、热压灭菌

热压灭菌是在高压灭菌器内，利用高压水蒸气杀灭微生物的方法。经该法处理，能杀灭被灭菌物品中的所有细菌增殖体与芽孢，适用于耐高压蒸汽的药物制剂、玻璃容器、金属容器、瓷器、橡胶塞、膜滤过器等物品的灭菌。

1. 操作原理　热压灭菌是通过将待灭菌的物品放在一个密闭的加压灭菌锅内，经过加热，使灭菌锅隔套间的水沸腾而产生蒸汽，待水蒸气急剧地将锅内的冷空气从排气阀中驱尽，然后关闭排气阀，继续加热，此时由于蒸汽不能溢出，而增加了灭菌器内的压力，从而使沸点增高，得到高于100℃的温度。

热压灭菌的效果与产生蒸汽的性质有直接的关系。热压灭菌以高温高压水蒸气为介质，其饱和蒸汽的热含量高、潜热大、穿透力强，使菌体蛋白质易发生凝固变性而导致死亡，而达到灭菌的目的。

在一般情况下，热压灭菌所需的温度（蒸汽比表压）与时间的关系为：115℃（67kPa），30min；121℃（97kPa），20min；126℃（139kPa），15min。

2. 操作步骤

（1）待灭菌物品堆放：将待灭菌的物品予以包裹，并堆放在灭菌桶内的筛板上，并互相之间留有间隙。

（2）加水：在主体内加入适量的清水，使水位超过电热管高度。

（3）密封：将堆好物品的灭菌桶放入主体内，把盖上的放气软管插入灭菌桶内侧的半圆槽内，对正盖与主体的螺栓槽，顺序地将相对衬方位的翼形螺母予以均匀旋紧，使盖与主体密合。

（4）加热：将灭菌器接上与铭牌标志电压一致的电源，在加热开始时应将放气阀的摘子推至垂直"放气"方位，使空气随着加热由桶内逸出，待有较急的蒸汽喷出时，即将该摘子扳回水平"关闭"方位。此时压力表指针会随着加热逐渐上升，指示出灭菌器内的压力。

（5）灭菌：当压力到达所需的范围时，开始计算灭菌所需时间，并使之维持恒压。当应用 139kPa，124 ~ 126℃灭菌时，则安全阀能使之维持恒压。采用低于上述的温度时，则应在蒸汽压力到达所需范围时，适当调节电源开关，使灭菌时间内维持恒压。

（6）冷却：当灭菌达到设定的灭菌时间时，将电源开关拨至"关"，停止加热，待其冷却直至压力表指针回复至"零"位，再等待数分钟后，打开放汽阀，排去余汽，开启高压灭菌器。

3. 注意事项

（1）每次使用前，应认真检查高压灭菌器的主要部件的正常完好，并保证主体内有足够水量，使水位超过电热管。

（2）在开始加热时，应将放气阀摘子置于垂直"放气"位置，使桶内的冷空气能随加热而逸出，否则蒸汽的穿透力会受到空气的阻碍而达不到预期的灭菌效果。

（3）灭菌时间必须从全部被灭菌物品达到预定的温度时开始计时，并维持规定的时间。对灭菌效果可分别根据情况采用工艺监测、化学监测、生物监测等方法进行灭菌过程的质量监测，以确保灭菌质量。

（4）灭菌过程结束，若压力表指针已回复零位，而盖不易开启时，则将放气阀置于"放气"方位，使外界空气进入灭菌器内，真空消除后盖即可开启。

（5）压力表使用日久后，压力指示不正常或者不能回复零位时，应及时予以检修，平时应定期与标准压力表相对照，若不正常，应换上新表。

（6）高压灭菌器的橡胶密封垫圈使用日久会老化，应定期更换。设备应保持清洁干燥。

第四章　原始记录要求

为确保实验结果的准确性、可靠性、科学性，要尽可能完整地记录原有条件下实验过程中所出现的各种现象、各类数据与结果，使实验具有溯源性。原始记录可以使用纸张做载体，也可以用电子媒体做载体。

一、原始记录的主要内容

原始记录的主要内容包括实验项目名称、实验单位、实验日期、环境条件（如天气、温度、湿度等）、实验材料（药品、试剂、实验动物等）、实验仪器设备及使用条件、实验操作过程、实验过程中所出现的各种现象、实验所得的各类数据与结果、实验操作者等。

1. 基本信息　包括实验日期、天气、室温、相对湿度、实验人员。

2. 实验名称

3. 实验目的

4. 实验材料　包括实验动物的品系、性别、体重、数量、来源和许可证；实验仪器的名称、型号、生产厂家；实验器械及其规格；实验药品的名称、纯度、生产厂家、批号等。

5. 实验方法　详细记录整个实验的过程，包括药品的配制方法、浓度，给药方法；手术步骤及手术过程中的现象；实验仪器的参数设置及使用方法；实验现象的观察方法、检测项目的样品获取方法及检测方法；各检测项目的计算公式及分析方法等。

6. 实验结果　翔实记录实验中获取的实验结果，包括实验现象及实验数据。药理实验现象的观察包括用药前观察和用药后观察，记录药物作用的起始与终止时间和出现的药物效应。

二、实验原始记录书写要求

1. 实验记录本　要使用统一的实验记录本，实验记录本要逐页编号，不允许撕掉，不得缺页。原始记录应在实验过程中及时记录书写，不能补记，切忌记录在纸上然后再誊抄到记录本上。要养成保留原始记录的习惯。实验记录本不能当草稿纸。

2. 原始记录　须遵循真实性、科学性、对比性和针对性的原则，在实验中及时、客观、清晰、正确、完整地用钢笔或碳素笔填写，并由实验人员亲笔签名及填写记录日期。实验记录要规范，原始记录内的数据、有效数字、单位、符号的填写应符合现行有效的国家标准和国家法定计量单位。如有记录数据错误，不能完全涂掉或掩盖，应该能看到数据错误的原因；原始记录原则上不得进行改动。当记录中出现错误必须改正时，只能由原始记录者更改。应先用删除线将被修改的内容划去，删除线是从左下方向右上方划一斜杠，然后在右上角写上完整的正确内容，再在出错处斜杠上加盖个人印章给予确认。应注明原因和更改日期，并有改动人的签名，对电子存储的记录也应采取同等措施（不能用删除法修改），并做好备份。

3. 实验结果　必须使用规范的科学用语，可以用文字叙述，也可以用表格、曲线记录。

4. 粘贴图表、打印数据　图表、打印的数据等按照顺序粘贴在实验原始记录相应位置，不易粘贴的，可另行装订成册并编号，并在实验原始记录上相应注明。自动分析测试系统得到的资料应由操作者签字并注明日期，如结果无法打印输出时，要在原始记录上注明，原始数据也应妥当保存，并防止误删。

5. 存放和保存原始记录　原始记录应以便于存取的方式存放和保存在具有防止损坏、变质、丢失等适宜环境的设施中。应保持整洁、完好、无破损，不丢失。

第五章　实验报告撰写要求

（一）预习报告要求

实验前的预习，是保证做好实验的一个重要环节，预习应达到下列要求：

1. 阅读实验教材和教科书中的有关内容。
2. 明确实验的目的。
3. 了解实验内容、有关原理、步骤、操作过程和实验时应注意的地方。
4. 认真思考实验前应准备的问题。
5. 写好预习报告。预习报告应包括实验的原理、步骤、数据记录表格、计算公式，实验过程中的注意事项等。

（二）实验报告的书写要求

实验报告是实验工作的全面总结，是用简明的形式将实验操作、实验现象及所得各种数据综合归纳、分析提高的过程，是把直接的感性认识提高到理性概念的必要步骤，也是学生向指导教师报告、与他人交流及储存备查的手段。因此，实验报告的质量将体现学生对实验内容的理解掌握、动手能力及实验结果的正确水平。

实验报告的书写要求简明扼要，文理通顺，字迹端正，图表清晰，结论正确，分析合理，讨论力求深入。不同类型的实验有不同的格式，一般包括以下几个部分：

1. **实验目的**　简述实验的目的要求。
2. **实验原理**　尽量用自己的语言简要说明实验有关的基本原理、主要反应式及定量测定的方法原理等。
3. **主要仪器与材料**　包括实验所需的试剂、药材、药品、动物及仪器规格等。
4. **实验步骤及实验现象**　实验者可按实验指导书上的步骤编写，也可根据实验原理由实验者自行编写，尽量用简单的图表、表格或化学式、符号等表示，对实验现象逐一做出正确的解释，能用反应式表示的尽量用反应式。
5. **实验记录数据及处理**　以原始记录为依据，并注明测试条件如温度、压力等。
6. **实验结果和讨论**　根据实验的现象或数据进行分析、解释，得出正确的结论，并进行相关的讨论，或者将计算结果与理论值比较，分析造成误差的原因。对实验结果进行讨论和总结，主要包括：对实验结果和产品进行分析、写出做实验的体会、分析实验中出现的问题和解决的办法、对实验提出意见和建议。通过讨论来总结、提高和巩固实验中所学到的理论知识和实验技术。

7. 实验思考问题　写报告时对实验后面的有关思考题进行解答。

（三）实验报告的书写格式

实验报告的具体格式因实验类型而异，但大体应遵循一定的格式，常见的可分为制备实验报告、定性实验报告和定量测定实验报告三种类型。

附：

实验报告基本格式

专业：_____　　姓名：_____

学号：_____　　地点：_____　　日期：_____

天气：_____　　温湿度：_____

实验名称：_____

一．实验目的和要求

二．实验内容和原理

三．主要仪器设备

四．操作方法和实验步骤

五．实验数据记录和处理

六．实验注意事项

七．实验结果与分析

八．讨论与体会

指导教师：_____　　成绩或评语：_____

第二篇 化学类实验操作

第六章 化学基本实验操作

第一节 分析天平

一、定义及原理

分析天平是定量分析法中用来准确称量物体质量的精密仪器，每一项分析工作都直接或间接地需要使用分析天平。一般分析天平分为机械加码电光分析天平和电子天平（本书要求掌握电子天平的使用）。按仪器精度分为万分之一分析天平和十万分之一分析天平（微量天平）等，本书要求掌握万分之一天平的使用。万分之一天平一般与移液管、容量瓶、滴定管配合使用，它们的精度彼此相当。

天平称量方式可分为：①固定质量称量法，用来称量指定质量的试样，要求试样本身不吸水，并在空气中性质稳定。②递减称量法（减量法），称出的样品质量不要求固定数值，只要在要求范围内即可，适于称取多份易吸水、易氧化或易与空气中 CO_2 反应的物质，称量时需使用称量瓶，既可防止吸潮和防尘，又便于称量操作。

二、操作步骤

1. 准备 将天平护罩取下并叠好。检查天平是否处于水平状态，如不水平，可调整天平底角螺丝，使气泡正好处在水平器的中心。检查天平称盘是否清洁，如不清洁，可用软毛刷拭去灰尘等杂物。

2. 开机 接通电源，按照说明书要求进行预热；打开开关 ON，调零。

3. 称量 打开天平门，将被称物放至称盘中央（化学试剂不能直接接触称盘），关闭天平门，待读数稳定后记录。

4. 去皮称量 按下 TARE 键清零后，将空容器放在称盘中央，再按 TARE 键显示零读数，即去皮。将称量物放入空容器中，待读数稳定后，此时天平所示读数即为所称物体的质量。

5. 递减称量法称量 打开天平门，戴上手套，或用洁净的纸条夹取称量瓶（图6-1），将装有样品的称量瓶放于称盘中央，关闭天平门，称量，待读数稳定后记录，设为 W_1（g）。打开天平门，将称量瓶取出，在准备盛装试样的容器上方打开瓶盖，将称量瓶倾斜，并用称量瓶盖的上沿轻轻敲击瓶口上沿，使样品缓慢落入容器中（图6-2），然后边敲边缓慢竖起称量瓶，使沾在瓶口的样品落入瓶中，盖好瓶盖。再将称量瓶放回到天平秤盘上，关闭天平门，称量。如此重复操作，直到倾出试样重量达到要求为止。设倒出试样后称量瓶与试样重为 W_2（g），则试样重 $W = W_1 - W_2$（g）。

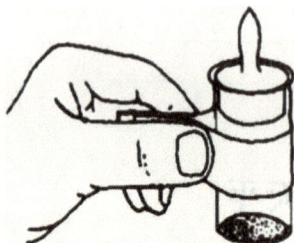

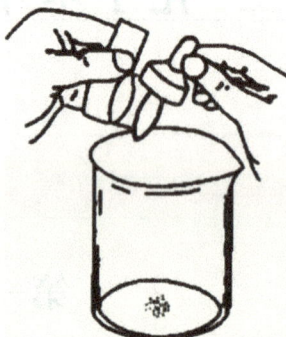

图6-1　称量瓶拿法　　　　　　图6-2　从称量瓶中敲出试样

6. 关机 称量完毕取出被称物，检查天平内外是否清洁，关好天平门。按 OFF 键，关闭天平，盖上天平护罩，切断电源，在天平使用登记本上登记。

三、注意事项

1. 天平使用前必须预热。

2. 称量时被称物的质量绝对不能超过天平的最大量程。

3. 化学试剂和试样都不能直接放在天平秤盘上称量，应放在硫酸纸或容器中。有腐蚀性的气体或吸湿性物质，必须放在称量瓶或其他密闭的容器中称量。

4. 递减称量法使用的称量瓶取出后不得随意放在台面上，只能放在干燥器中。

5. 称量的物品必须与天平箱内的温度一致，不得将过冷或过热的物品放进天平称量。为了防潮，天平内放有干燥剂（变色硅胶），并定期烘干，使其保持良好的吸湿性能。

6. 称量读数时应关好天平门。

7. 称量数据应及时记录在原始实验数据记录本上，不能记在纸片上。万分之一天平数据记录要精确到 0.1mg。

第二节　滴定管

一、定义及原理

滴定管是滴定时准确测量溶液体积的量器。一般与万分之一天平、移液管、容量瓶配合使用，它们的精度彼此相当。滴定管分为酸式滴定管和碱式滴定管，前者用于量取酸性、中性和氧化性溶液，后者用于量取对玻璃有侵蚀作用的碱性溶液。酸式滴定管的下端为一玻璃旋塞，调节旋塞，可控制液体滴速。碱式滴定管的下端用乳胶管连接一支带有尖嘴的小玻璃管，乳胶管内装有一个玻璃珠，用左手拇指和食指轻轻地往一边挤压玻璃珠外面的乳胶管（将玻璃珠向掌心方向挤压），使乳胶管与玻璃珠之间形成一条缝隙，控制缝隙大小即可控制液体滴速。

二、操作步骤

1. 涂油（酸式滴定管）　将已洗净的滴定管旋塞拔出，用滤纸将旋塞及旋塞套擦干，在旋塞粗端和细端分别涂一薄层凡士林（图6-3），把旋塞插入旋塞套内，向一个方向转动直到凡士林层均匀透明。如发现转动不灵活或旋塞上出现纹路，表示凡士林涂的不够；若有凡士林从旋塞挤出，或旋塞孔被堵，表示凡士林涂的过多。遇到这种情况，都必须把旋塞和旋塞套擦干净后，重新涂凡士林。涂好凡士林后，在旋塞末端套上一橡胶圈以防旋塞脱落。

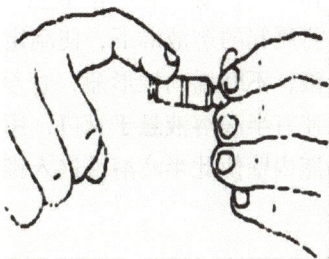

图6-3　酸式滴定管涂凡士林

2. 试漏　酸式滴定管内装入蒸馏水，直立放置在滴定管架上2min观察是否有水滴滴下，以及缝隙中是否有水渗出，然后将旋塞旋转180°再观察1次，没有漏水即可使用，否则应将旋塞取出，重新涂凡士林。碱式滴定管装水直立2min后，检查玻璃珠控制滴速是否灵活，如不合要求，须更换乳胶管或玻璃珠。

3. 润洗　为避免装入后的溶液被滴定管内残存的蒸馏水稀释，须用滴定溶液润洗滴定管3次，润洗方法为每次倒入滴定管1/3体积的滴定溶液，先从滴定管下部尖端放出一些，然后两手平端滴定管慢慢转动，使溶液移动并洗遍全管内壁。

4. 装液　将滴定溶液自试剂瓶直接倒入滴定管，不得借助其他器皿，以免标准溶液浓度改变或造成污染，装入的液面应高于滴定管零位。

5. 排气泡　检查滴定管下部是否有气泡。如有气泡，酸式滴定管可转动旋塞使溶液急速下流驱走气泡。碱式滴定管可将乳胶管向上弯曲，约成45°角，并在稍高于玻璃珠所在处用两手指挤压，使溶液从尖嘴口喷出，气泡即可除尽（图6-4）。

6. 调零　缓慢放出滴定溶液，直至液面降至滴定管零位。废液以小烧杯盛接。待溶液稳定后，将滴定管下端悬挂的液滴用滤纸片除去。

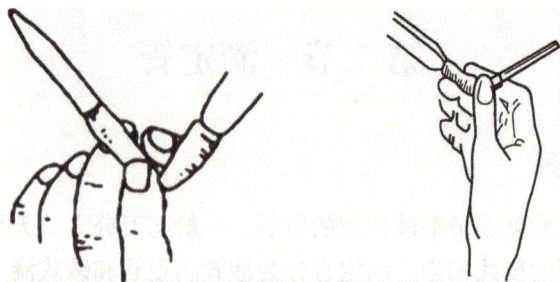

图6-4　碱式滴定管排气泡示意图

7. 滴定　用左手控制滴定管，右手拿锥形瓶。使用酸式滴定管时，左手拇指在前，食指及中指在后，一起控制旋塞，在转动旋塞时，手指微微弯曲呈球状空拳，轻轻向内扣住，手心不要顶住旋塞小头一端（图6-5）。使用碱式滴定管时，用手指捏玻璃珠所在部位稍上处的乳胶管，使形成一条缝隙，溶液即可流出（若捏在玻璃珠下方则会立即出现气泡）（图6-6）。滴定时，左手控制溶液流量，右手拿住锥形瓶瓶颈，并向同一方向作圆周运动，旋摇锥形瓶。在接近终点时，使用洗瓶以少量蒸馏水冲洗锥形瓶内壁，将溅起的溶液淋下，使滴定反应完全。同时，滴定速度要放慢，每次加入1滴或半滴溶液，不断摇动锥形瓶，直至到达终点。加半滴的操作方法是将滴定管旋塞稍稍转动，使有半滴溶液悬于管口，用锥形瓶内壁将溶液滴下，再使用洗瓶以少量蒸馏水冲洗锥形瓶内壁使此半滴溶液进入锥形瓶内，并摇匀。

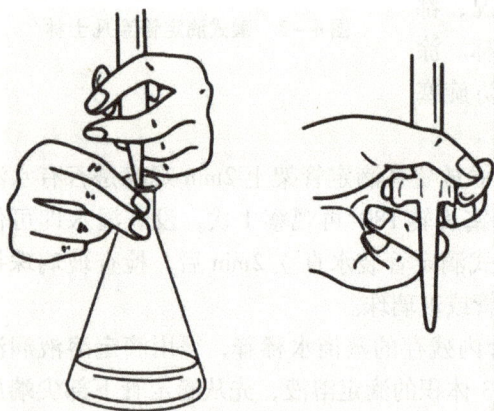

图6-5　酸式滴定管控制与操作示意图

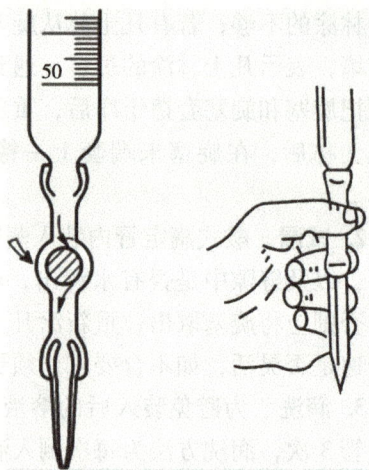

图6-6　碱式滴定管控制与操作示意图

8. 读数与记录数据　调零及终点读数时，应将滴定管垂直地夹在滴定管夹上，或取下滴定管，用右手拇指与食指捏住滴定管上部无溶液处，使其自然下垂呈竖直状态。眼睛与溶液液面处同一水平，平视读数（图6-7）。浅色溶液读取弯月面的下缘，深色溶液可读取液面的上缘。读数时应估读到0.01mL。及时在记录本上记录数据。

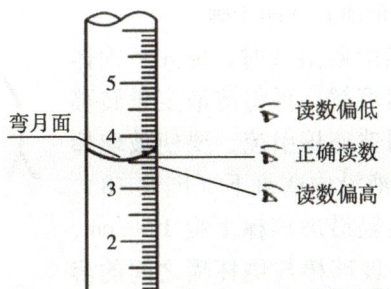

图 6 - 7　滴定管读数方法示意图

三、注意事项

1. 装液时要将溶液直接从试剂瓶倒入滴定管，不要再经过漏斗等其他容器。

2. 平行实验的每次滴定，必须加入溶液调零（或在同一起点滴定），不得将前次滴定剩余的溶液继续滴定，以避免引入体积误差。

3. 滴定管下端口应伸进锥形瓶颈内，以防滴到锥形瓶外。

4. 滴定操作应根据需要选择合适的指示剂，不要忘记加入指示剂。

5. 注入或放出溶液后，需静置 1~2min，使附着在滴定管内壁上的溶液流下来以后才能读数。

第三节　容量瓶

一、定义及原理

容量瓶是细颈梨形平底玻璃瓶，由无色或棕色玻璃制成。带有磨口玻璃塞，颈上有一刻度线。容量瓶均为量入式，颈上应标有"In"字样。容量瓶的容量定义为：在20℃时，充满至刻度线所容纳水的体积，以毫升计。通常采用下述方法规定弯月面：调节液面使刻度线的上边缘与弯月面的最低点水平相切，视线应在同一水平面。

容量瓶的主要用途是配制准确浓度的溶液或定量地稀释溶液。一般与万分之一天平、移液管、滴定管配合使用，它们的精度彼此相当。

二、操作步骤

1. 试漏　放入自来水至刻度线附近，按住瓶塞，将容量瓶倒立 2min，观察瓶塞周围是否有水渗出（可用滤纸片检查），如果不漏，将瓶直立，把瓶塞转动约180°，再次倒立检查是否漏水。合格后用皮筋或塑料绳将瓶塞和瓶颈上端拴在一起，以防摔碎或与其他瓶塞混淆。

2. 洗涤　先用自来水清洗，再用蒸馏水清洗。油污明显的可先用合成洗涤剂洗涤，洗涤时将洗涤剂倒入容量瓶中，摇动几分钟后即可将污物洗去。若上法仍无法洗净，可选用铬酸洗液洗涤。用后，将洗液倒回原瓶。然后用自来水和蒸馏水洗净容量瓶。配制非水溶剂的溶液，应将容量瓶预先洗净干燥。

3. 定量转移　固体物质配制溶液时，应先将固体物质放在烧杯中加适量溶剂溶解，再将溶液定量转移至容量瓶中，转移时，使用玻璃棒引流，要使玻璃棒的下端靠近瓶颈内壁，使溶液沿内壁流下（图6-8），溶液全部流尽后，将烧杯轻轻沿玻璃棒上提1~2cm，同时将烧杯直立，使附着在玻璃棒与烧杯嘴之间的溶液流回到烧杯中，然后用溶剂洗涤烧杯3次，洗涤液同法转入容量瓶并混匀溶液。

4. 定容　加溶剂达到2/3容量时，应将容量瓶沿水平方向轻轻晃动几周以使溶液初步混匀。再加溶剂至距离刻度线约1cm处，静置1~2min，最后使用胶头滴管沿瓶颈内壁慢慢滴加溶剂，直至溶液的弯月面与刻度线相切为止。

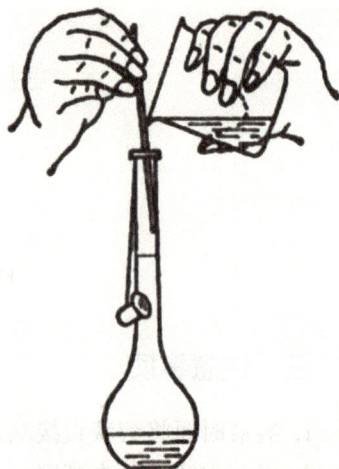

图6-8　定量转移操作示意图

5. 摇匀　盖上容量瓶塞，左手捏住瓶颈上端，食指压住瓶塞，右手三指托住瓶底（图6-9），将容量瓶颠倒15次以上，每次颠倒时同时旋转容量瓶并使瓶内气泡升到顶部，如此重复操作，可使瓶内溶液充分混匀。右手托瓶底时，应尽量减小与瓶身的接触面积，以避免体温对溶液的影响。100mL以下的容量瓶，可不托瓶底，只用一只手抓住瓶颈及瓶塞进行颠倒和摇动即可。

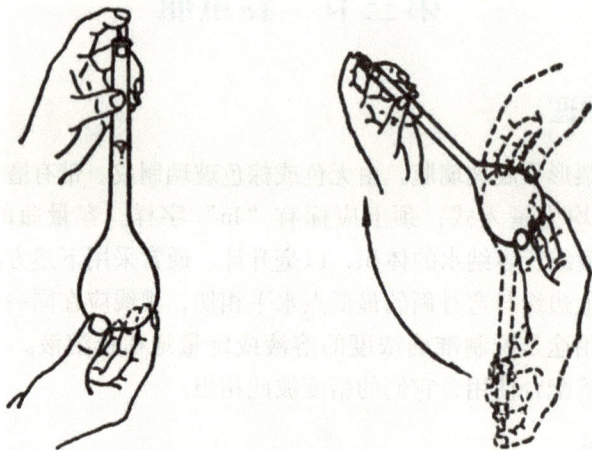

图6-9　容量瓶摇匀操作示意图

三、注意事项

1. 若摇匀后液面下降，为正常现象，不要加蒸馏水补齐。
2. 热溶液应先冷至室温再配制。
3. 在移液和摇匀的过程中若溶液洒落渗漏，不论多少，必须重配。
4. 不要用容量瓶长期存放溶液，未用完的溶液应转移至试剂瓶中保存。

5. 容量瓶用过后要及时洗净，塞上瓶塞，并在瓶口与瓶塞之间处放一纸条，以防瓶塞与瓶身粘连。

第四节　移液管

一、定义及原理

移液管（包括吸量管）用于准确移取一定体积的溶液。一般与万分之一天平、容量瓶、滴定管配合使用，它们的精度彼此相当。

二、操作步骤

1. 洗涤　包括水洗、蒸馏水洗、溶液润洗。先用自来水冲洗，如移液管有油污可先用铬酸洗液或合成洗涤剂浸泡，再用自来水冲洗。然后用蒸馏水洗 3 次，再用待取溶液润洗 3 次。润洗操作时可将溶液注入洁净且干燥，或洗净并事先用少量待取溶液润洗 3 次后的小烧杯中，润洗移液管 3 次。

2. 取液　一般右手操作移液管，左手操作洗耳球（图 6 – 10）。将移液管插入待取溶液（管子插入溶液要深浅适宜，太深会使管外黏附溶液过多，影响量取溶液的准确性，太浅往往会产生空吸），利用洗耳球真空吸入溶液，当溶液吸至刻度线（零位）以上时，用右手食指按住管口，抬起移液管离开液面。

3. 调零　移液管垂直，溶液的原容器稍倾斜，使移液管靠住容器内壁，右手拇指、中指微微捻转移液管，同时稍松食指，使液面缓慢下降，直至液面的弯月面与刻度线（零位）相切，立即按紧食指。

4. 擦干　将移液管离开原容器，用滤纸片擦干管壁下端。

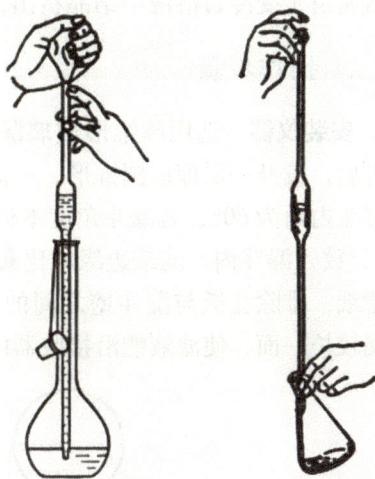

图 6 – 10　使用移液管吸液、放液示意图

5. 放液　将接受溶液的容器稍倾斜，并将移液管垂直靠住容器内壁，放松食指，使溶液自由流出（图 6 – 10），流完后静待 15 秒（黏度大的溶液适当延长时间）。管上未刻有"吹"字的，切勿把残留在移液管内的溶液吹出。

三、注意事项

1. 应尽量选取与所需待取溶液体积一致或接近的移液管，避免多次移取带来的累积误差。

2. 使用吸量管移取溶液制备两份平行样品时，不得将吸量管内前次剩余的溶液继续放出制备第二份样品，应重新调零，以避免体积误差。

3. 注意不要污染待取溶液。

4. 使用未刻有"吹"字样的移液管时，千万不要吹出残留于移液管的液体。

5. 熟记要领：垂直靠壁 15 秒。

第五节　滤　过

一、常压过滤

（一）定义及原理

常压过滤是用内衬滤纸的锥形玻璃漏斗分离溶液与溶液中的沉淀的一种基本单元操作，滤液靠自身的重力透过滤纸流下，沉淀则留在滤纸上。常压过滤是液固分离的常用方法。常压过滤方法有普通过滤、倾泻法过滤、热过滤之分。所谓倾泻法过滤，即当沉淀的密度或结晶颗粒较大时，为避免沉淀过早堵塞滤纸影响过滤速度，可先静置待沉淀颗粒沉降至容器底部后先过滤上清液，最后再转移沉淀。所谓热过滤是为了防止过滤中某些溶质由于受冷自溶液中结晶析出，不得不在较高温度下过滤。

（二）操作步骤

1. 安装仪器　选用圆锥形玻璃漏斗，置于漏斗架或铁圈上，将滤纸如图 6-11 折叠四折后，拨开一层即成圆锥形，一面是三层，一面是一层，滤纸锥形内角成 60°（标准的漏斗内角为 60°，若漏斗角度不标准应适当改变滤纸折叠的角度，使之能配合所用漏斗），放入漏斗内。滤纸边缘应比漏斗边缘略低。调整滤纸至紧贴漏斗壁，以蒸馏水润湿滤纸，排除滤纸与漏斗壁之间的气泡。滤液接受器（烧杯或蒸发皿）要靠在漏斗颈末端较长一面，使滤液能沿接收器内壁自然流下，防止滤液溅出。

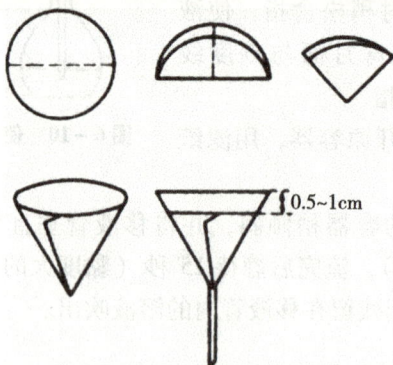

图 6-11　滤纸的折叠与安放

2. 普通过滤　如图 6-12，将玻璃棒靠在三层滤纸上，再小心地将待过滤溶液以玻璃棒引流倾入漏斗，漏斗内液面应低于滤纸边缘，以防滤液溢出。以上操作常被概括成普通过滤的要领"一贴二低三靠"。一贴：滤纸应紧贴漏斗内壁且无气泡。二低：滤纸边缘应低于漏斗边缘；加入漏斗中液体的液面应低于滤纸的边缘。三靠：向漏斗中倾倒液体时，烧杯的尖嘴要靠在倾斜的玻璃棒上；玻璃棒的下端要轻靠在三层滤纸处；漏斗颈的末端要紧靠接收滤液的烧杯内壁。

3. 倾泻法过滤 采用倾泻法过滤时，将玻璃棒平放在烧杯上，玻璃棒的一端放在烧杯的尖嘴处，右手食指压住玻璃棒，大拇指和其他手指抓住烧杯轻轻拿起，让上清液沿着玻璃棒流入漏斗中，玻璃棒应直立，下端对着三层滤纸边，并尽可能接近滤纸，但不要与滤纸接触（图6-13）。当上清液过滤结束后，再把下部沉淀转移至漏斗中。

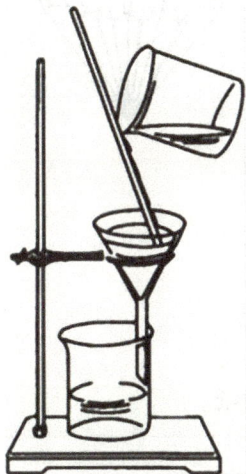

图6-12 普通过滤操作示意图   图6-13 倾泻法过滤操作示意图

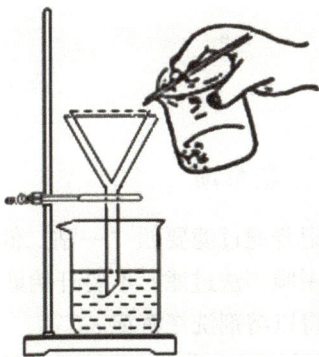

4. 热过滤 热过滤的方法也分常压过滤和减压过滤。常压过滤如果过滤少量的溶液，操作大致同于普通过滤，使用事先预热的短颈玻璃漏斗（放在烘箱中预热或气流烘干器烘热待用，过滤时趁热取出使用）和扇形滤纸（菊花型滤纸），先用少量热的溶剂润湿滤纸，然后加欲过滤溶液，再用表面皿盖在漏斗上面，以保持温度并减少溶剂挥发。以上操作应做到"仪器热，溶液热，动作快"。如过滤的溶液量较多，则应用热水保温漏斗。于铜质热漏斗水套中加入热水，并使用酒精灯在热漏斗水套斗柄处加热（图6-14），待温度足够高后，放入玻璃漏斗，加锥形滤纸或扇形滤纸均可，过滤。扇形滤纸折法如图6-15所示。减压热过滤操作见下面减压过滤项之操作步骤。

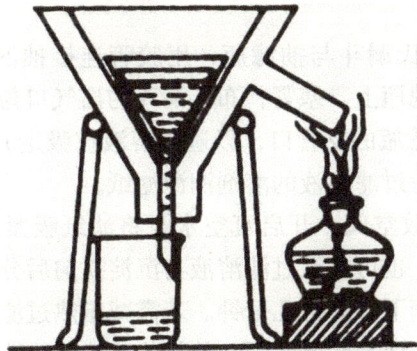

图6-14 热过滤操作示意图

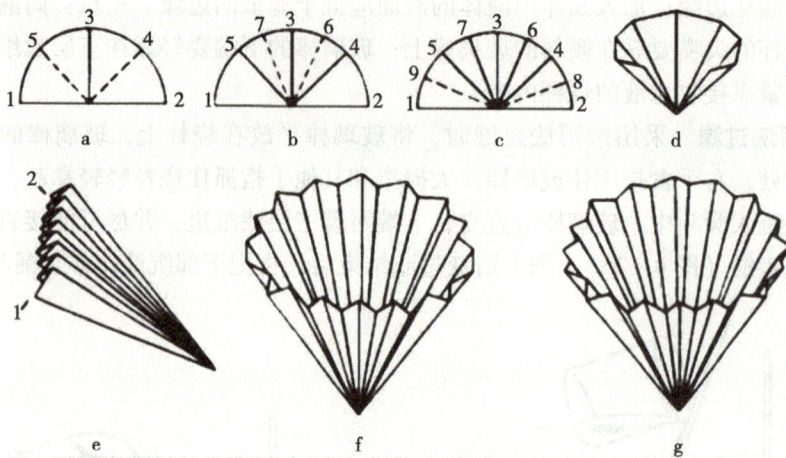

图 6 – 15　扇形滤纸折法

（三）注意事项

1. 熟记普通过滤要领"一贴二低三靠"。
2. 采用倾泻法过滤，不要开始即将沉淀倾入而堵塞滤纸。
3. 不得以溶剂洗涤沉淀。

二、减压过滤（抽滤）

（一）定义及原理

　　减压过滤也称抽滤，是分离溶液与溶液中的沉淀的一种基本单元操作，由内衬滤纸的布氏漏斗、抽滤瓶与循环式真空水泵组成一套系统，借助真空水泵产生的负压将滤液吸过滤纸流下，沉淀则留在滤纸上。减压过滤也是液固分离的一种方法。与常压过滤相比，减压过滤速度要快很多，沉淀也更干燥一些。为避免倒吸污染滤液，可如图 6 – 16 所示，在抽滤瓶与真空水泵之间加入安全瓶。

（二）操作步骤

　　1. 安装仪器　清洗布氏漏斗与抽滤瓶，用胶管连接抽滤瓶、安全瓶与真空水泵，布氏漏斗加胶圈后置于抽滤瓶上，塞紧，布氏漏斗的出气口与抽滤瓶的支管口在同一个方向（漏斗颈斜口对着抽滤瓶的支管口，以避免溶液被吸走）。选择与布氏漏斗适合的滤纸放入漏斗中，用少量待过滤溶液的溶剂润湿滤纸。

　　2. 过滤　关闭安全瓶放空阀，开启真空水泵将滤纸吸紧，通常采用倾泻法首先过滤上清液，最后转移沉淀，也可将欲过滤溶液与沉淀搅匀后分批倒入漏斗中进行减压过滤，直至漏斗颈口无滤液滴下，静待几分钟。若需减压热过滤，则应将布氏漏斗提前置烘箱或水浴中预热，并用热溶剂润湿滤纸，并趁热过滤热溶液。

　　3. 关机　打开安全瓶放空阀使抽滤瓶内恢复常压，如无安全瓶，应先拔下抽滤瓶

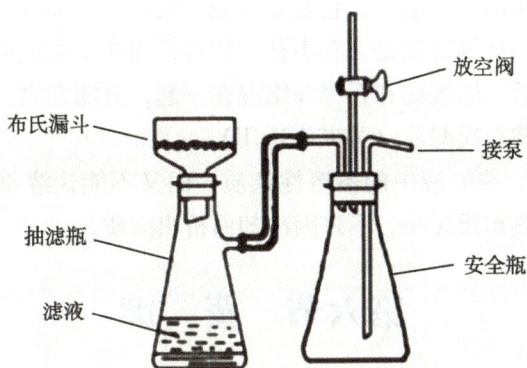

图 6 –16 抽滤装置及安全瓶的使用示意图

胶管，以防倒吸而损毁滤液，然后关闭真空水泵。

4. 取出沉淀 用玻璃棒或钢勺掀起滤纸的一角，用手取下滤纸，连同沉淀放在称量纸上，或倒置漏斗，手握空拳使漏斗颈在拳内，用嘴吹下。用玻璃棒取下滤纸上的沉淀，但要避免刮下纸屑。检查漏斗，如漏斗内还有沉淀，则尽量转移出。如盛放沉淀的称量纸较湿，则用滤纸压在上面吸干，或转移到两张滤纸中间边压边吸干溶剂。如果称量纸很湿，则重新过滤，并利用抽吸气流尽量干燥沉淀。

5. 转移滤液 应将抽滤瓶支管口朝上，从瓶口倒出滤液，如支管口朝下或处在水平位置，滤液会从支管口流出。注意支管只用于连接胶管，不是溶液出口。

(三) 注意事项

1. 一定要先检查真空水泵是否有循环水。否则在无水状态下将烧坏真空泵。

2. 一般用市售与布氏漏斗同号的滤纸即可，自剪滤纸应比漏斗内径略小，能盖住所有小孔。滤液酸性较强时，可用双层滤纸。

3. 向布氏漏斗转移溶液时，溶液不能超过漏斗的2/3。

4. 一般不洗涤沉淀，如需洗涤，不得以滤液的原溶剂洗涤沉淀，可用低沸点、对沉淀物不溶或微溶的溶剂（如酒精）洗涤，使最后的结晶产物纯净、易于干燥。

5. 注意关机顺序，防止倒吸。

6. 若需过滤的晶体是极少量的，则使用玻璃钉漏斗，以抽滤管代替抽滤瓶（图 6 – 17），玻璃钉漏斗下铺的滤纸应较玻璃钉的直径稍大，滤纸用溶剂润湿后进行抽滤，用玻璃棒或刮刀挤压使滤纸的边沿紧贴于漏斗上。

7. 过滤强酸性、强碱性或强氧化性溶液时，这些溶液会破坏滤纸。若过滤后只需要保留滤液，则可用石棉纤维代替滤纸。将石棉纤维在水中浸泡一段时间，搅

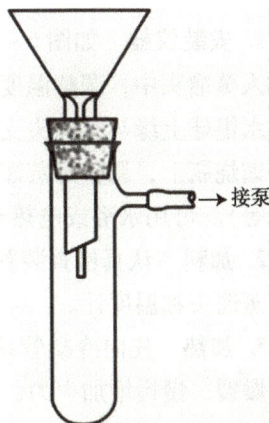

图 6 – 17 抽滤管的使用示意图

匀，然后倾入布氏漏斗内，减压，使它紧贴在漏斗底部。石棉纤维要铺得均匀，不能太厚。过滤前要检查石棉纤维滤层是否有小孔，如有，则在小孔上补铺一些石棉纤维，直至无小孔为止。过滤后，因沉淀和石棉纤维混在一起，只能弃去。若过滤后留用的是沉淀，则用玻璃滤器代替布氏漏斗（强碱不适用）。

8. 当需要除去热、浓溶液中的不溶性杂质，而又不能让溶质析出时，一般采用热过滤。过滤前必须预热布氏漏斗，不致因冷却而析出溶质。

第六节　蒸　馏

一、常压蒸馏操作

（一）定义及原理

蒸馏是分离提纯液体混合物的常用方法之一。液体加热时其蒸气压随着温度升高而增大，当液体的蒸气压增大到与外压相等时，液体沸腾，此时的温度称为该液体的沸点。蒸馏是将液体加热到沸腾，使液体气化，再将蒸汽冷凝为液体的操作过程，是蒸发和冷凝两种单元操作的联合。

应用蒸馏，不仅可以分离沸点不同（相差30℃以上的）的物质及分离有色杂质等，而且还可以测定有机化合物的沸点，通过沸点又可鉴定有机化合物的纯度。

为了消除蒸馏过程中由于过热（过热是指液体中几乎不存在空气，瓶壁又非常洁净和光滑，气泡非常难形成，液体的温度加热到远超过沸点而没有沸腾）导致的暴沸（高能液体瞬间汽化形成的爆炸），常常要加入沸石、素瓷片或一端封闭的毛细管作为止暴剂，这是因为它们可以在液体中提供许多小气泡，成为汽化中心。

（二）操作步骤

1. 安装仪器　如图6-18安装仪器。选择适宜量程的温度计，插入温度计套管中，再插入蒸馏头中，调整温度计的位置，使在蒸馏时水银球能完全被蒸汽所包围，通常温度计水银球上缘与蒸馏头支管口下缘在同一水平线上，如图6-19所示，再将蒸馏头插入蒸馏烧瓶上，调整好蒸馏烧瓶的位置，再顺次连接直形冷凝管、尾接管、接收器（锥形瓶等）。可用水浴或电热套加热蒸馏烧瓶。

2. 加料　认真检查装置后，将待蒸馏液体经漏斗倒入蒸馏烧瓶内，加入数粒沸石，装好蒸馏头和温度计。

3. 加热　先向冷凝管缓慢通水，然后加热。最初应小火，以免蒸馏烧瓶因局部受热而爆裂，慢慢增加火力，使液体沸腾进行蒸馏。调节火力，使蒸馏速度为每秒滴下1~2滴。

4. 沸点测定　在蒸馏过程中，应使温度计水银球常有被冷凝的液滴，此时温度计的读数就是馏出液的沸点。

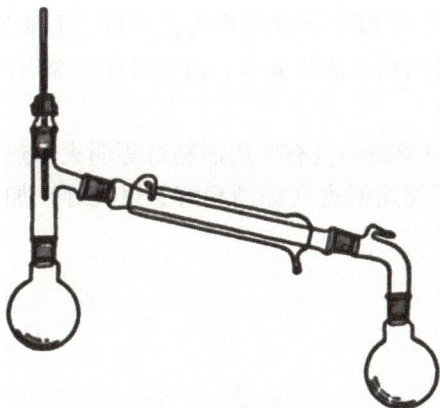

图6-18 蒸馏装置

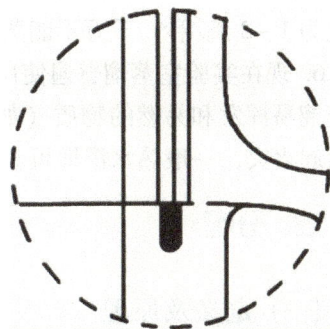

图6-19 蒸馏装置中温度计的位置

5. 收集馏液   在达到收集物的沸点之前，沸点较低的组分先蒸出，这部分馏出液称为"前馏分"或"馏头"。前馏分蒸馏完，温度趋于平稳后馏出的就是较纯的馏分，这时应更换一个洁净干燥的接收器。这部分馏分开始馏出时的温度为初馏温度，蒸馏接近完毕时的温度为末馏温度，两温度间的范围为该馏分的沸程（沸点范围）。记录沸程。

6. 结束操作   蒸馏完毕后，应先停止加热，后停止冷凝管进水，待系统冷却后，再拆除仪器。其顺序与安装顺序相反，先取下接收器，然后拆下尾接管、冷凝管，最后拆下温度计、蒸馏头与蒸馏烧瓶。

（三）注意事项

1. 必须在加热前加入止暴剂。如果当加热后发现未加止暴剂，则必须使沸腾液冷至沸点以下30℃，方可加入止暴剂；千万不可盲目加入止暴剂，这将会引起猛烈沸腾而喷出瓶口，造成烫伤或火灾。如蒸馏途中停止加热，若需再加热蒸馏，则必须在加热前重新加入新的止暴剂。

2. 常压蒸馏装置必须与大气相通，以免由于加热或有气体产生使蒸馏烧瓶内压力增大而发生爆炸，一般在尾接管和作为接收器的锥形瓶连接处与外界大气相通。若蒸馏液为易燃液体，则应使用真空尾接管并将真空尾接管的支管接一胶管通入水槽或引到室外（如蒸馏乙醚）。若蒸馏液易吸潮，应在接收器或真空尾接管的支管上装一干燥管再与大气相通，以防吸收水分。

3. 除接收器外，各部分的安装一定要严密，防止蒸馏过程有蒸汽漏出，而使产品受损或引起火灾。

4. 仪器安装顺序一般是先从热源处开始，然后"由下至上、由左至右"。安装好后，从正面观察，整套仪器应处于同一平面上，从侧面看，蒸馏头支管与冷凝管同轴。蒸馏完毕后，拆除仪器的顺序与安装顺序正好相反。

5. 根据蒸馏液体的体积选择大小合适的蒸馏烧瓶，一般是蒸馏液体的体积不超过蒸馏烧瓶体积的2/3，但不少于1/3。液体的沸点高于140℃宜用空气冷凝管，低于

140℃时用直形冷凝管，直形冷凝管用冷水冷却，冷凝管下部支管为进水口，上部为出水口。上部的出水口应向上，这样才可以保证套管内充满冷凝水。蒸馏时注意馏出液的速度为1~2滴/秒，千万不能蒸干。

6. 现在实验室蒸馏普遍使用电热套加热，中学教学也有使用酒精灯等明火加热的。当蒸馏易挥发和易燃的物质（如乙醚），绝对不能用明火（如酒精灯、煤气灯）加热，易引起火灾，一般热水浴即可。

二、分馏

（一）定义及原理

采用分馏柱来使几种沸点相近的混合物进行分离的方法称为分馏，工程上常称为精馏。实际上分馏就是利用分馏柱来进行多次的蒸馏。其实验室装置就是在蒸馏烧瓶与蒸馏头之间增加一分馏柱。所谓的分馏柱是一根长的玻璃管，柱身为内有一些刺型玻璃的空管或在管中填以特制的填料，其目的是增大气液接触面积以提高分离效果。在同一分馏柱不同高度的各段，其组分是不同的。用适当高度的分馏柱，选择好填料，控制一定的回流比，就可以有效地将沸点相近的混合物分离开。现在最精密的分馏设备可将沸点相差1~2℃的混合物分开，它在化学工业和实验室中被广泛应用。

（二）操作步骤

1. 安装仪器　按图6-20连接好分馏装置。简单分馏操作和蒸馏基本相同，可用电热套或水浴加热。

2. 加料　将待分馏的混合物置于蒸馏烧瓶中，加入沸石，装上分馏柱，插上温度计。分馏柱的支管和冷凝管相连，蒸馏液收集在接受瓶中。

3. 加热　先向冷凝管缓慢通水，仔细检查后方可加热，液体沸腾后要注意调节温度，使蒸气漫漫升入分馏柱，约10~15min后蒸气到达柱顶。在馏出液滴出后，调节温度使得蒸出液体的速率控制在每2~3s 1滴，这样可以得到比较好的分馏效果。待低沸点组分蒸馏完后，温度计水银柱骤然下降，再逐渐升温，按各组分的沸点依次分馏出各组分的液体有机化合物。

（三）注意事项

1. 分馏一定要缓慢进行，要控制好恒定的蒸馏速度。

2. 选择合适的回流比，使有相当量的液体自分馏柱流回烧瓶中。所谓回流比，是指冷凝液流回蒸馏烧瓶的速度与柱顶蒸气通过冷凝管流出速度的比值。回流比越大，分离效果越好，一般回流比控制在4:1。

3. 必须尽量减少分馏柱的热量散失和波动。

4. 使用填料分馏柱时，如果填料装得太紧或不均匀，会造成分馏柱内回流液体的聚集，出现这种情况时需要重新装柱。

5. 无论使用何种分馏柱，都要防止回流液体在分馏柱内聚集，因其会减少液体和

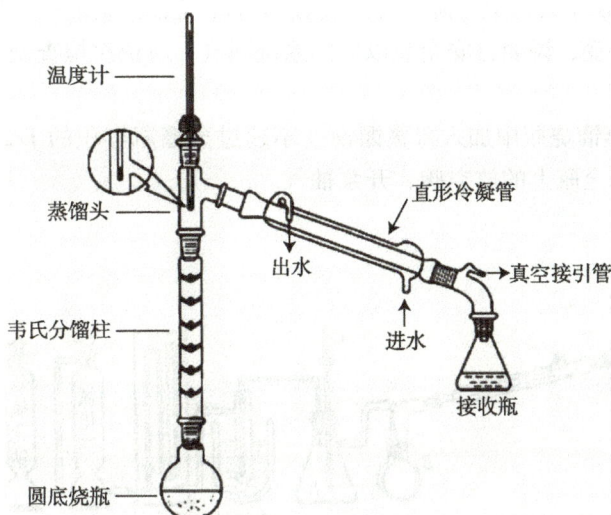

图 6 – 20　分馏装置示意图

上升蒸气的接触面积，或者上升的蒸气把回流液体冲入冷凝管中造成"液泛"，而达不到分馏的目的。为了避免这种情况，通常在分馏柱外包裹一定厚度的保温材料（石棉绳、石棉布等），以减少分馏柱内的热量散失和波动，提高分馏效率。

6. 有时因柱效不足，收集的各馏分需再蒸馏。方法如下：将第一馏分倒入圆底烧瓶中，加沸石进行蒸馏，收集某组分沸点的馏分，再往装有剩余馏分的圆底烧瓶中加入第二馏分，加沸石继续蒸馏，收集另一组分的馏分，这样依次进行。

三、减压蒸馏操作

（一）定义及原理

减压蒸馏是分离提纯液体有机化合物的常用方法之一，适用于那些在常压蒸馏时未达到沸点即已受热分解、氧化或聚合的物质。液体的沸点是指它的蒸气压等于外界压力时的温度，因此液体的沸点是随外界压力的变化而变化的，如果借助于真空泵降低系统内压力，就可以降低液体的沸点，这便是减压蒸馏操作的理论依据。

（二）操作步骤

1. 安装仪器　如图 6 – 21 连接好仪器。可用水浴或电热套加热。克氏蒸馏头中插入一端拉制很细的毛细管，其下端距烧瓶底 1～2mm，上端套一小段乳胶管，在乳胶管内插一根细铁丝，乳胶管外夹一个螺旋夹，调节螺旋夹可以控制进气量。为使系统密闭性好，磨口仪器的所有接口部分都必须用真空油脂涂抹好。检查系统是否漏气，具体方法：①开泵后，将安全瓶上的放空阀关闭，拧紧毛细管上的螺旋夹，待压力稳定后，观察压力计的读数是否到了最小或要求的真空度。如果没有，说明系统内漏气，应进行检查。②检查：首先将真空尾接管与安全瓶连接处的胶管折起来用手捏紧，观察压力计

（表）的变化，如果压力马上下降，说明装置内有漏气点，应进一步检查装置，排除漏气点；如果压力不变，说明自安全瓶以后的系统漏气，应依次检查安全瓶和油泵，并加以排除。

2. 抽气　在蒸馏烧瓶中加入待蒸馏物（不超过蒸馏瓶容积的1/2），旋紧毛细管上的螺旋夹，打开安全瓶上的放空阀，开泵抽气。

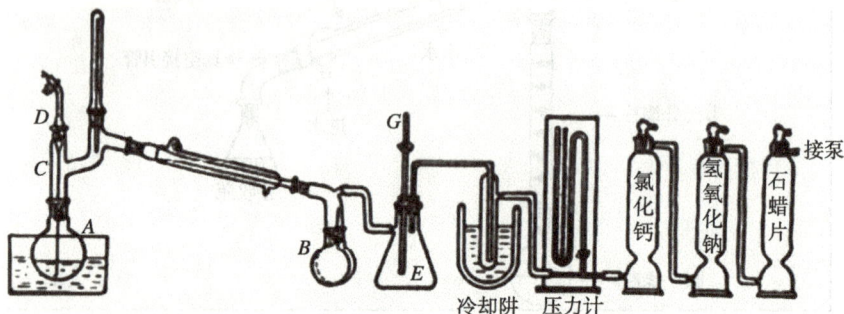

图6-21　减压蒸馏及油泵保护装置示意图

3. 蒸馏　逐渐关闭安全瓶上的放空阀，从压力计上观察系统能达到的真空度。调节毛细管上的螺旋夹至蒸馏瓶内的液体中有连续平稳的小气泡通过，开启冷凝水，当压力稳定后开始加热，液体沸腾后，应注意控制温度，使蒸馏不要太快。当前馏分蒸完后转动多尾接液管开始接收馏分，蒸馏速度以1滴/秒为宜。

4. 结束操作　蒸馏结束后，先撤去热源，慢慢旋开毛细管上的螺旋夹，待蒸馏烧瓶稍冷后再慢慢打开安全瓶上的放空阀（切不可打开太快，否则水银柱很快上升，有可能冲破压力计，引发事故），待系统内外压力平衡后，方可关闭油泵，拆除装置。

（三）注意事项

1. 为了保护油泵系统和泵中的油，在使用油泵进行减压蒸馏前，若被蒸馏物中含有低沸点的物质时，应先进行普通蒸馏，然后用水泵减压蒸馏除去低沸点物质，最后用油泵减压蒸馏。

2. 减压蒸馏时，蒸馏瓶和接收器均不能使用不耐压的平底仪器（如锥形瓶、平底烧瓶等）和薄壁或有破损的仪器，以防由于装置内处于真空状态，外部压力过大而引起爆炸。当有多个馏分需要接收时，可以使用多尾接液管代替普通的尾接管，转动多尾接液管即可使不同的馏分进入指定的接收器中。

3. 蒸馏结束后，必须等系统内外压力平衡后，再关油泵（否则有可能将油泵中的油吸入干燥塔中）。

4. 油泵的结构较为精密，蒸馏时如有挥发性的有机溶剂蒸汽被泵油吸收后，会增加油的蒸汽压，影响真空效能；酸性蒸汽则会腐蚀油泵的机件；水蒸气凝结后与油能形成浓稠的乳浊液，也会破坏油泵的正常工作。为了避免破坏油泵正常工作的情况发生，必须在接收器与油泵之间顺次安装安全瓶、冷却阱（用来冷凝蒸汽）、干燥塔（装入无水 $CaCl_2$ 除去水蒸气）、吸收塔1（装入片状 NaOH 除去酸性气体）、吸收塔2（装入片状石蜡吸收烃类气体）。当减压蒸馏有污染油泵的挥发性液体时，在油泵与装置之间必须安装冷却阱，冷却阱的温度维持在 −20℃（冰加盐或固体 CO_2），这一习惯是保护油泵的必要措施。

5. 禁止油泵在连通大气的状态下空转超过 3min 以上的时间。

四、水蒸气蒸馏的操作

（一）定义及原理

水蒸气蒸馏是不溶于水的有机物与水共沸而蒸出的操作过程，是分离和纯化与水不相溶的挥发性有机物的一种方法。不溶于水的有机物与水混合共热时，其总蒸气压为各组分分压之和。即：$p_总 = p_水 + p_有机物$，当总蒸气压与外界大气压力相等时，则液体混合物沸腾，混合物沸点低于 100℃，因此有机物可在比其沸点低得多的温度下随水蒸气一起蒸馏出来。

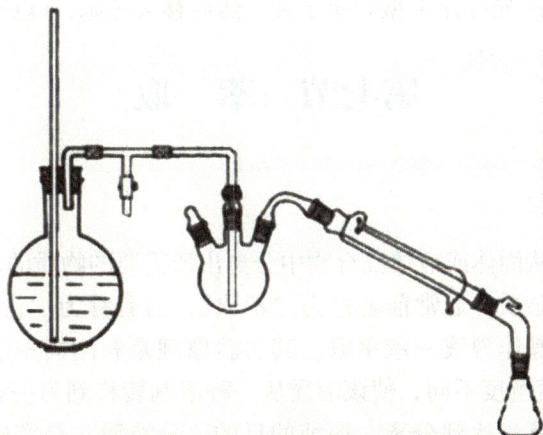

图 6−22　水蒸气蒸馏装置

（二）操作步骤

1. 安装仪器　水蒸气蒸馏装置由水蒸气发生器和简单蒸馏装置组成，如图 6−22 所示。实验室可用圆底烧瓶作为水蒸气发生器，以电热套加热，加入的水量以其容积的 3/4 为宜，如果太多，沸腾时水将冲进蒸馏烧瓶内。水蒸气发生器中放置一个安全管，其下端几乎插至水蒸气发生器的底部。水蒸气发生器内加二粒沸石。水蒸气发生器通过一带有止水夹的 T 型管与蒸馏部分连接，蒸馏部分的蒸馏瓶用三颈瓶，并与冷凝管相连后，接尾接管、锥形瓶。

2. 加料　于三颈瓶内加入待蒸馏物质。

3. 蒸馏　打开 T 型管止水夹，加热水蒸气发生器至水沸腾，冷凝管内通冷水，关闭 T 型管止水夹，水蒸气进入三颈瓶，开始蒸馏。蒸馏过程中，如果由于水蒸气冷凝，使烧瓶内的液体量增加，以至超过烧瓶容量的 2/3 时或水蒸气蒸馏的速度不快时，可将蒸馏部分水浴加热或隔石棉网加热，但应注意瓶内崩跳现象，如崩跳剧烈，则应移走热源，以免发生意外，蒸馏速度为 2～3 滴/秒。

4. 结束操作　当蒸馏液无明显油球，澄清透明时，先打开 T 型管止水夹，然后移开热源，以免发生倒吸现象。收集的馏出液用分液漏斗进行油水分离。

（三）注意事项

1. 必须经常检查安全管中水位是否正常，如果安全管内水柱从顶端喷出，说明蒸馏系统内压力增高，应立即打开 T 型管止水夹，检查原因。

2. 避免倒吸现象的发生。如果蒸馏瓶内压力大于水蒸气发生器内的压力，将产生液体倒吸，也应立即打开 T 型管止水夹。

3. 注意三颈瓶内混合物飞溅是否厉害，一旦发生不正常，应立即打开 T 型管止水夹，移走热源，故障排除后方可继续蒸馏。

4. 蒸馏瓶中的液体不得超过 2/3。

5. 停止蒸馏前必须先打开 T 型管止水夹，然后移去热源，以免发生倒吸现象。

第七节　萃　取

一、定义及原理

萃取是利用溶剂从固体或液体混合物中分离出所需要的物质的基本操作，也可以用来除去混合物中少量杂质，通常前者称为"萃取"，后者称为"洗涤"。萃取属于分离操作中的一种，常见操作为液－液萃取，其实验原理是利用同一溶质在两种互不相溶（或微溶）的溶剂中溶解度不同，使该溶质从一种溶剂转移到另一种相对溶解度较大的溶剂中，经过多次重复来达到分离、提纯的目的。分液漏斗是实验中用得最多的萃取器皿。

二、操作步骤

1. 试漏　选择容积比待萃取液体体积大一倍以上的分液漏斗，洗涤，把旋塞擦干，涂上一层薄薄的润滑脂，塞好后顺一个方向旋转数周，使润滑脂均匀分布，塞好旋塞后试漏，并倒置分液漏斗检查上口塞子是否漏液。

2. 装液　将分液漏斗置于漏斗架上，关闭分液漏斗旋塞，将待萃取液体和萃取溶剂（一般为待萃取液体体积的 1/3）依次自上口倒入分液漏斗中，塞好塞子，关闭空气孔。

3. 振摇　取下分液漏斗，双手如图 6－23 握持，前后振摇分液漏斗，以使两液相之间的接触面增加，提高萃取效率。开始时振摇要慢，每摇几次，就要将漏斗向上倾斜（朝向无人处），打开旋塞，使过量蒸汽逸出，称为"放气"，如图 6－24。

如果不经常放气，塞子就有可能被顶开而出现漏液。待漏斗中过量的气体逸出后，将旋塞关闭再行振摇。如此反复至放气时只有在很小压力时，再剧烈振摇 2～3min，然

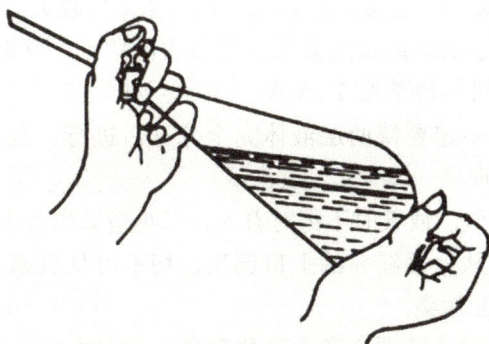

图 6-23 振摇时分液漏斗的正确持法

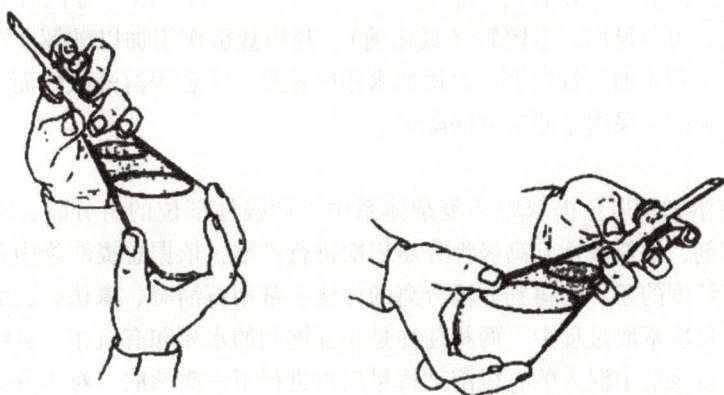

图 6-24 分液漏斗放气的正确方法

后将漏斗放回铁圈中静置。

4. 分液 将分液漏斗放回漏斗架上，待两层液体完全分开后，旋转上口塞子使之对准空气孔，再将下面旋塞慢慢旋开，把下层液体由旋塞放出。分液时一定要尽量分离干净，有时在两相间可能出现的一些絮状物也应同时放出。

5. 重复操作 根据需要，如从上层液体中继续萃取，可再加入萃取剂，重复以上操作；如需从下层液体中萃取，须将上层液体倒出（注意上层液体应从分液漏斗的上口倒出，切不可也从旋塞放出，以免被残留在漏斗颈上的第一种液体所沾污）。再把下层液体倒回分液漏斗中，再用新的萃取剂萃取。萃取次数取决于分配系数，一般为 3 ~ 5 次。

6. 萃取物处理 根据需要，合并所有萃取液，加入合适的干燥剂干燥，过滤，蒸去溶剂，萃取所得的有机物根据其性质可利用蒸馏、重结晶等方法进一步纯化。

三、注意事项

1. 分液漏斗必须检查是否漏液。所用的分液漏斗容积不要太小，以免振摇时萃取剂与被萃取物不能充分接触，因而降低了萃取效果。

2. 萃取剂要根据待萃取的物质性质确定，同时要易于和溶质分离开，最好用低沸点的溶剂。一般水溶性较小的物质用石油醚萃取，水溶性较大的可用苯或乙醚，水溶性极大的用乙酸乙酯。萃取剂的用量应遵循少量多次的原则，萃取次数取决于分配系数，如无法知道分配系数，可一般萃取 3~5 次。

3. 分离两液层时，一定要待两层液体完全分开后进行，否则萃取效率不高，且有有机溶剂污染等问题出现。

4. 操作时要注意放气。放气时不得对着人，以免造成伤害事故。

5. 注意上层液体应从分液漏斗的上口倒出，切不可从旋塞放出，以免残留在漏斗颈上，并与下层液体相互污染。

6. 当萃取碱性溶液时，经常会产生乳化现象；有时由于存在少量轻质沉淀、溶剂部分互溶、两液相的比重相差较小等原因都可使两液相不能很清晰地分开。因此必须破坏乳化层，其方法有：①较长时间静置。②若因两种溶剂（水与有机溶剂）能部分互溶而发生乳化，可少量加入电解质（氯化钠），利用盐析作用加以破坏。在两相比重相差很小时，也可利用加入氯化钠，以增加水相的比重。③若因溶液碱性而产生乳化，常可加入少量稀硫酸或采用过滤等方法除去。

附：

（1）系统溶剂萃取：提取中药复杂体系中不同极性部位的组分时，常选用三四种不同极性的溶剂，由低极性到高极性分步依次进行萃取，依据总提取物中各组分在不同极性溶剂中溶解度的差异而得到分段分离的方法。常用石油醚、氯仿、乙酸乙酯、正丁醇依次提取。每次萃取过程中，两相往往是相互饱和的水相和有机相，且结束上一种两相萃取后都要将水层中混入的有机溶剂挥尽后再进行下一次萃取。对于分离极性较大的成分，选用正丁醇 - 水，极性中等的成分选乙酸乙酯 - 水，极性小的成分选氯仿（或乙醚）- 水。

（2）pH 梯度萃取：pH 梯度萃取法是分离酸性、碱性、两性成分常用的手段。常见的有三类化合物使用 pH 梯度萃取做初步分离：蒽醌（例如：大黄）、黄酮（例如：槐角）和生物碱（例如：苦参）。其原理是由于溶剂系统 pH 变化改变了它们的存在状态（游离型或解离型），从而改变了它们在溶剂系统中的分配系数。如混合黄酮苷元，由于结构中酚羟基的数目和位置不同，各自所呈酸性强弱不同，可使溶于有机相（如乙醚），依次用 5% 碳酸氢钠，5% 碳酸钠、0.2% 氢氧化钠、4% 氢氧化钠的水溶液萃取而达分离的目的。分离碱性强弱不同的游离生物碱，可用 pH 由高至低的酸性缓冲溶液顺次萃取，使碱性由强到弱的生物碱分别萃取出来。

第八节　熔点测定

一、定义及原理

常压下固体加热到一定温度时，可从固态转变为液态，此时的温度为该物质的熔点。固体从开始熔化（"初熔"，样品在毛细管内开始局部液化出现明显液滴）至完全熔化（"全熔"，样品全部液化）的温度范围叫熔距或熔程。纯化合物的熔程很短，一般在 0.5~1℃，当有少量杂质存在时，熔程增大，因此，测定固体物质的熔点可鉴定其纯度。《中华人民共和国药典》对熔点测定要求很严格，本科教学对熔点测定要求也相应较高。根据使用的仪器不同，熔点测定操作可分为两大类，即使用传温液加热和使用电热块空气加热。

二、操作步骤

1. 选择熔点管　通常选用内径约 1mm、长约 60~70mm、一端封闭的毛细管作为熔点管。如果所用温度计浸入传温液在 6cm 以上时，熔点管长度应适当增加，以确保露出传温液液面 3cm 以上。

2. 装样取少许（约 0.1g）　待测样品的干燥粉末于洁净的表面皿上，堆积在一起，将熔点管开口一端向下插入粉末中，然后翻转将熔点管开口一端向上，以底部轻轻在桌面上敲击，或取一支长 30~40cm 的干净玻璃管，垂直于表面皿上，将熔点管开口一端向上从玻璃管上端放入，令其自由落下，以便粉末试样装填紧密（装入的试样如有空隙则传热不均匀，影响测定结果）。以上操作需重复数次，直至样品的高度 2~3mm 为止。黏附在熔点管外的粉末须拭去。

3. 杯式测定装置的安装　杯式熔点测定装置（如图 6-25a 所示）属于传温液加热这一大类。首先取一个 100mL 的烧杯置于放有石棉网的铁环上，烧杯中加入约 50mL 液状石蜡（或甲基硅油等）作为传温液。然后将熔点管中下部用传温液润湿后，用橡皮圈将其紧固在分浸型、具有 0.5℃ 刻度的温度计旁，样品部分应靠在温度计水银球的中部（如图 6-25b 所示）。然后在温度计上端套一软木塞，并用铁夹夹住，将温度计垂直固定在离烧杯底约 1cm 的中心处。测定时在烧杯中放入一玻璃搅拌棒，最好在玻璃棒底端烧一个圆环（如图 6-25c 所示），便于上下搅拌。

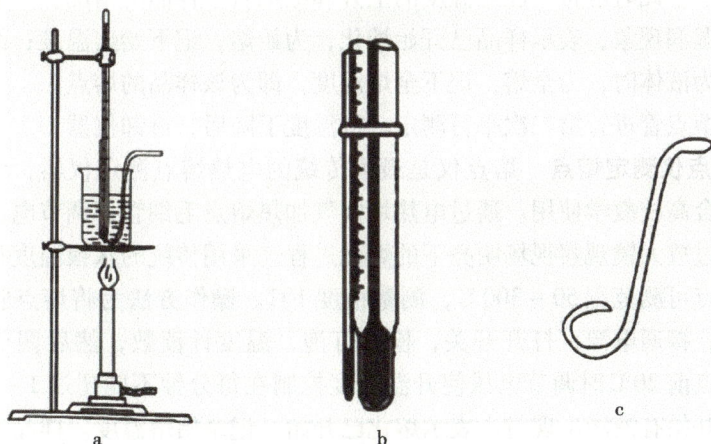

图 6-25　杯式熔点测定装置

4. Thiele 管法测定装置的安装　使用 Thiele 管（又称 b 形管或熔点测定管）测定熔点也属于传温液加热这一大类，装置如图 6-26 所示。将 Thiele 管夹在铁架台上，加入传温液（液状石蜡）至高出上支管约 1cm，Thiele 管管口配一切口单孔软木塞，温度计插入孔中，刻度朝向软木塞缺口，使便于观测。熔点管如同前法附着在温度计旁，并使温度计水银球恰好处于 Thiele 管的上下两支管的中部。测定熔点时在 Thiele 管支管处加热，利用 Thiele 管内液体因温度差而发生对流作用传热。Thiele 管法操作简便，但温度不均匀，改变温度计、毛细管的位置及加热处，测得的熔点有显著差异。

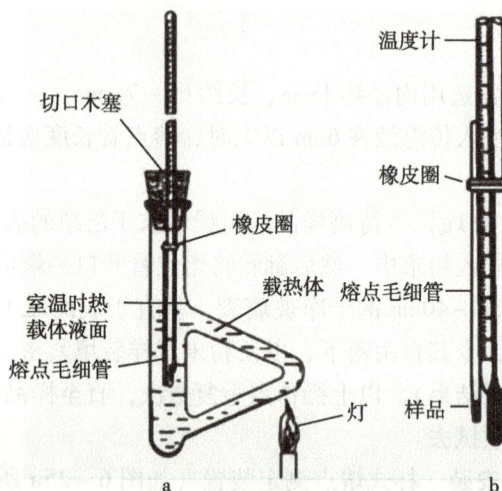

图 6 - 26　Thiele 管法熔点测定装置

5. 熔点的测定　上述两种装置准备工作完成后，在充足光线下即可进行下述熔点测定的操作。用小火缓缓加热（用第一种装置时还须小心不断地进行搅拌），以每分钟上升 3 ~ 4℃ 的速度升高温度至与所预料的熔点尚差 15℃ 左右时，减弱加热火焰，使温度每分钟上升 1 ~ 2℃，接近熔点时每分钟上升 0.3 ~ 0.5℃，调整温度计分浸线基本与传温液液面持平，此时应特别注意温度的上升和毛细管中样品的情况。当毛细管中样品开始塌落和有湿润现象，表示样品已开始熔化，为始熔，记下始熔温度；继续微热至固体样品消失成为液体时，为全熔，记下全熔温度，即为该样品的熔点。

用另一支熔点管进行第二次平行测定。待温度下降后，拆卸仪器。

6. 使用熔点仪测定熔点　熔点仪是最为传统的电热熔点测定仪器，价格低廉，但结果可靠，适合高校教学使用。通过电热块空气加热熔点毛细管，调节电压大小可控制升温速度，通过放大镜观察视场明亮下的熔化过程。采用传统的水银温度计测定始熔及全熔温度。熔点可测范围 50 ~ 300℃，测量精度 1℃。操作方法为将熔点管插入熔点测定仪的测量孔，接通电源，打开开关，检查灯泡、温度计读数，然后调节电压开始升温，至预定熔点前 20℃ 时调节电压使升温速度控制在每分钟不能超过 1 ~ 2℃，并注意观察，当样品开始有液滴出现时，表示熔化已开始，记录始熔温度。样品逐渐熔化直至完全变成液体，记录全熔温度。关闭电源开关，取出熔点管。待仪器冷却、温度下降到所需的温度（约 50℃）后，再用另一支熔点管重复上述测量过程。

7. 使用显微熔点仪测定熔点　显微熔点测定仪型号较多，共同特点是电热加热并可利用显微镜观察晶体在加热过程中的变化情况，如结晶的失水、多晶的变化及分解，且使用样品量少（2 ~ 3 颗小结晶），能测量室温至 300℃ 的样品熔点。一些显微熔点测定仪既可用载、盖玻片法也可用毛细管法测定熔点。显微熔点测定仪结构示意图如图6-27所示。其具体操作如下：在干净且干燥的载玻片上放微量晶粒并盖一片盖玻片，放在加热台上。调节反光镜、物镜和目镜，使显微镜焦点对准样品，开启加热器，先快速后慢速加热，温度快升至熔点时，控制温度上升的速度为1~2℃/min。当样品开始有液滴出现时，表示熔化已开始，记录始熔温度。样品逐渐熔化直至完全变成液体，记录全熔温度。

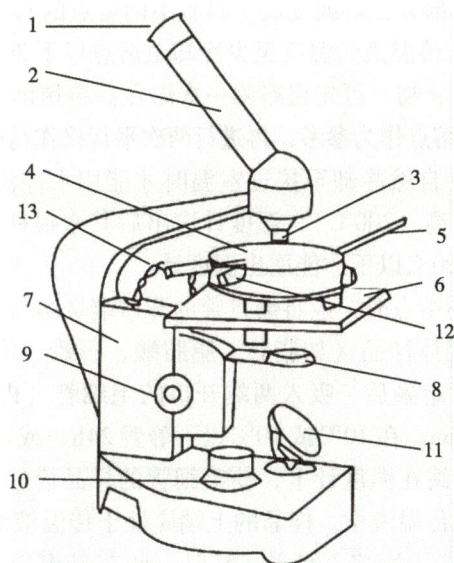

(1. 目镜 2. 棱镜检偏部件 3. 物镜 4. 热台 5. 温度计 6. 载热台 7. 镜架
8. 起偏镜 9. 手轮 10. 电位器 11. 反光镜 12. 拨动轮 13. 上隔热玻璃)

图6-27 显微熔点测定仪结构示意图

8. 使用全自动熔点仪测定熔点 全自动熔点仪运用光电检测、数字温度显示等技术，具有初熔、全熔温度自动显示等功能。其温度系统应用了线性校正的铂金电阻作为检测元件，让实验过程与结果更为高效、准确。内置数码相机，能连续地捕捉样品的实时图像，不仅可实时显示在接收和处理数据的电脑屏幕上，还可以自动保存，以便于检测结果的后期分析回放，在自动检测技术上，采用了光吸收及反射技术，高分辨率的数码成像检测器可准确地检测到样品瞬间的光特性变化。全自动熔点仪一般带有彩色触摸屏，方便使用者使用，其彩色显示屏可实时显示测定样品变化曲线。全自动熔点仪一般可同时测定三种不同熔点的样品。熔点管使用内径1.0mm，外径1.4mm的标准毛细管，符合药典要求。该类仪器一般价格较高。其操作方法为：选择起始温度，温度梯度，终止温度，按开始键，自动测量后即可从显示屏上读出结果。

三、注意事项

1. 样品应事先干燥。若样品熔点在135℃以上、受热不分解的供试品，可采用105℃干燥；熔点在135℃以下或受热分解的供试品，可在五氧化二磷干燥器中干燥过夜或用其他适宜的干燥方法干燥，如恒温减压干燥。

2. 装样时样品应装填紧密。

3. 升温速度应不妨碍观察。要精确测定熔点，在接近熔点时加热的速度一定要慢，温度控制在不超过 $1 \sim 2℃/min$。

4. 熔点测定至少要进行两次平行操作，每一次测定必须用新的毛细管新装样品。不能将已测过熔点的熔点管冷却，使其中的样品凝固后第二次测定。这是因为有些物质在测定熔点时可能发生了部分分解或变成了具有不同熔点的其他结晶形式。

5. 作第二次测定时，传温液的温度至少冷却至熔点以下 $30℃$。

6. 测定熔点未知的化合物，可先粗略测一次熔点后再精确测定。可先以较快的速度升温，测出未知物的粗略熔点作为参考，再进行两次平行操作精确测定未知物的熔点。

7. 实验完毕，温度计自然冷却至接近室温时才能用水冲洗，否则容易发生水银柱断裂。如果传温液温度很高（200℃），温度计取出后其水银柱急速下降容易发生断裂，应待传温液温度下降至100℃以下才能取出温度计。

8. 测定易升华物质的熔点时，应将熔点管的开口端烧熔封闭，以免升华。

9. 测定不易粉碎的固体样品（如脂肪、脂肪酸、石蜡、羊毛脂等）熔点时，可先将样品用尽可能低的温度熔融后，吸入两端开口的毛细管（即管两端皆不熔封的熔点管）中，使高度达约10mm。在10℃或10℃以下静置24h，或置冰上放冷不少于2h，凝固后用橡皮圈将毛细管紧缚在温度计上，使毛细管的样品恰好处于温度计水银球中部。将毛细管连同温度计浸入传温液中，样品的上端应处于传温液液面下约10mm处；小心加热，俟温度上升至比样品的熔点低约5℃时，调节升温速率使每分钟上升不超过0.5℃，至样品在毛细管中开始上升时，读取温度计上显示的温度，即得样品熔点。

10. 测定凡士林或其他类似物质时，可取适量样品，缓缓搅拌并加热至温度达 $90 \sim 92℃$ 时，放入一平底耐热容器中，使样品厚度达到 $12mm \pm 1mm$，放冷至比熔点上限高 $8 \sim 10℃$；取刻度为 $0.2℃$、水银球长 $18 \sim 28mm$、直径 $5 \sim 6mm$ 的温度计（其上部预先套上切口软木塞），使冷至5℃后，擦干温度计并小心地将温度计水银球垂直插入上述熔融的供试品中，直至碰到容器的底部（浸没12mm），随即取出，直立悬空放置，俟黏附在温度计球部的样品表面浑浊后，将温度计浸入 $16℃$ 以下的水中 $5min$，取出，再将温度计插入一外径约25mm、长150mm的试管中，塞紧，使温度计悬于其中，并使温度计球部的底端距试管底部约为15mm。将试管浸入约16℃的水浴中，调节试管的高度使温度计上分浸线同水面相平，加热使水浴温度以 $2℃/min$ 的速率升至38℃，再以 $1℃/min$ 的速率升温至供试品的第一滴脱离温度计为止；读取温度计上显示的温度，即可作为样品的近似熔点。再取样品反复测定数次，如前后3次测得的熔点相差不超过1℃，可取3次的平均值作为该样品的熔点；如3次测得的熔点相差超过1℃时，可再测定2次，并取5次的平均值作为该样品的熔点。

11. 使用显微熔点测定仪时，热台温度很高，一定要使用镊子夹持放入或取出样品。严禁用手触摸，以免烫伤。

12. 使用自动熔点测定仪时，遇有色粉末、熔融同时分解、固相消失不明显且生成分解物导致体积膨胀或含结晶水的供试品时，可适当调整仪器参数，提高判断熔点变化的准确性。当透射和反射测光方式受干扰明显时，可允许目视观察熔点变化，但测定结果的准确性需经传温液加热法测定结果验证。

第九节 沸点测定

一、定义及原理

纯液体化合物在一定压力下具有固定的沸点，而且沸程很短，一般为1℃左右。不纯液体化合物的沸点，取决于杂质的物理性质。如杂质是不挥发的，不纯液体的沸点比纯液体的高，若杂质是挥发性的，则蒸馏时液体的沸点会逐渐上升（恒沸混合物例外），故沸点的测定可用来鉴定有机化合物或判断其纯度。沸点的测定分为常量法和微量法。常量法的装置和操作与普通蒸馏相同，可参见本书第二篇第二章第六节蒸馏的操作。样品量相对较多时采用常量法，样品量很少时采用微量法。微量法测沸点装置与传温液法测熔点相似，所不同的是测熔点用的毛细管被沸点管取代。

二、操作步骤

1. 制备沸点管 如图6-28所示，沸点管有内外两管，内管是长约5cm、一端封闭、内径为lmm的毛细管；外管是长7~8cm、一端封闭、内径为4~5mm的小玻璃管。取3~4滴待测样品滴入沸点管的外管中，将内管开口向下插入外管中，然后用橡皮圈将沸点管固定在温度计旁，并使装样品的部分位于温度计水银球的中部。

2. 杯式沸点测定装置的操作 如图6-29所示，将沸点管与温度计一并浸入传温液（液状石蜡）中，加热（为了加热均匀，需要不断搅拌），由于气体膨胀，内管中有小气泡断断续续冒出，达到样品的沸点时，将出现一连串的小气泡，此时停止加热，随着传温液温度的降低，气泡逸出的速度渐渐减慢。当气泡不再冒出而液体刚要进入沸点内管管口（即最后一个气泡刚要缩回毛细管）时，立即记下温度计的读数，即为该液体的沸点。

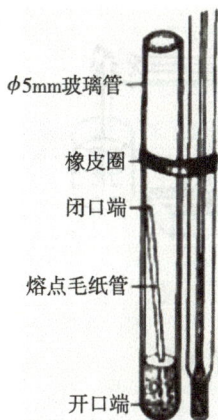

φ5mm玻璃管

橡皮圈

闭口端

熔点毛纸管

开口端

图6-28 沸点管制备及安装示意图

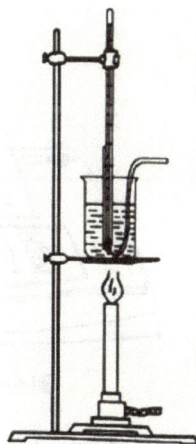

图6-29 微量法杯式沸点测定装置示意图

3. Thiele 管法沸点测定装置的操作　使用 Thiele 管，应调节温度计的位置使水银球位于上下两支管中间，于支管处加热，沸点测定方法同上。

三、注意事项

1. 每支毛细管只可用于一次测定。

2. 一个样品测定需重复 2～3 次，测得平行数据的差值应不超过 1℃，并以平均值报告。

3. 沸点低于 100℃，可用水作传温液。

4. 防止沸点管中试样溶液蒸干，应及时补充。

第十节　pH 计的使用

一、定义及原理

　　pH 计又称酸度计，是一种通过测量电势差的方法测定溶液 pH 值的常用仪器。酸度计有多种型号，如 pHS－25、pHS－2、pHS－3 和 pHS－3TC 型等，结构稍有差别，但原理相同，都是由参比电极、测量电极和精密电位计三部分组成，一般将参比电极和测量电极合并在一起制成复合体称为复合电极。当参比电极（饱和甘汞电极）和测量电极（玻璃电极）一起插入被测溶液中，两电极组成原电池，测定电池的电动势即可推算出溶液中氢离子浓度，为了省去计算手续，酸度计一般是把测得的电动势直接用 pH 值表示出来，仪器装有定位调节器，当测定标准缓冲溶液时，利用调节器把读数直接调节在标准缓冲溶液的 pH 值处，这一步骤一般称为"定位"。这样在测未知溶液时，仪器就可以直接给出溶液的 pH 值。

二、操作步骤

1. 准备　仪器接通电源，预热 30min，如图 6－30 将复合电极接到仪器上，固定在电极夹中。

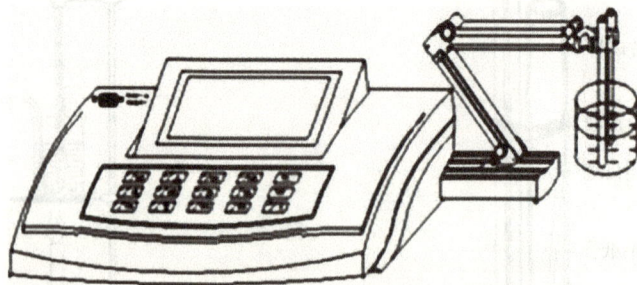

图 6－30　复合电极与 pH 计的连接示意图

2. 定位　一般采用两点定位，首先将电极用蒸馏水清洗，用滤纸吸干，放入 pH 值为 6.86 的标准缓冲液中，按"校准"键开始校准。然后将电极取出使用蒸馏水冲洗，滤纸吸干后将电极放入 pH 值为 4.00 的标准缓冲液中，按"校准"键开始下一点的校准，若被测溶液为碱性，此步骤改用 pH 值为 9.18 的标准缓冲溶液定位。

3. 测量　将电极用蒸馏水清洗，用滤纸吸干，然后插入待测溶液中，按"读数"键测量待测样品溶液的 pH 值。若待测溶液和定位溶液温度不同，则应先测出待测溶液的温度，调节温度调节旋钮至待测溶液温度，再进行测量。

4. 整理　实验完成后，将电极取下使用蒸馏水冲洗、滤纸吸干后，将电极插入保护液中。

三、注意事项

1. 取下电极保护套时，应避免电极的敏感玻璃球泡与硬物接触，因为任何破损或摩擦伤损都会使电极失效。

2. 电极插入每一个溶液前，都要用蒸馏水清洗电极，并用滤纸吸干才能进行下一个溶液的测量。

3. 测量结束，及时将电极保护套套上，电极套内应放少量饱和 KCl 溶液，以保持电极球泡的湿润，切忌浸泡在蒸馏水中。

4. 测量多个样品时，一般遵循被测物浓度由小到大的顺序。

第十一节　旋光度测定

一、定义及原理

许多物质具有旋光性，如石英晶体、蔗糖溶液等。当平面偏振光通过具有旋光性的物质时，它们可以将偏振光的振动面旋转某一角度，这个旋转的角度称为旋光度（α），使偏振光的振动面向左旋的物质称左旋物质，α 为负值，向右旋的称右旋物质，α 为正值。物质的旋光度除了取决于物质本身性质外，还与温度、浓度、液层厚度、光源波长等因素有关，当使用钠灯作为光源，波长一定（$\lambda = 589.3 nm$），实验温度 $t = 20℃$ 时，旋光度与溶液浓度和液层厚度成正比。因此通过测定物质旋光度的方向和大小，可以鉴定物质、检测浓度。旋光仪有圆盘旋光仪（手动）和自动旋光仪之分。目前国内生产的自动旋光仪，其三分视野检测、检偏镜角度的调整，均采用光电检测器、通过电子放大及机械反馈系统自动进行，最后数字显示，这种仪器具有体积小、灵敏度高、读数方便，且能减少人为的观察三分视野明暗度相等时产生的误差，对低旋光度样品也能适应等优点，目前高校实验室已普遍使用。

二、操作步骤

1. 圆盘旋光仪操作

（1）开机：接通电源，约 10min 钠光源发光正常后，即可开始测定。

（2）零点校正：选择适当的旋光管洗净，装上蒸馏水，使液面凸出管口，将玻璃盖片沿管口边缘轻轻平推盖好，不能带入气泡，再旋上铜质丝扣套盖，使旋光管不漏水，同时不可过紧，以免丝扣套盖产生扭力，使管内有空隙，影响旋光度测定。用滤纸将旋光管擦干，再用擦镜纸将样品管两端的玻璃盖片擦净，将旋光管放入旋光仪内，旋光管安放时应注意标记的位置和方向。盖上旋光仪机盖，将标尺盘调在零点左右，旋转粗调手轮、微调手轮，直至三分视野明暗均匀。从放大镜中读出刻度盘读数，记下读数，以此为零点。读数采用双游标读数法，即将左右两游标窗的读数取平均值。重复操作几次，取其平均值。

（3）测定：用少量待测溶液润洗旋光管两次后，将待测溶液装入旋光管，同上法测定。从放大镜中读出刻度盘所旋转的角度，双游标读数法读数并记录，所得的读数与零点之间的差值即为溶液的旋光度。测量完毕后，取出样品管，清洗干净，并关闭仪器电源开关。

2. 自动旋光仪操作

（1）预热：接通电源，按下"电源"和"光源"开关，约10min钠光源发光正常后，即可开始测定。

（2）清零：选择适当的旋光管洗净，装上蒸馏水，使液面凸出管口，将玻璃盖片沿管口边缘轻轻平推盖好，再旋上铜质丝扣套盖，使旋光管不漏水，同时不可过紧，以免丝扣套盖产生扭力，使管内有空隙，影响旋光度测定。如有空气泡时应排在样品管凸肚处，用滤纸将旋光管擦干，再用擦镜纸将样品管两端的玻璃盖片擦净，然后将旋光管放入旋光仪内，注意放入时管的方向和位置以及气泡是否处于样品管凸肚里，之后按清零键。

（3）测定：用少量待测液润洗旋光管两次，将待测液装满旋光管，盖好盖子并擦净。按照与之前同样的位置和方向放入旋光仪中，按"测量"键，此时仪器数显窗口将显示出该样品的旋光度值，记录数据。逐次揿下复测按钮，重复读几次数，取平均值作为样品的测定结果。测量完毕后，取出旋光管，清洗干净，并依次关闭仪器测量、光源、电源开关。

三、注意事项

1. 旋光仪连续使用时间不宜超过4h，如果使用时间较长，中间应停用10～15min，待钠光灯冷却后再继续使用，或用电风扇吹钠光灯，减少灯管受热程度，以免亮度下降和寿命降低。

2. 旋光管用后要及时将溶液倒出，用蒸馏水洗涤干净，擦干藏好。所有镜片均不能用手直接揩擦，应用柔软绒布揩擦。

3. 旋光度和温度也有关系。对大多数物质，用 $\lambda = 589.3nm$（钠光灯）测定，当温度升高1℃时，旋光度约减少0.3%。对于要求较高的测定工作，最好能在20℃±2℃的条件下进行。

4. 旋开旋光管的铜质丝扣套盖时，注意套盖内的玻璃盖片不要掉落，以防跌碎。

5. 注意实验项目对旋光管的长度要求。旋光管有10cm、20cm、22cm三种长度规格。使用10cm长的旋光管计算比旋光度比较方便，但对旋光能力较弱或者较稀的溶液，为了提高准确度，降低读数的相对误差，可用20cm或22cm的旋光管。

6. 作动力学相关的旋光度测定时，因旋光度数值一直变化，只需在规定时间读取一次旋光度数值即可，不必取平均值。

7. 注意实验对溶液温度的要求，长时间光照会加热样品溶液，为避免长时间光照致热，可在两次测定之间，将旋光管拿出旋光仪，置于恒温槽中。

第十二节　黏度测定

一、定义及原理

黏性液体在流动过程中，必须克服内摩擦阻力而做功，其所受阻力的大小可用黏度系数η（简称黏度）来表示。实验室常用毛细管法测定黏度，即通过测定一定体积的液体流经一定长度和半径的毛细管所需时间而获得溶液的黏度。常用的乌氏黏度计如图6-31所示。当液体在重力作用下流经毛细管时，黏度越大，所需时间越长。用同一黏度计在相同条件下测定两个液体的黏度时，它们的黏度之比就等于密度与流出时间之比。如果用已知黏度的液体作为参考液体，则通过该法可求得待测液体的黏度。由于温度对黏度影响较大，一般测定黏度时，要使用恒温槽。

图6-31　乌氏黏度计

二、操作步骤

1. 恒温 将恒温水槽温度调至所需温度。

2. 安装仪器 将乌氏黏度计B、C管上端套上一段乳胶管，然后把黏度计垂直夹在恒温槽内，使F球完全浸没在水中，用吊锤检查是否垂直。注意放置位置要合适，便于观察液体的流动情况。

3. 测定溶剂流出时间 (t_0) 将15mL纯溶剂（一般为水）自A管注入黏度计内，恒温10min，用弹簧夹夹紧C管上连接的乳胶管，同时在连接B管的乳胶管上以洗耳球慢慢抽气，待液体升至G球的1/2左右即停止抽气，打开C管乳胶管上夹子使毛细管内液体同D球分开（依靠重力自由流下），用秒表测定液面在a、b两线间移动所需时间t_0。重复测定3次，每两次间相差不超过0.3s，取平均值。

4. 测定溶液流出时间 (t) 取出黏度计，倒出溶剂，用少量无水乙醇润洗黏度计，并用电吹风机吹干。重新固定黏度计于恒温槽内，用移液管吸取15mL已恒温的不同浓度的待测溶液，同上法依次测定流经时间t。

5. 整理 实验结束后，仔细冲洗黏度计，最后用水浸泡。

三、注意事项

1. 黏度计必须洁净，如毛细管壁上挂水珠，需用洗液浸泡，然后彻底洗净，干燥。

2. 测定高聚物溶液黏度时，由于高聚物在溶剂中溶解缓慢，配制溶液时必须保证其完全溶解，否则会影响溶液起始浓度，而导致结果偏低。

3. 溶液可在测定前于恒温槽中恒温，然后用移液管准确量取并转移至黏度计中。

4. 测定时黏度计要垂直放置，否则影响结果的准确性。

第十三节　折射率测定

一、定义及原理

折射率是物质的重要物理常数之一，许多纯物质具有一定的折射率，如果纯物质中含有杂质，其折射率将发生变化，杂质越多，变化越大。若纯物质溶解在溶剂中，折射率也发生变化，如蔗糖溶解在水中，浓度越大，折射率也越大，所以通过测定蔗糖溶液的折射率，也可以定量地测出蔗糖水溶液的浓度。折射率的变化与溶液的浓度、测定温度、溶剂、溶质的性质等因素有关，当其他条件固定时，测定溶液的折射率可以定量地求出溶液的浓度。

实验室常用的阿贝（Abbe）折射仪，它可以测定液体的折射率，也可以测定固体物质的折射率，同时也可以测定蔗糖溶液的浓度。其结构外形如图6-32所示。

阿贝折射仪的标尺上除标有1.300～1.700折射率数值外，在标尺旁还标有20℃糖溶液的百分浓度的读数，可以直接测定糖溶液的浓度。

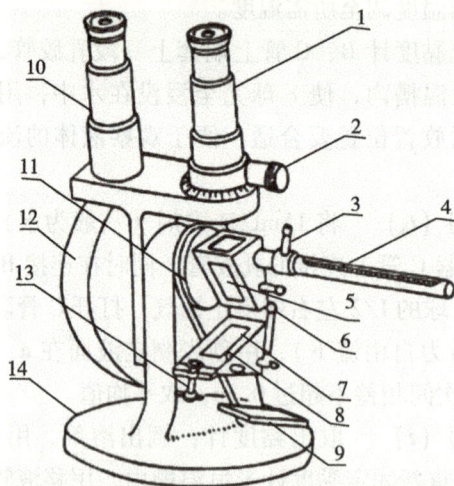

（1. 测量显微镜　2. 消色散手柄　3. 恒温水入口　4. 温度计　5. 测量棱镜　6. 铰链　7. 辅助棱镜
8. 加液槽　9. 反射镜　10. 读数显微镜　11. 转轴　12. 调节手轮　13. 闭合旋钮　14. 底座）

图6-32　阿贝折射仪

二、操作步骤

1. 准备 将阿贝折射仪放在光亮处，但避免阳光直接曝晒。用超级恒温槽将恒温水通入棱镜夹套内，其温度以折射仪上温度计读数为准。

2. 测量 扭开测量棱镜和辅助棱镜的闭合旋钮，并转动镜筒，使辅助棱镜斜面向上，用滴管滴入2~3滴待测液体于辅助棱镜的毛玻璃面上（滴管切勿触及镜面），合上棱镜，扭紧闭合旋钮。若液体样品易挥发，动作要迅速，或将两棱镜闭合，从两棱镜合缝处的加液槽中注入样品溶液（特别注意不能使滴管折断在槽内，以致损伤棱镜镜面）。转动镜筒使之垂直，调节反射镜使入射光进入棱镜，同时调节目镜（测量显微镜）的焦距，使目镜中十字线清晰明亮。此时旋转调节手轮并在目镜视场中找到明暗分界线的位置，再旋转消色散手柄使分界线不带任何彩色，微调调节手轮，使分界线位于十字线的中心，此时读数显微镜视场下方显示的示值即为被测液体的折光率。读数并记录数据，注意估读，可读到小数点后第四位，要求每个样品重复测量3次，3次误差不超过0.0002，然后取平均值。

3. 结束操作 测量完毕，应用丙酮或95%乙醇洗净镜面，并用擦镜纸擦干。最后用两层擦镜纸夹在两镜面间，以防镜面损坏。

三、注意事项

1. 对有腐蚀性的液体如强酸、强碱以及氟化物，不能使用阿贝折射仪测定。

2. 阿贝折射仪的标尺零点有时会发生移动，因而在使用阿贝折射仪前需用标准物质校正其零点。

3. 温度对折射率的影响较大，多数液态的有机化合物当温度每增高1℃时，其折射率下降$3.5 \times 10^{-4} \sim 5.5 \times 10^{-4}$。纯水的折射率在15~30℃之间，温度每增高1℃，其折射率下降1×10^{-4}。若测量时要求准确度为$\pm 1 \times 10^{-4}$，则温度应控制在$t℃ \pm 0.1℃$，此时阿贝折射仪需要有超级恒温槽配套使用。

4. 阿贝折射仪的棱镜必须注意保护，不能在镜面上造成刻痕。滴加液体时，滴管的末端切不可触及棱镜。

5. 仪器应避免强烈振动或撞击，以防止光学零件损伤而影响精度。

6. 严禁油手或汗手触及光学零件。

7. 仪器使用完毕后要做好清洁工作，应用丙酮或95%乙醇洗净镜面，待晾干后再闭上棱镜。测量完毕，应拆下连接恒温槽的胶管，排尽棱镜恒温夹套内的水，并将阿贝折射仪放入仪器箱内，箱内放入硅胶干燥剂。

第十四节 升 华

一、定义及原理

升华是纯化固体有机化合物常用的一种方法，有些有机化合物在固态加热时，在其熔点温度以下就产生蒸气，冷却后，蒸气又变成固体。利用物质这种未经熔成液体就被气化，而气体又未经液体就直接凝结成固体，从而除去不挥发性杂质，或分离不同挥发度的固体混合物的过程，称为升华操作。升华常可得到较高纯度的产物，但操作时间长，损失也较大，在实验室里只用于较少量（1~2g）物质的纯化。

严格说来，升华是指物质自固态不经过液态直接转变成蒸气的现象，凝华才是蒸气凝聚成固态的现象。然而对有机化合物的提纯来说，重要的是使物质的蒸气不经过液态而直接转变成固态，因为这样能得到高纯度的物质，因此，在有机化学实验操作中，不管物质蒸气是由固态直接气化，还是由液态蒸发而产生的，只要是物质从蒸气不经过液态而直接转变成固态的过程都称之为升华操作。一般说来，对称性较高的固态物质具有较高的熔点，且在熔点温度以下具有较高的蒸气压，易于用升华来提纯。有些固体化合物在常压下不易升华，可在减压下升华，同样能得到较满意的结果。

二、操作步骤

1. 常压升华 常压升华常用的装置如图 6-33 所示。图 6-33a 是实验室常用的常压升华装置。将被升华的固体化合物烘干，放入蒸发皿中。取一大小合适的锥形漏斗，将颈口处用少量棉花堵住，以免蒸气外逸，造成产品损失。选一张略大于漏斗底口的滤纸（上面扎有很多小孔），盖在蒸发皿上，用漏斗盖住。将蒸发皿放在沙浴上，用电炉、煤气灯或电热套加热，在加热过程中应注意控制温度在熔点以下，慢慢升华。当蒸汽开始通过滤纸上升至漏斗中时，可以看到滤纸和漏斗壁上有晶体析出。如晶体不能及时析出，可在漏斗外面用湿布冷却。如果升华量较大时，可选用 6-33b 装置分批进行升华，通冷却水进行冷却以使晶体析出。如果需要通入空气或惰性气体进行升华时，可选用 6-33c 装置。

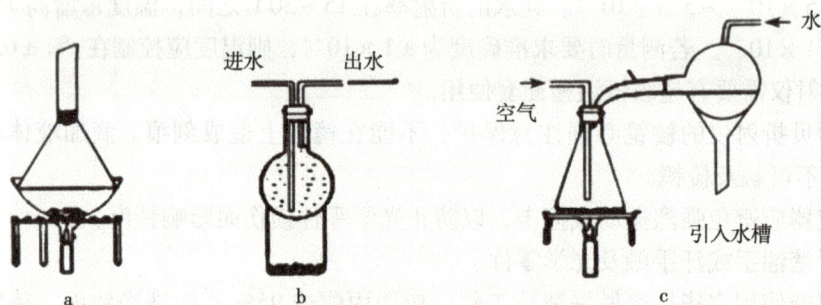

图 6-33 常压升华装置示意图

2. 减压升华 减压升华装置如图 6-34 所示。将被升华的固体物质放入吸滤管（图 6-34a）或吸滤瓶瓶（图 6-34b）中，在吸滤管中放入"指形冷凝器"（又称冷凝指），接通冷凝水，抽气口与水泵连接好，打开水泵，关闭安全瓶上的放气阀，进行抽气。将此装置放入电热套或油浴中加热，使固体在一定温度下升华。冷凝后的固体将凝聚在"指形冷凝器"的底部。

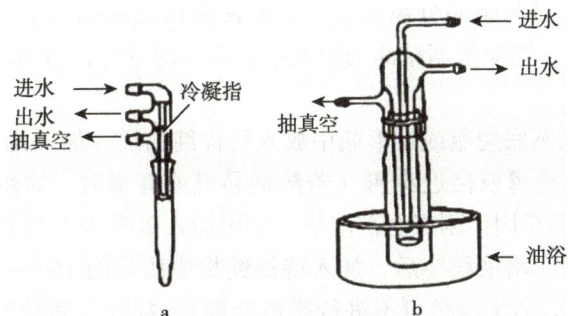

图 6-34 减压升华装置示意图

三、注意事项

1. 升华温度一定要控制在固体化合物熔点以下。

2. 冷却面要与升华物质的距离尽可能近些。

3. 被升华的固体物质一定要干燥，如有溶剂将会影响升华后固体的凝结。

4. 滤纸上的孔应尽量大一些，以便蒸气上升时顺利通过滤纸，在滤纸的上面和漏斗中结晶，否则将会影响晶体的析出。

5. 加热温度要慢慢上升，不得过快过高。

6. 减压升华时，停止抽滤时一定要先打开安全瓶上的放空阀，再关真空泵。否则真空循环水泵内的水会倒吸入吸滤管中，造成实验失败。

第十五节 重结晶

一、定义及原理

冷却饱和溶液或蒸去溶剂即析出晶体，这个过程叫结晶。分离晶体后的溶液称为母液。如果晶体内混有杂质，一般选择适当的溶剂将晶体再次加热溶解成溶液，溶液经过滤或脱色除去部分杂质后，再经浓缩、冷却，便有纯的晶体自母液中再次析出，这种再次结晶的操作称为重结晶。重结晶是纯化固体有机化合物的重要方法之一，其核心原理是利用被提纯物质与杂质在溶剂中的溶解度不同，被提纯物质从过饱和溶液中析出，而让杂质全部或大部分仍留在溶液中（或被过滤除去），从而达到提纯目的。必要时需要重复重结晶操作多次方可以得到纯品。

二、操作步骤

1. 选择溶剂 理想的溶剂必须具备下列条件：①不与被提纯物质起化学反应。②在降低和升高温度时，被提纯物质的溶解度应有显著差别。冷溶剂对被提纯物质溶解度越小，回收率越高。③对杂质的溶解度非常大或非常小（前一种情况是使杂质留在母液中不随提纯物晶体一同析出，后一种情况是使杂质在热过滤时被滤去）。④容易挥发

（溶剂的沸点较低），易与结晶分离除去。⑤能使被提纯的物质生成较好的结晶。在几种溶剂同样都合适时，则应根据结晶的回收率，操作的难易，溶剂的毒性、易燃性和价格等来选择。

2. 加热溶解　①圆底烧瓶或锥形瓶中放入待提纯物质，加入比计算量略少的溶剂。②加热溶解并使溶液沸腾或接近沸腾（若溶剂易燃或有毒时，加热时应安装回流冷凝器）。③逐渐滴加溶剂至固体刚好全部溶解。④再加入 20% 左右的过量溶剂。

3. 活性炭脱色　①溶液稍冷后，加入待提纯物质质量的 1%~5% 的活性炭（此步骤可视粗品情况而定，若无颜色可不进行脱色处理），摇动，使活性炭均匀分布在溶液中。②加热煮沸 5~10min 即可（此时可以剪好滤纸，并将布氏漏斗和抽滤瓶放烘箱或水浴中预热）。

4. 热过滤　①安装已预热的抽滤装置，参见本章第五节滤过之减压过滤（抽滤）。②滤纸用热溶剂润湿并抽紧。③将热溶液趁热抽滤，并尽快将滤液倒入干净的烧杯中（必须要趁热尽快，否则抽滤瓶中将大量结晶，并对产品纯度和产率造成不良影响）。

5. 析晶　①室温下慢慢冷却上述热的饱和滤液至有固体出现。②用蒸发皿或大烧杯加冷水或冰进行冷却，这样可以保证晶体形状好，颗粒大小均匀，晶体内不含有杂质和溶剂。

6. 抽滤　①安装抽滤装置。②先用溶剂将滤纸润湿，抽真空使滤纸与漏斗底部贴紧。③将上述析出的晶体及母液倒入布氏漏斗中进行抽滤，抽到几乎没有母液滤出时，用玻璃瓶塞或玻璃钉将晶体压干。

7. 洗涤　①打开安全瓶放空阀，如无安全瓶，拔掉连接抽滤瓶的胶管，关闭真空泵。②用玻璃棒或不锈钢小勺将晶体松动，加入少量冷的溶剂在晶体上，静置片刻，使晶体均匀地被浸透。③关闭安全瓶放空阀，或重新接上胶管，开启真空泵进行抽滤，以除去晶体表面的母液，当基本滤液滴下时，即可停止抽滤。④重复洗涤操作 1~2 次。⑤最后一次洗涤后要充分抽滤。

8. 干燥　①布氏漏斗中取出晶体。②室温或红外灯干燥，以彻底除去溶剂。

三、注意事项

1. 晶体加热溶解时，须加入过量溶剂，这主要是为了避免加热过程中溶剂挥发和热过滤时因温度降低，使晶体过早地达到饱和从而在滤纸上析出造成产品损失，但溶剂用量也不宜太多，否则会造成结晶时因饱和度低晶体析出太少或根本不析出。

2. 样品加热溶解时，可能会有少量固体不能溶解，应将热溶液倒出或过滤，在剩余固体中再加入溶剂，观察是否能溶解，如加热后慢慢溶解，说明此产品需要加热较长时间才能全部溶解。如仍不溶解，则视为杂质去除。

3. 千万不能在沸腾的溶液中加入活性炭，否则会引起暴沸，使溶液冲出容器造成产品损失，甚至引发事故。

4. 除活性炭脱色外，也可采用层析柱来脱色，如用氧化铝吸附。

5. 热过滤宜采用减压过滤。热过滤的目的是除去不溶性杂质，但不能析出被提纯物质。因此热过滤时，一是动作要快，以免液体或仪器冷却后，晶体过早地在布氏漏斗的滤纸上析出（如发生此现象，应用少量热溶剂洗涤，使晶体溶解进入到滤液中。如果晶体在漏斗中析出太多，应重新加热溶解再进行热过滤）；二是采用的滤过方式要快，热过滤通常采用减压过滤（抽滤），因减压过滤操作简便迅速。减压过滤的缺点是悬浮的杂质有时会穿过滤纸，漏斗孔内易析出结晶体而堵塞孔道，滤下的热溶液由于减压溶剂易沸腾而被抽走，尽管有这些缺点，减压过滤还是普遍被采用。

6. 热过滤前应将布氏漏斗、抽滤瓶等预热。抽滤前用同一热溶剂将滤纸湿润，使其紧贴于漏斗的底面。

7. 热过滤时如果因布氏漏斗和抽滤瓶预热不充分或者热过滤时间过长，抽滤瓶中将大量结晶，这时不要用溶剂冲洗。待烧杯中液体冷却后，用倾泻法把母液小心倒入抽滤瓶中，小心冲洗瓶壁，使晶体进入母液，溶液再倒回烧杯内，这样可减少产物的溶解损失。

8. 析晶时，当冷却太快时会使晶体颗粒太小，晶体表面易从液体中吸附更多的杂质，加大洗涤的困难。当冷却太慢时，晶体颗粒有时太大（超过2mm），会将溶液夹带在里边，给干燥带来一定的困难。因此，控制好冷却速度是晶体析出的关键。

9. 析晶时，不宜剧烈摇动或搅拌，否则会造成晶体颗粒太小。当晶体颗粒超过2mm时，可稍微摇动或搅拌几下，使晶体颗粒大小趋于平均。

10. 析晶时，有时滤液已冷却，但晶体还未出现，可用玻璃棒摩擦瓶壁促使晶体形成，或取少量溶液，使溶剂挥发得到晶体，再将该晶体作为晶种加入到原溶液中，液体中一旦有了晶种或晶核，晶体将会逐渐析出。晶种的加入量不宜过多，而且加入后不要搅动，以免晶体析出太快，影响产品的纯度。

11. 析晶时，有时从溶液中析出的是油状物，如果进一步的冷却能够使油状物成为晶体析出的，但含杂质较多。应重新加热溶解，然后慢慢冷却，当油状物析出时，剧烈搅拌可使油状物在均匀分散的条件下固化。如还是不能固化，则需要更换溶剂或改变溶剂用量，再进行结晶。

12. 干燥晶体时，如果使用的溶剂沸点比较低时，可在室温下使溶剂自然挥发达到干燥的目的。当使用的溶剂沸点比较高而产品又不易分解和升华时，可用烘箱或红外灯烘干。但最后用乙醇、乙醚等易燃溶剂洗涤过的物质，不能在烘箱中烘烤，以免爆炸。

13. 重结晶只适宜杂质含量在5%以下的固体混合物的提纯，杂质太多直接重结晶是不适宜的，必须先采取其他方法初步提纯，然后再重结晶提纯。

第七章 中药提取分离实验操作

第一节 煎煮法

一、定义及原理

中药煎煮法是指用水做溶剂，加热煮沸提取药材成分的一种方法。中药中含有多种类型化学成分，在煎煮的过程中相互作用，包括成分与成分之间、成分和溶剂之间发生的物理和化学变化。其中中药中所含的生物碱盐、苷类、小分子糖类、无机盐、鞣质等极性大的成分易溶于水形成真溶液；而大多数各类成分的苷元、多糖、树脂、脂肪、挥发油等因加热从组织中扩散出来形成混悬液或胶体溶液。因此煎煮法提取的化学成分范围广且杂质较多。

二、操作步骤

1. 浸泡 挑选无霉蛀、泛油等变质现象的中药饮片倒入容器内，加入适量清水（一般加水量为药材的 6~8 倍）浸泡。其中花、茎、叶宜浸 20~30min，根、根茎、种子、果实宜浸 60min，一般复方药物以 60min 为准。室温高时浸泡时间可酌减。切不宜过夜，以免变质。

2. 煎煮 先用武火煮开，再改用文火煎煮适宜时间。一般头煎 20~30min，二煎 10~15min。需要注意以挥发油为主要活性成分的中药，为了避免此类成分挥散，头煎 10~15min，二煎 10min 左右，时间不宜过长。

3. 滤过 煎好的药汁用过滤器滤过去渣，煎煮第二煎时加水量往往为第一煎的 1/2~2/3。

三、注意事项

1. 煎煮容器尽量为砂锅、陶罐、搪瓷器皿，禁用铁、铜、锡等金属器皿。

2. 为了避免药物表面蛋白质立即凝固，影响有效成分析出，一般煎药开始均用冷水；但对于易水解的成分，为了破坏酶的活性可以直接沸水煎煮提取。

3. 特殊药物的处理

（1）先煎：介壳类、矿物类药物质地坚硬（如龙骨、牡蛎、石膏等），应打碎先煎，即煮沸后 20min 再下其他药。毒性较强的药物（如生南星、生附子、川草乌等），应在煮沸后 30～40min 后再下其他药。

（2）后下：对气味芳香的药物（如薄荷、沉香、砂仁、钩藤等），需在其他药物即将煎好后再下，煎 4～5min 即可，借其挥发油取效。

（3）包煎：对粉末状、黏性或绒毛类药物（如滑石、车前子、旋覆花等），要用纱布包好，再放药中同煎，以防止药液浑浊，或减少对咽喉和消化道的刺激。

（4）另煎（另炖）：某些贵重药物（如人参、西洋参、羚羊角片等），为了减少损耗可单味煎煮 1～2h，或置器皿中隔水另炖，煎（炖）好后另服或冲入汤药中通服。

（5）烊化（熔化）：一些胶质、黏性大且易溶的药物（如阿胶、鹿角胶、饴糖等），可用煎好的药汁趁热冲入搅拌，或置火上微煮，熔化后趁热服下。

第二节　浸渍法

一、定义及原理

浸渍法是用某溶剂，在一定的温度下，将药材浸泡一定的时间，提取药材成分的一种方法。本法是利用溶剂的溶解和解吸附作用，将有效成分从中药材的组织结构中提出的过程。通常这一过程分为溶剂的渗透、溶解、解吸附、扩散与置换等环节。

二、操作步骤

1. 装药　将适当粉碎后的药材置于有盖的容器内，加入适量的溶剂，搅拌或振摇。

2. 浸渍　由于药材性质不同，所需浸渍温度、时间、次数也不同，具体操作可分为冷浸渍法、热浸渍法、重浸渍法。常温下浸渍多在 14 天以上；热浸渍（40～60℃）时间可缩短，一般为 3～7 天。这期间为了避免药材周围溶液浓度较高，不利于成分的溶散，要定期对提取药液进行搅拌或振摇。

3. 滤过　倾出上清液，然后压榨药渣，合并上清液和压榨液，滤过，即得。

三、注意事项

1. 本法溶剂用量大，提取时间长，效率不高。不适用于贵重药材、毒性药材的提取。

2. 药材粉碎粒度要适当，粒度越小，与浸出溶剂接触面积就越大，浸出速度越快。但粉碎过细，可使浸出杂质增多，黏度增大，滤过困难。

3. 当水为溶剂时，浸渍所得提取液易于发霉变质，需注意加入适当的防腐剂。

第三节　渗漉法

一、定义及原理

渗漉法是浸渍法的发展和延续，是将适度粉碎的药材粗粉润湿膨胀后装入渗漉筒中，以水或醇作溶剂，预先浸渍一定时间，然后打开下口，流出提取液（渗漉液）。提取时，渗漉筒上口可不断添加新溶剂，溶剂渗过药材层向下流动过程中浸出药材成分，达到提取的目的。由于该方法在提取过程中随时保持浓度差，故提取效率高于浸渍法，是中药化学成分常用的提取方法之一。

二、操作步骤

1. 仪器安装 如图 7-1 所示，固定铁架台，按顺序连接好各个仪器。

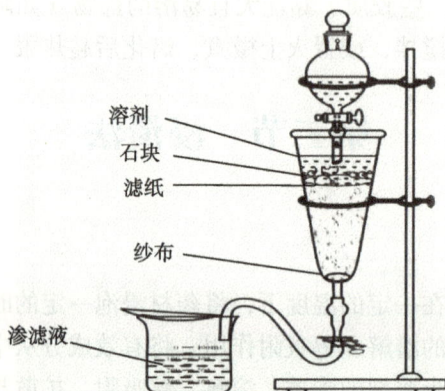

溶剂
石块
滤纸
纱布
渗滤液

图 7-1　渗漉装置图

2. 润湿药粉 将药粉置于适宜容器中，加药粉 1 倍量的溶剂，拌匀，密闭放置，以药粉均匀润湿、充分膨胀为度。

3. 添加药粉 在渗漉筒底部塞好适量纱布，装入润湿好的药粉。在药粉层上加一层滤纸，并加适当重物（洁净的石块等）压在上面，以防加溶剂时药粉浮起。

4. 排气 药粉填装完毕需加入溶剂时，应最大限度地排除药粉间隙中的空气，使溶剂始终浸没药粉表面，否则药粉容易干涸开裂，导致再次添加溶剂时易从裂隙间流过而影响提取效果。

5. 浸渍 正式渗漉前，一般放置浸渍几十分钟至数小时不等，以使溶剂充分渗透扩散，特别是制备高浓度制剂时尤为重要。

6. 渗漉 渗漉速度一般控制为 1~2 滴/秒，大量提取时，每小时流出液应相当于渗漉容器被利用容积的 1/48 ~ 1/24。渗漉太快则有效成分来不及渗出和扩散，浸出液浓度低；太慢则耗时太多，影响设备利用率。

停止渗漉前，适当压榨药渣，压榨液与渗漉液合并，静置，滤过即得。

三、注意事项

1. 药材粉碎的粒度应适宜，过细易堵塞，吸附性增强，浸出效果差；过粗不易压紧，溶剂与药材的接触面小，皆不利于浸出。

2. 药粉在装渗漉筒前应先用浸提溶剂润湿，以提高提取效率，并避免在渗漉筒中膨胀造成堵塞。

3. 药粉装入时应松紧一致，装得松散，溶剂很快流过药粉，浸出不完全；反之，又会使出液口堵塞，无法进行渗漉。

4. 加入药粉的高度不应高于渗漉筒高度的2/3。

5. 因渗漉过程所需时间较长，不宜以水做溶剂，通常用稀盐酸或低浓度乙醇，故操作时应防止溶剂的挥散。

第四节 回流提取法

一、定义及原理

回流提取法是以低沸点的有机溶剂如乙醇、氯仿等作为提取溶剂，通过加热使溶剂受热蒸发，溶剂蒸汽经冷凝后变为液体流回提取容器中，这样周而复始，直至有效成分回流提取完全的方法。

二、操作步骤

1. 样品准备及装样 将药材剪成小段或破碎成适宜的粒度，与提取溶剂一同加入圆底烧瓶内，装好回流装置。

2. 提取 开启冷凝水后选择合适的加热方式加热。提取过程中，切勿使液体沸腾过度。刚开始加热时，加热速度可稍快，液体沸腾后，控制加热温度，使回流速度在每秒钟1~2滴。一般保持沸腾约1~3h。放冷过滤，再在药渣中加溶剂，做第二、第三次加热回流。第二、第三次回流时间可比第一次缩短，至基本提尽有效成分为止。

3. 提取终点的检查 停止加热后，从最后一次提取液中取一定量进行化学反应或薄层色谱（TLC）、纸色谱（PC）等检查。

4. 回收溶剂 回流完毕，先撤去热源，待冷凝管中不再有冷凝液滴下时，关闭冷凝水，拆除装置。合并提取液，蒸馏回收溶剂即得浓缩提取物。

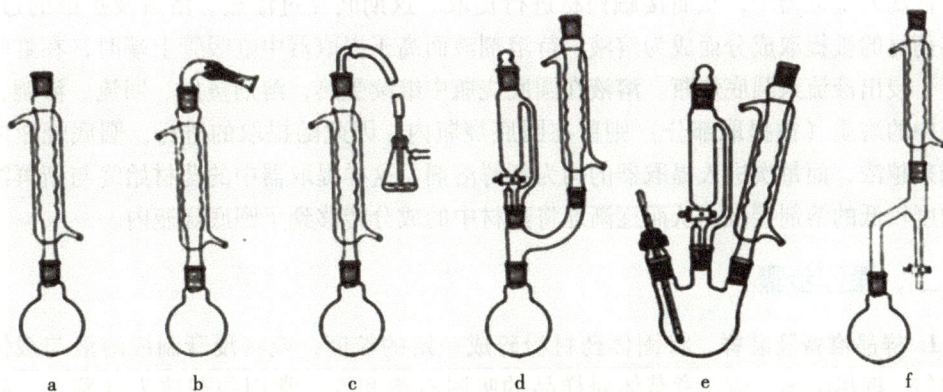

（a. 简单回流装置　b. 防潮回流装置　c. 吸收有害气体回流装置　d. 加液回流装置
e. 加液测温回流装置　f. 回流分水装置）

图7-2 回流提取装置

如图所示，（a）是简单的回流冷凝装置。（b）是可以防潮的回流冷凝装置。（c）是带有吸收反应中生成的水溶性有害气体（如氯化氢、溴化氢、二氧化硫等）的回流冷凝装置。

有些放热反应比较剧烈，如果将反应物一次加入量太大，会使反应失去控制，在这种情况下，可以采用带滴液漏斗的回流装置。如图（d）、（e）所示，回流时可以同时滴加液体的装置。

在某些可逆的平衡反应中，为了使反应能较多地向生成物的方向进行，可以将产物之一反应生成的水不断从反应混合物体系中除去。如图（f）所示的是回流分水装置。回流下来的冷凝液进入分水器，分层后，有机层自动被送回烧瓶，生成的水可以从分水器中放出。例如，在生成酯的反应中就可以采用这种装置。

三、注意事项

1. 加热回流时溶剂总量一般不能超过圆底烧瓶容积的 $1/2 \sim 2/3$。

2. 连接装置时要求连接装置的顺序是由下至上，冷凝水是下进上出。

3. 水浴锅温度逐渐升高，以冷凝管滴下的第一滴溶剂开始计时，调节加热温度和冷凝水流量，控制回流速度使液体蒸汽浸润界面不超过冷凝管有效冷却长度的 $1/3$，注意中途不得中断冷凝水。

第五节　连续回流提取法

一、定义及原理

用较少的溶剂，通过连续循环回流的方法进行提取，使药材的有效成分一次便可充分被提取完全的方法，称作连续回流提取法。

连续回流提取法属于液 - 固萃取的范畴，是利用溶剂受热后蒸发，遇冷凝结后变为液体回滴入提取器中，从而接触药材进行提取。这期间经过渗透、溶解及扩散的过程，溶出药材的被提取成分而成为溶液。待溶剂液面高于提取器中虹吸管上端时，在虹吸作用下，浸出液流入圆底烧瓶。溶液在圆底烧瓶中继续受热，溶剂蒸发、回流、渗漉，而溶液中的溶质（被提取部分）则留在圆底烧瓶内。因此随提取的进行，圆底烧瓶内溶液越来越浓，而每次进入提取器的均为新鲜溶剂，这样提取器中的药材始终与新鲜溶剂或浓度较低的溶剂接触，从而逐渐地将药材中的成分转移到了圆底烧瓶内。

二、操作步骤

1. 样品准备及装样　将固体药材粉碎成一定的粒度，或将浸膏制成溶液与载体混合均匀，挥尽溶剂。应注意载体对样品的吸附有饱和性，常用的载体为硅藻土、硅胶等。将已准备好的样品装入滤纸筒内或装入布袋内，其装量高度以低于虹吸管 $1 \sim 2cm$ 为宜，并用脱脂棉覆盖在上面。注意不得将样品漏入提取筒的导管或接收瓶中；样品应装得松紧适度，均匀致密。

2. 提取 加入一定量的溶剂通过提取器，当液面达到虹吸管高度时，从虹吸管流入圆底烧瓶内（烧瓶内应加沸石），控制水浴加热温度，使流速控制在每秒 1~2 滴为宜。

3. 提取终点的检查 停止加热后，取提取器内中间一段液体 1~2mL 进行化学反应或薄层色谱（TLC）、纸色谱（PC）检查等。

4. 回收 包括药材与溶剂的回收。

（1）药材：撤离热源，让提取器内液体全部流入圆底烧瓶后，取下提取器，将其中固体样品（包括棉花、滤纸）移出。

（2）溶剂：取下提取器与冷凝管，可用蒸馏装置回收溶剂，也可以采用旋转蒸发仪回收溶剂，被提取物质留在圆底烧瓶内，如图 7-3 所示。

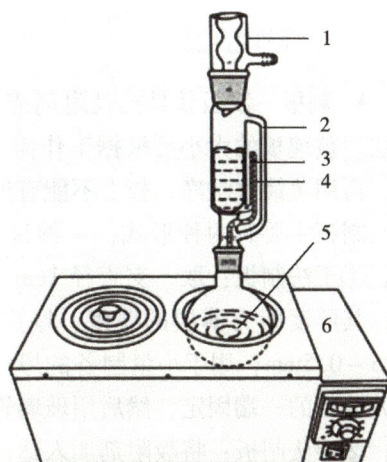

（1. 冷凝管 2. 蒸气上升管 3. 提取管
4. 虹吸管 5. 提取液 6. 水浴锅）

图 7-3 连续流提取装置

三、注意事项

1. 连续回流提取法一般适用于对热稳定成分的提取，为防止长时间受热，成分被破坏，可在提取 1~2h 后更换新溶剂继续提取。

2. 滤纸筒可用定性滤纸捆扎而成。滤纸筒高度以超过索氏提取器的虹吸管 1~2cm 为宜。滤纸筒直径应小于索氏提取器的提取筒内径。

3. 药材粉末的装入量不宜过多，放入提取筒内后，药面应低于虹吸管，并应注意不要使药粉流出滤纸筒外，以防堵塞虹吸管。

4. 若采用溶剂极性梯度提取，则应将提取器中上一种溶剂挥干后，再换新的溶剂进行提取。

第六节 薄层色谱

一、定义及原理

薄层色谱又称薄层层析，是将吸附剂或支持剂均匀地铺在薄层板上，形成薄层，把欲分离的样品点在薄层上，用适当的溶剂展开，使混合物得以分离的方法。常用于物质纯度判断，混合物的分离、提纯及含量测定，还可用来摸索和确定柱色谱的洗脱条件。

样品在薄层板上的吸附剂（固定相）和溶剂中进行分离，由于各种化合物的吸附能力不同，当展开剂进行展开时，各化合物进行不同程度的吸附和解吸附，从而达到分离的目的。具体过程是当样品与吸附剂接触后，被吸附剂吸附，待展开剂接触吸附剂后，由于毛细管作用而上升，接触样品斑点，可使化合物从吸附剂上解吸附而随展开剂向上移动，遇到新的吸附剂发生再吸附，不断上升的溶剂又使其解吸附，这个过程反复多次。样品中各个化合物在吸附、解吸附往复过程中存在差异，逐渐分开从而达到分离的目的。

二、操作步骤

1. 制板 制板就是把吸附剂或支持剂均匀地涂铺在玻璃板上，使成为一定厚度的薄层。玻璃板的大小可根据工作需要而定。铺板前应先将玻璃板用洗液或者洗涤剂浸泡，再用蒸馏水洗净，板上不能有油渍，否则吸附剂不能很好地分布在玻璃板上。

制板主要有两种形式：一种是干法制板，又叫软板；另一种是湿法制板，又叫硬板。①干法制板：取一支直径1cm的玻璃管，在玻璃管的两端缠绕玻璃绳、胶圈或胶布，其厚度即为薄层的厚度，厚度可根据需要而定，一般用于鉴定或定量的厚度为0.25～0.5mm；用于小量制备的厚度为1～3mm。把经过活化的吸附剂倒在玻璃板上，将玻璃板的一端固定，然后用玻璃管压在玻璃管上将吸附剂自一端推向另一端，即成薄层。②湿法制板：将吸附剂加入适量水或粘合剂，调成糊状，倒在玻璃板上，通过涂铺器使成均匀的薄层。也可手工倾斜和敲击玻璃板下面，使吸附剂均匀铺在板面上。自然干燥后，必要时活化，即得。

2. 点样 将被检样品用少量较易挥发的溶剂溶解，点样时采用毛细管或定量点样管，分次点加，以免原点直径过大。点的大小要控制在直径不超过3mm为宜，并点在距离玻璃板底端1.5～2cm处。如薄层上需点多个样品时，各样品间的距离约为2cm，并且各样品的原点需点在同一条水平线上。

3. 饱和 将点样后的薄层板放在装有流动相的层析缸中，但不浸入展开剂中。放置一段时间使之饱和，如果分离酸性成分，可在层析缸中加入醋酸熏蒸；如果分离碱性成分，可在层析缸中加入氨水熏蒸，以此改善某些分离效果不好的情况。

4. 展开 展开剂要根据被分离成分和固定相的性质来选择，一般常用几种有机溶剂按一定比例混合做展开剂。展开的方式有多种，如图7-4所示有上行展开、下行展开等。通常用上行法，层析缸有卧式和立式两类。具体操作是将点好样的薄层板置入层析缸内并加入展开剂，展开剂先不要接触薄层板，盖好缸盖，饱和平衡后，再将薄层板点好样品的一端浸入展开剂中，注意展开剂浸没薄层板部分不得超过点样原点。在毛细管作用下溶剂沿着薄层面展开，溶剂展开到薄层板全长的4/5处，即可将薄层板取出，记下溶剂前沿位置，晾干。

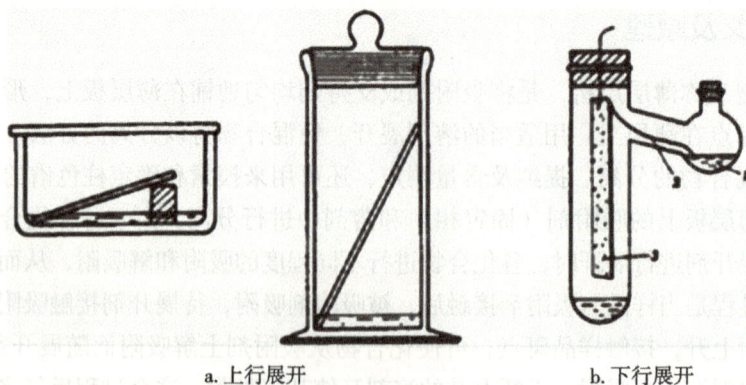

a. 上行展开 b. 下行展开

图7-4 薄层展开方式

5. 显色 有的化合物本身带有颜色，展开结束后即可在可见光下观察颜色；有些化合物在紫外灯照射下会产生荧光，薄层展开后，待溶剂挥散即可在紫外灯下观察；有些化合物自身没有颜色和荧光，需要喷显色剂后显影定位。

6. 结果处理 测量斑点位置，计算得出 R_f 值。

三、注意事项

1. 点样量不宜过多；点样时不得戳破薄层板面；样点直径不宜过大，应少量多次点样，即待前一次溶剂挥干后再继续点样。此外，各样点之间距离应适当，为避免边缘效应的影响，两侧的样点应与薄层板边缘有一定距离。

2. 展开时溶剂前沿不能展开到薄层板最顶端或超过顶端，否则无法确定展开剂上升高度，无法准确计算得到 R_f 值。

3. 薄层色谱的吸附剂常用的有硅胶 G（含有 13% ~ 15% 的煅石膏）、硅胶 H（纯硅胶），氧化铝等，这些都是极性吸附剂。根据被分离样品的极性大小，考虑使用前是否需要加热活化。通常当分离极性较小的物质，为了增加吸附剂和被分离样品之间结合程度时，要除去吸附剂中所含有的水分；当分离极性较大的成分，为了避免和吸附剂吸附过于牢固，要适当使吸附剂中含有一定量水分，使其吸附力不要太强。

第七节 大孔吸附树脂柱色谱

一、定义及原理

大孔吸附树脂柱色谱是指将大孔树脂作为固定相用于成分富集并除去杂质的柱色谱分离。大孔吸附树脂是吸附性和分子筛原理相结合的分离材料，其吸附性是由于范德华引力或产生氢键的结果；分子筛是由于其本身多孔性结构的性质决定的。根据树脂骨架材料的不同，大孔树脂可分为非极性、中极性、极性和强极性四种类型。大孔吸附树脂在水溶液中吸附力较强且有良好的吸附选择性。因此适用于从水溶液中分离低极性或非极性的化合物，组分间极性差别越大，分离越好。有机化合物根据吸附力的不同及分子量的大小，在大孔吸附树脂上经一定的溶剂洗脱而达到分离的目的。混合组分在大孔吸附树脂吸附后，一般依次用水、含水乙醇 [10%、20%（V/V）] 洗脱，最后用高浓度乙醇洗脱。

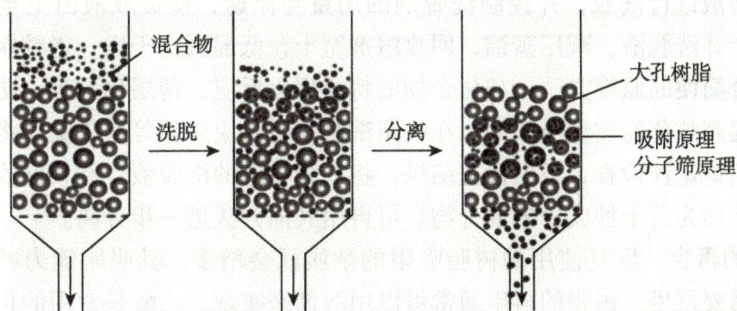

图 7-5 大孔树脂分离原理

二、操作步骤

1. 树脂的预处理　大孔树脂一般含有未聚合的单体、致孔剂、引发剂及其分解物、分散剂和防腐剂等脂溶性杂质，使用前应先预处理。具体方法如下：

（1）将准备装柱使用的新树脂，一般用 2 倍左右柱体积的 95% 乙醇浸泡 2h，并不时搅动，使树脂充分溶胀。

（2）将已充分溶胀的吸附树脂装柱，以每小时 3~4 倍柱体积的流速，将 5~8 倍柱体积的 95% 乙醇通过树脂层，洗至 1 份乙醇流出液于 3 份水中不产生白色浑浊。

（3）以每小时 6~8 倍柱体积的流速将去离子水通过树脂层，置换出乙醇至无醇味即可投入使用。

（4）必要时还要用酸、碱液洗涤，根据大孔树脂说明书详细说明用适宜浓度酸、碱交替处理，最后用蒸馏水洗至中性即可。精品树脂已作深度预处理，可直接使用去离子水充分淋洗，或也按前三项执行。

2. 样品液的预处理　样品液的制备可针对具体品种，结合生产实际，用热水、适当浓度的乙醇或其他溶剂提取出的提取液，经过滤、沉淀、调节 pH 等处理，除去部分杂质，制成澄清的上样液，以防污染堵塞树脂。这样既能提高纯化率，也能保护树脂的使用寿命。但中药液提取前常采用水提醇沉法或醇提法做预处理，药液有效成分要损失一些，且消耗乙醇，周期长。近年来膜分离技术的发展，使样品液的预处理得以改进，药液通过微孔滤膜后，可以直接用大孔吸附树脂色谱柱分离精制，收率得以提高，生产周期大为缩短。

3. 装柱　首先进行色谱柱的选择，树脂柱安装规格、直径与高度比，应根据实际设计确定。柱下端用不锈钢孔板、带孔的瓷板、耐腐蚀制品网等作树脂支座，其孔、网直径要小于 0.3mm。树脂装柱不可装满，装 60%~70% 柱高。装柱时与其他柱色谱方法的操作基本相同。树脂以乙醇湿法装柱，继续用乙醇在柱上流动清洗，检查流出液，直至与水混合不呈白色浑浊为止（乙醇:水 =1:3）。然后以大量蒸馏水洗去乙醇，必须洗净乙醇，否则将影响吸附效果，待用。

4. 上样　将样品液直接或拌入树脂中加到已处理好的大孔吸附树脂柱柱顶，拌样时药液和树脂的比例为 1:2~3。

5. 洗脱与收集　待样品液慢慢滴加完毕后，即可开始洗脱。先用水洗，再用浓度递增的乙醇溶液进行洗脱，并控制洗脱剂的用量与流速，使提取液由上至下通过树脂柱。收集、合并洗脱液，减压蒸馏，回收溶剂至干，低温真空干燥，得精制产品。洗脱过程中应结合简便的监控方法，如化合物的特征理化反应、薄层色谱等，防止有效成分的泄露，以提高纯化的质量与效率。在收集洗脱液时，应采用等份收集。将收集液用薄层色谱或纸色谱定性检查，根据检查结果，将成分相同的洗脱液合并。回收溶剂，得到较纯的成分。如为若干种成分的混合物，可再用其他方法进一步分离。

6. 树脂的再生　反复使用的树脂吸附的杂质就会增多，其吸附能力减弱，故使用一段时间后需要再生。树脂的再生通常可以用溶剂来实现，乙醇是常用的再生剂。采用 80% 左右的含水乙醇－丙酮或含有酸、碱的含水乙醇－丙酮进行洗涤，再生效果良好。

某些低极性的有机杂质，可采用低极性溶剂进行再生。如果再生效果不好，可采用强化再生方法，具体方法如下：加入高于树脂层 10~20cm 的 5% 盐酸溶液浸泡 2~4h 后用同样浓度 5~7 倍量盐酸溶液洗脱，再用纯净水充分洗脱，直至洗涤液出口 pH 中性，然后以 5% 氢氧化钠溶液按以上方法浸泡 2~4h，并用 5~7 倍氢氧化钠溶液洗脱，再用水充分洗脱直至出水 pH 呈中性，即可投入使用。树脂强化再生需根据污染程度，酌情加减酸、碱浓度及用量，还需按应用实际摸索再生规律，总结经验，设计最佳再生工艺，延长使用寿命。

三、注意事项

1. 树脂上柱后应用蒸馏水反复洗脱，使树脂柱中无乙醇残留。

2. 树脂柱径高比（即树脂柱内径和高度之比）一般控制在 1∶3~7，树脂柱高度适当，不宜过高或过低。

3. 进行大孔树脂纯化分离时应从以下几方面综合考虑并筛选上柱工艺：

（1）浓度：在一定浓度范围内，大孔树脂的吸附量随样品溶液浓度的增加而增大，但样品溶液浓度的增加有一定的限度。

（2）pH 值：一般来说，酸性化合物在酸性溶液中进行吸附，碱性化合物在碱性溶液中进行吸附，中性化合物在近中性的情况下进行吸附。

（3）离子强度：样品组分在溶剂中的溶解度大，则在该溶剂中，树脂对该物质的吸附力就小，反之亦然。因此样品溶液的离子强度对树脂的吸附性能影响明显。如果在样品溶液中加入适量无机盐，提高其离子强度，降低样品组分在溶液中的溶解度，能够使树脂的吸附量增加，同时加快树脂对样品组分的吸附速度。

（4）温度：在室温范围内（20~40℃），温度对树脂的吸附量影响较小。

（5）吸附流速：当吸附流速过大时，树脂吸附量和吸附率降低，当吸附流速过小时，吸附时间增加。因此在实际应用时，应综合考虑来确定最佳吸附流速。

第八节　纸色谱

一、定义及原理

纸色谱是以滤纸作为载体，滤纸纤维吸附着的一定量水或其他溶剂作为固定相，与其互不相溶的溶剂作为展开剂的一种分配色谱。通常极性大的组分在固定相中分配得多，随展开剂移动的速度慢；极性小的组分在展开剂中分配得多，随展开剂移动的速度快。与薄层色谱一样，纸色谱也是通过 R_f 值的比较，从而鉴定化合物。

二、操作步骤

1. 点样　点样前样品先溶于适当的溶剂中，应尽量避免用水作为溶剂，因为水作为溶剂斑点易扩散。一般选择乙醇、丙酮等作为溶剂，最好选择与展开剂极性相近的溶剂。点样与薄层色谱中的点样相似，用内径约 0.5mm 的毛细管或微量进样器吸取样品，轻轻触碰滤纸，控制点的直径不超过 3mm，并避免戳破滤纸，点样后用冷风将其吹干。

2. 饱和 将点样后的层析纸放在装有流动相的层析缸中，放置一定时间使之饱和平衡，饱和时间因各溶剂性质不同而定。在层析缸内部两侧各贴上一条 10cm 宽的普通滤纸，下端与展开剂接触，可以帮助平衡。

3. 展开 选择一个合适展开的方式（展开方式如图 7-6 所示，常见的有上行展开、下行展开和径向展开），将经过饱和平衡好的层析纸进行展开。展开到一定距离后，取出滤纸，用铅笔标记出溶剂前沿，然后将滤纸晾干或低温烘干。

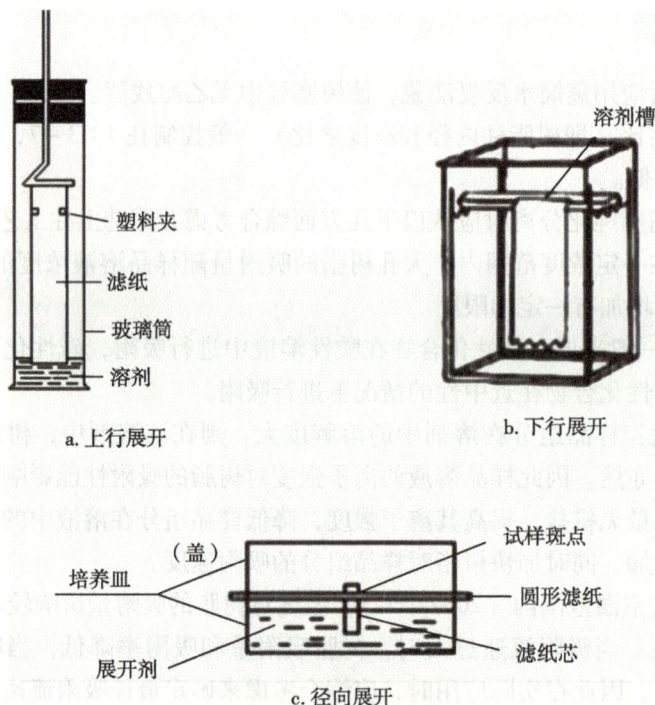

图 7-6 纸色谱展开方式

4. 显色 首先在自然光下对展完后的层析纸进行观察并记录；后将滤纸置于紫外灯下进行观察并记录位置和颜色；对于无色无荧光的物质，喷以适当的显色剂再进行观察。

5. 结果处理 测量斑点位置，计算得出 R_f 值。

三、注意事项

1. 纸色谱中的滤纸要求质地均匀平整、无折痕；具有一定的机械强度；杂质少，无明显荧光斑点；纸纤维具有一定的松紧度，过于疏松斑点扩散，过紧密流速过慢，所费时间较长。在选择滤纸型号时，应考虑分离对象性质，对于 R_f 值相差较小的混合物，宜采用慢速滤纸；对于 R_f 值相差较大的混合物，宜采用快速或中速滤纸。用于制备或定量选择厚度较大的滤纸，用于定性选择厚度较小的滤纸。对于一些特殊化合物，可以将滤纸进行特殊处理，使滤纸具有新的性能，如对于某些弱酸、弱碱性化合物的分离，可以用缓冲溶液处理滤纸，形成不同的 pH 条带，便于化合物分离。

2. 选择展开剂应根据被分离物质在两相中的溶解度和展开剂的极性进行考虑。对于极性化合物来说，增加展开剂的极性可增大 R_f 值，降低展开剂的极性可减少 R_f 值。一般要求被分离的物质在该溶剂中 R_f 值最好在 0.05～0.85 之间，两个被分离的成分 R_f 差值在 0.05 以上，以免斑点重叠。

分配色谱的展开剂多采用含水的有机溶剂，纸色谱多采用水饱和的正丁醇、正戊醇等，有时也加入一定比例的甲醇、乙醇等，从而增大展开剂的极性。

3. 所用的显色剂中不能含有硫酸等腐蚀性的酸，防止加热过程中滤纸变黑，影响结果。

4. 纸色谱具有操作简单、试剂用量少、保存方便的优点，多用于极性较大的化合物如糖类、氨基酸等的分离鉴别，对亲水性强的物质分离效果好。

第九节　离子交换柱色谱

一、定义及原理

离子交换柱色谱是指将离子交换树脂装于色谱柱中作为固定相，含样品的溶液作为移动相，在通过树脂时，移动相中的离子性物质与树脂进行离子交换反应而被吸附，此反应是同种电荷离子的等当量替代作用。

由于不同的离子与同一树脂交换能力不同，移动速度也就不同。在柱上位置不同。再选择一个能替代吸附物质的洗脱剂进行洗脱交换，可将吸附物质按先后顺序洗脱下来而得到分离。

二、操作步骤

1. 树脂的预处理　新树脂往往含有小分子有机物及金属离子等杂质，使用前要用酸、碱处理，以除去杂质。处理方法是先将树脂用水浸泡，使之充分吸水膨胀，然后用 5%～7% 盐酸浸泡过夜，除去酸水，水洗至中性，再用 5% 氢氧化钠浸泡 2h，除去碱液，最后用蒸馏水洗至中性。

2. 装柱　将处理好的树脂悬浮于水中，加于底部垫有脱脂棉或玻璃丝的玻璃层析柱中，待树脂沉降后，上盖一层脱脂棉或滤纸起过滤药液的作用。在装柱后树脂上方应在装柱后始终保持有少量液体，以免空气进入柱中，影响交换效果。

3. 加样（交换）和洗脱　将样品溶于酸水或碱水中配成样品溶液，加于柱内，溶液向下流动通过树脂，其中的离子与树脂上的离子发生交换而被吸附在树脂上。为使交换完全，应控制一定流速，待样品溶液流完，用蒸馏水冲洗树脂柱，洗去残液，再行洗脱。不同成分所用的洗脱剂不同，原则上是用一种比吸附物质更活泼的交换系数大或交换能力强的离子把吸附物质交换出来。

4. 树脂再生　再生的方法同预处理的方法，阳离子交换树脂可用酸洗－碱洗－酸洗的步骤处理，阴离子交换树脂可用碱洗－酸洗－碱洗的步骤处理。

三、注意事项

1. 离子交换色谱法的保留行为和选择性受离子交换树脂、流动相的性质、温度等因素的影响。

（1）离子交换树脂的交联度和交换容量：在一定范围内树脂的交联度越大，交换容量越大，则组分的保留时间越长。

（2）流动相的组成和pH：离子交换树脂可以简单地理解为一种高分子固体酸碱，对于强型离子交换树脂，pH对其交换能力影响不大，而弱型树脂则很显著，因此溶液的酸碱度对离子的交换有很大的关系。通常强酸型交换树脂的流动相pH应大于2，弱酸型交换树脂的流动相pH应大于6；而在阴离子交换树脂中，强碱型交换树脂的流动相pH应小于12，弱碱型应小于9。

（3）样品浓度：离子交换操作大多数是在水溶液或含有水的极性溶剂中进行的。当样品浓度比较高时，树脂的解离度会趋向减小，有时会影响吸附顺序及选择性；当样品浓度很高时，会引起树脂表面、网孔的变化甚至改变，阻止一些离子进出网孔，使选择性发生较大变化。因此在可能的情况下，一般倾向于使用浓度稍低的样品溶液，此时分离的选择性较大，有利于分离。

（4）温度：温度对稀溶液的交换性能影响不大，但当溶液浓度比较高时，温度升高对水合倾向大的离子容易交换吸附。对于弱酸或者弱碱，温度增高，离子交换速度增大，在洗脱时亦可提高交换能力。但有时温度太高，又易引起树脂的破坏。

（5）溶剂：离子交换色谱一般在水中进行交换，并可加入一定量的极性溶剂改变其选择性。但如果极性溶剂加入过多，又能使一些离子的交换难以进行或不进行交换，致使选择性减小甚至消失。

（6）树脂类型：树脂类型不同，离子交换的速度差别很大。一般来说，强酸、强碱树脂的交换速度很快，弱酸、弱碱树脂的交换速度则取决于其离子形式。

2. 离子交换树脂使用前可用适当试剂处理成所需类型。如需阳离子交换树脂成钠型，则用1~1.5N氢氧化钠流过树脂，再用蒸馏水洗至中性即可。如需氢型，用盐酸处理即可。不用时加水保存，但要注意避免发霉现象发生。

第十节　凝胶柱色谱

一、定义及原理

凝胶柱色谱又称为空间排阻色谱、凝胶过滤色谱、凝胶渗透色谱，是20世纪60年代开始发展起来的分离技术。凝胶柱色谱是以凝胶为固定相的液相柱色谱，凝胶为化学惰性的多孔性物质，是一种由有机物制成的分子筛。目前较多使用的是葡聚糖凝胶，此外还有丙烯酰胺凝胶，琼脂糖凝胶以及具有离子交换和分子筛双重性质的羧甲基交联葡聚糖凝胶，二乙胺乙基交联葡聚糖凝胶等。

二、操作步骤

1. 溶胀 首先根据柱体积和凝胶吸水量计算出所用凝胶的干重量，由于是干燥的颗粒，使用前需要在洗脱液中充分溶胀，如在沸水浴中将湿凝胶悬浮液逐渐升温到近沸，则溶胀时间可以缩短到 1~2h。凝胶的溶胀一定要完全，否则会导致色谱柱的不均匀。热法溶胀还可杀死凝胶中产生的细菌、脱掉凝胶中的气泡。

2. 装柱 不间断地装入柱中，下面让洗脱液缓慢流出。待凝胶沉积稳定后，凝胶上端留少量溶剂。

3. 加样 样品加水或其他溶剂配成浓度适当的样品溶液，按一般柱色谱的方法加样，样品以体积小、浓度适当为好。

4. 洗脱与收集 常用的洗脱液为水或酸水、碱水、盐及缓冲液，洗脱后分别收集分析，相同组分合并，可得到目标成分。

三、注意事项

1. 凝胶柱色谱洗脱速度要根据凝胶粒度及交联度控制。一般颗粒细、交联度大洗脱速度可稍快，反之应慢些。

2. Sephadex G 型只适于在水中应用，且不同规格适合分离不同分子量的物质。交联度大，网孔小，可用于小分子量物质的分离；反之，可用于大分子量物质的分离。

3. Sephadex LH 型可适用于在各种有机溶剂中应用，其中 Sephadex LH – 20 在中药化学小分子化合物分离中较常用，具有吸附和排阻双重特性。

第十一节 硅胶柱色谱

一、定义及原理

硅胶柱色谱是指以硅胶作为分离材料的柱色谱分离。色谱用硅胶为一多孔性物质，分子中具有硅氧烷的交联结构，同时在颗粒表面又有很多硅醇基。硅醇基是使硅胶具有吸附力的活性基团，它能与极性化合物或不饱和化合物形成氢键，或发生其他形式的相互作用。硅胶吸附作用的强弱与硅醇基的多少有关，被分离组分由于极性和不饱和程度不同，与硅醇基相互作用的程度也不同，而得以分离。一般情况下极性较大的物质易被硅胶吸附，极性较小的物质不易被硅胶吸附，整个层析过程即是吸附、解吸、再吸附、再解吸的往复过程。（图7 –7）

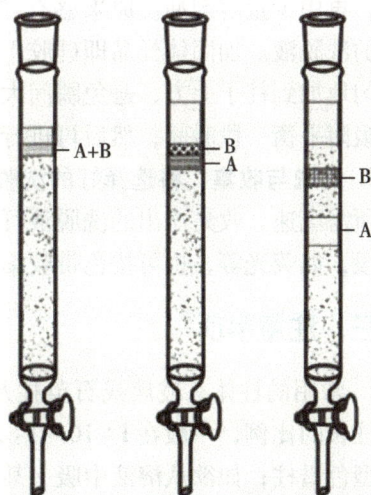

图 7 – 7 硅胶柱色谱分离过程示意图

二、操作步骤

1. 硅胶活化　根据实验要求，通常利用薄层板进行条件筛选，如果硅胶活化后分离效果很好，在使用前通常进行活化，即在105℃加热0.5~1h。

2. 装柱　填装的要求是填装均匀，且不能有气泡，若松紧不一则分离物的移动速度不规则，影响分离效果。装柱方式分为干装法、湿装法。

（1）干装法：将吸附剂均匀地倒入柱内，中间不应间断。通常在柱上端放一玻璃漏斗，使吸附剂经漏斗成一细流，慢慢加入柱内。必要时轻轻敲打色谱柱使填装均匀，尤其在装较粗的色谱柱时更应细心。柱装好后，可剪一直径大小适合的滤纸放入吸附剂上面，防止倒入洗脱剂时将吸附剂冲起，再打开下端活塞，然后沿柱壁轻轻倒入溶剂，湿润吸附剂，要注意柱内应没有气泡，如有气泡可再加入溶剂并在柱的上端通入压缩空气，使气泡随溶剂由下端流出。

（2）湿装法：先将准备使用的洗脱剂装入柱内，然后将硅胶混悬于装柱溶剂中，不断搅拌，待内空气泡除尽后，连同溶剂一起倾入色谱柱中，此时应将管下端活塞打开，使洗脱剂慢慢流出。吸附剂慢慢沉于管的下端，待加完吸附剂后，继续使洗脱剂流出，直到吸附剂的沉降不再变动。一般此过程需要2~3天时间。

3. 拌样　首先将被分离样品溶于一定体积的溶剂中，选用的溶剂极性应低，体积要小，体积太大往往使谱带分散，一般体积不要超过所用吸附剂重量的数值。也可以将样品用适当的溶剂溶解（注意量不宜过大），然后将干硅胶加入，在水浴锅上进行蒸干，边蒸干边搅拌，直至样品完全均匀吸附在硅胶上呈干燥细粉状态。除了这种干法拌样以外，还可以将样品用适量低极性溶剂或初始洗脱剂溶解成溶液形式上样，如果不能用低极性溶剂溶解就用尽量少的甲醇溶解。

4. 上样　将上述配制好的样品溶液或干粉加入吸附柱前，首先将柱上端多余的溶剂放出，直到柱内液体表面到达吸附剂表面时，停止放出溶剂。加液体样品（即样品溶液）时，应沿管壁加入，溶液加完后，打开活塞使液体慢慢放出，至液面与吸附剂面相平齐，再用少量溶剂冲洗原来盛有样品的容器2~3次，全部加入色谱柱内，开始收集流出的洗脱液。加固体样品即硅胶干粉时，先将筛子放在柱子顶端，将固体样品通过此筛均匀地加到柱子上方，避免瞬间大量加入而把柱子上端硅胶平面破坏。上完样品后在柱中吸附平衡一段时间，然后再进行下一步操作。

5. 洗脱与收集　将选择好的洗脱剂加到吸附柱上，同时放开柱下端活塞或控制夹，调整所需流速。收集流出的洗脱液可采用等量收集，也可采取等时收集。如有指示色带的手段，如荧光等，也可按色带收集。

三、注意事项

1. 常用的柱体有玻璃或石英柱及尼龙柱。其规格根据被分离物质的情况而定，内径与柱长的比例，一般在1∶10~1∶20之间。如有特殊需要，为了提高分离效率可采用细长型色谱柱；如欲从溶液中吸去某种成分或滤去不溶物以及使用活性炭脱色时滤去细微的活性炭颗粒，可采用短粗色谱柱。用于初步分离时吸附剂的颗粒大小一般应在80~

100 目；用于细分时颗粒大小一般在 200～300 目。吸附剂的用量应根据被分离的样品量而定，如果用硅胶做固定相，其比例一般为 1：30～1：60；如为难分离化合物，可高达 1：500～1：1000。

2. 整个操作过程必须注意不使吸附剂表面的溶剂流干，即吸附柱上端要保持有一层溶剂。一旦柱面溶液流干，会造成柱中产生气泡或裂缝，影响分离效果，对此必须十分注意。

3. 吸附柱色谱的溶剂系统可通过 TLC 进行筛选。但因 TLC 用吸附剂的表面积一般为柱色谱用的 2 倍左右，故一般 TLC 展开时使组分 R_f 值达到 0.2～0.3 的溶剂系统可选为柱色谱该相应组分的最佳溶剂系统。

第十二节 沉淀法

一、分级沉淀法

(一) 定义及原理

在混合组分的溶液中，加入与该溶液能互溶的溶剂，改变混合组分溶液中某些成分的溶解度，使其从溶液中析出。改变加入溶剂的极性或数量而使沉淀逐步析出称为分级沉淀。下面以醇提水沉法为例进行操作步骤说明。

(二) 操作步骤

1. 制备提取液 用适宜浓度的乙醇提取药材，得到药材提取液，适当回收乙醇成浓缩液。

2. 加水并混匀 将水慢慢加入到浓缩药液中，边加边搅拌，使含醇量逐步降低。

3. 静置 加水至所需含醇量后，将容器口盖严，静置冷藏一定时间，直至不再有沉淀从中析出。

4. 滤过溶液 选择将溶液用滤纸过滤或真空抽滤，使滤液与沉淀物分离。

5. 处理沉淀物 根据实验目的，若待分离物质是有效成分，则把沉淀物进一步纯化，收集，弃去滤液；若待分离物质是杂质，则弃去沉淀物，将滤液浓缩精制。

6. 回收溶剂 沉淀反应完成后，回收乙醇。

如果滤液中仍有需要分离的成分，重复上述操作，直到达到分离目的为止。

(三) 注意事项

1. 静置时间充分，避免发生抽滤后仍陆续析出沉淀的现象。

2. 水提醇沉法主要用于除去提取药液中的水溶性杂质，如：淀粉、蛋白质、黏液质、树脂、无机盐和鞣质等。往往加乙醇至含醇量达到 60%～70% 时，大多数水溶性杂质已基本除去。醇提水沉法主要除去提取药液中的脂溶性杂质，当加水至含醇量达到 40%～50% 时，大多数脂溶性杂质已基本除去。

二、酸碱沉淀法

(一) 定义及原理

某些酸、碱或两性化合物可采用加入酸、碱调节溶液的 pH 值，使其分子的状态（游离型或解离型）发生变化，造成溶解度改变而达到分离的目的。主要有酸溶碱沉法和碱溶酸沉法。

(二) 操作步骤

按操作方式又分两种情况：一种是总提取物以游离形式先溶于有机溶剂中；另一种是总提取物以盐的形式先溶于水。

1. 将总提取物先溶于有机溶剂的操作步骤

(1) 制备原溶液：根据待分离成分的性质，选择适宜的提取方法和提取溶剂，制备原溶液。

(2) 过滤浓缩：将原溶液过滤浓缩，得到总提取物。一般可采取减压过滤方法，以加快过滤速度。

(3) 溶解：根据待分离物质的性质，选择适宜的有机溶剂将总提取物溶解。如果将总提取物溶于亲脂性有机溶剂，常用乙酸乙酯。

(4) 选择酸水或碱水作为溶剂：根据待分离物质的性质，如果待分离物质是酸性物质，选用碱水做溶剂，使之成盐而溶于碱水；如果待分离物质是碱性物质，则选酸水做溶剂，也使之成盐而溶于酸水。

(5) 萃取：用选择好的酸水或碱水萃取有机相中的总提取物，萃取过程中，待分离物质成盐溶于水。

(6) 过滤：萃取时，若出现一些不溶性物质，而且与分离目标无关，要过滤除去。

(7) 加入酸水或碱水：如果待分离物质是酸性物质，这时萃取应加入酸水，使待分离物质游离，以沉淀形式析出；同理，如果待分离物质是碱性物质，则加入碱水。

(8) 处理沉淀物：可以通过离心和过滤得到沉淀物，如果沉淀物是待分离成分，将沉淀物纯化精制；如果沉淀物是杂质，将沉淀物弃去即可。

2. 将总提取物先溶于水的操作步骤

(1) 制备原溶液：根据待分离成分的性质，选择适宜的提取方法和提取溶剂，制备原溶液。

(2) 过滤浓缩：将原溶液过滤浓缩，得到总提取物。一般可采用减压过滤，以加快过滤速度。

(3) 溶解：根据总提取物的性质，将其转变成盐溶于水。

(4) 调节 pH：调节适宜 pH，使待分离物质游离，以沉淀析出。

(5) 选择有机相溶剂：根据待分离物质的性质和极性，选择适宜极性的溶剂，遵循相似相溶的原理。

(6) 萃取及回收：用选好的溶剂对水相萃取，把待分离物质萃取分离出来；然后回收有机相中的溶剂。

（三）注意事项

使用的酸水或碱水要适宜，浓度过高易造成成分结构的改变。

第十三节 透析法

一、定义及原理

透析法是利用小分子物质在溶液中能通过半透膜，而大分子物质不能通过半透膜的性质差异达到分离纯化的一种方法。保留在透析袋内未透析出的样品溶液称为"保留液"，袋（膜）外的溶液称为"渗出液"或"透析液"。透析膜有多种规格，透析是否成功与透析膜的规格关系极大，需要根据欲分离成分的具体情况而选择，透析示意图如图7-8。透析膜有动物性膜、火棉胶膜、羊皮纸膜（硫酸纸膜）、蛋白质胶膜、玻璃纸膜等，但用得最多的还是用纤维素制成透析膜。

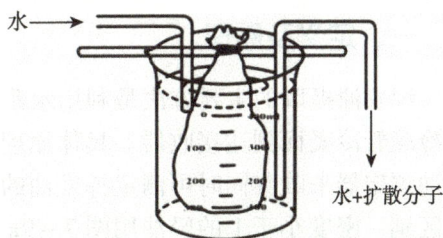

图7-8 透析示意图

透析的动力是扩散压，透析的速度与膜的厚度与面积、透析的小分子溶质在膜两边的浓度梯度及透析温度有关。

二、操作步骤

1. 透析膜试漏 使用时一端用橡皮筋或线绳扎紧，也可以使用特制的透析袋夹将其夹紧，另一端灌满水，用手指稍加压，检查不漏，方可使用。

2. 装液 将待透析液置于检查合格的透析袋中，通常要留三分之一至一半的空间，以防透析过程中，透析的小分子量较大时，袋外的水和缓冲液过量进入袋内将袋胀破。含盐量很高的蛋白质溶液透析过夜时，体积增加50%是正常的。小量体积溶液的透析，可在袋内放一截两头烧圆的玻璃棒或两端封口的玻璃管，以使透析袋沉入液面以下。然后将装好待透析液的透析袋浸入水或缓冲液中。

3. 透析 为了加快透析速度，除多次更换透析液外，还可使用磁子搅拌，必要时适当加热，也可采用电透析法。透析液中大分子量的生物大分子被截留在袋内，而盐和小分子物质不断扩散透析到袋外，直到袋内外两边的浓度达到平衡为止。

4. 结果处理 根据实验目的，对保留液和透析液做进一步处理。如果待分离成分在保留液中，弃去透析液，对保留液进一步浓缩精制，得到待分离成分；如果待分离成分在透析液中，弃去保留液，对透析液进一步浓缩精制，得到待分离成分。

三、注意事项

为防止商品透析袋干裂，出厂时都用甘油处理过，并含有极微量的硫化物、重金属和一些具有紫外吸收的杂质，它们对蛋白质和其他生物活性物质有害，用前必须除去。具体处理方法如下：可先用50%乙醇煮沸1h，再依次用50%乙醇、碳酸氢钠和EDTA溶液洗涤，最后用蒸馏水冲洗即可使用。使用后的透析袋洗净后可存于4℃蒸馏水中，若长时间不用，可加少量防腐剂，以防长菌。洗净晾干的透析袋弯折时易裂口，用时必须仔细检查，不漏时方可重复使用。

第十四节　挥发油提取

一、定义及原理

挥发油提取的主要方法是利用水蒸气蒸馏，使挥发性成分与水蒸气一起馏出，通过冷凝管冷凝而到达接收器。具体原理见第六章第六节。与该原理相同还可以利用挥发油测定器来收集同时可测定挥发油的含量。根据挥发油密度的不同，测定器装置也有区别。密度小于1的轻油用图7-9a所示装置；密度大于1的重油用图7-9b所示装置。

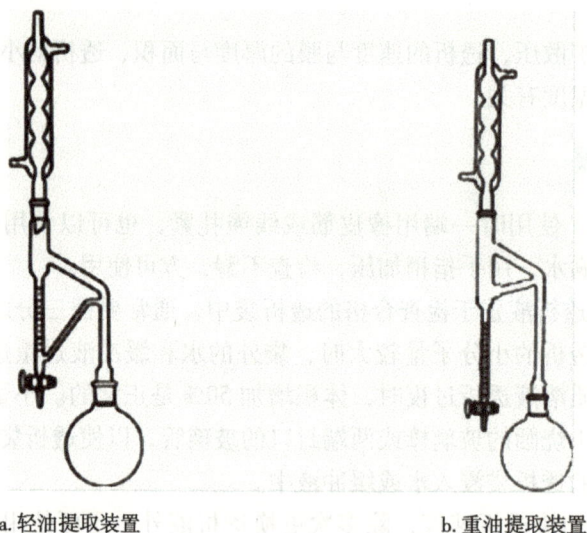

a. 轻油提取装置　　　　　　　　　　b. 重油提取装置

图7-9　挥发油提取装置

二、操作步骤

1. 样品准备及装样　将药材剪成小段或破碎成适宜的粒度，与水一起加入到圆底烧瓶内。

2. 提取　在圆底烧瓶和冷凝管之间增加挥发油测定器。回流方式同本章第四节回流法提取的操作。如果要测定挥发油含量需提取前自测定器上端加水使充满刻度部分，并溢流入烧瓶时为止，加入定量的二甲苯，然后连接回流冷凝管，通入冷凝水后开始加热回流。

3. 回收并计算 回流一段时间，至测定器刻度管中的油量不再增加，停止加热。放置片刻，开启测定器下端的活塞，将溶液缓缓放出后，利用分液漏斗进行分层处理。如测定含量可读取测定器中二甲苯油层容积，减去开始蒸馏前加入二甲苯的量，即为挥发油的量。

三、注意事项

采用挥发油含量测定器提取挥发油，可以初步了解该药材中挥发油的含量，但所用的药材量应使蒸出的挥发油量不少于 0.5mL 为宜。

第八章　中药分析常用实验操作

第一节　单光束分光光度计

一、定义及原理

可见分光光度计是在可见光区可任意选择不同波长的光测定吸光度的仪器。其主要由光源、单色器、吸收池及检测器构成。由于多数有机化合物具有吸收光谱特征，将试样的吸收光谱与标准化合物的吸收光谱进行比较，则可对其进行定性、定量等鉴别。

二、操作步骤

1. 开机预热　打开电源开关，预热 15min。在样品池中，放置挡光块、空白及样品，关好样品室门。按需要调节波长旋钮，使显示窗显示所需波长值。

2. 调零　按［MODE］使透光率指示灯亮。调整样品架拉手，使挡光块处在光路中，观察显示是否为 0.000，如不为 0.000，则按一下［0%］，待显示 0.000 时即表示已调好零。

3. 调百　调整样品架拉手，使空白溶液处在光路中，观察显示是否为 100.0，若不为 100.0，则按一下［100%］，待显示 100.0 时即表示已调好百。

4. 测量吸光度　按［MODE］使吸光度指示灯亮。拉动样品架拉手使被测样品依次进入光路，则显示屏上依次显示各样品的透光率，记录数据。

三、注意事项

注意比色皿使用前应先进行配对性检验；将比色皿放入样品架时，要使光面朝向光路；手执比色皿时应注意不要触碰到光面，以免产生误差。

第二节　双光束分光光度计

一、定义及原理

TU-1901 紫外可见分光光度计为双光束分光光度计，经单色器分光后经反射镜分解为强度相等的两束光，一束通过参比池，一束通过样品池。光度计能自动比较两束光的强度，此比值即为试样的透射比，经对数变换将它转换成吸光度并作为波长的函数记录下来。双光束分光光度计一般能自动记录吸收光谱曲线。由于两束光同时分别通过参比池和样品池，还能自动消除光源强度变化所引起的误差。

二、操作步骤

1. 开机，仪器初始化　打开仪器主机桌面电源后，确定样品池内没有挡光物（干燥袋或比色皿等），双击图标仪器开始初始化，初始化项目检查通过后预热半小时方可开始下一步操作。

2. 正确放入比色皿　基线校正时，样品槽内侧、外侧均放入空白溶液；样品测定时，内侧槽空白溶液不变，外侧槽放入样品溶液。

3. 光谱扫描　选择"光谱扫描"测量方式，设置波长范围、测光方式、扫描速度、采样间隔、记录范围等参数。于内侧、外侧样品槽中放置空白溶液，点击"基线校正"。取出外槽中空白溶液，放入样品溶液，点击"开始"进行扫描。

4. 定量测量　选择"定量测量"测量方式，设置标准品个数、相对应的标样浓度。于内外两侧样品槽放入空白溶液，点击"自动校零"。将外侧槽中空白溶液取出，依次放入标准样品溶液并读取吸光度，得到标准曲线及其方程。再放入未知样品，测得样品吸光度，从而测得样品浓度。

三、注意事项

测定紫外波长，应使用石英比色皿；吸收池应选择配对，否则要引入测定误差，为减小误差，常用一个配对皿测定若干样品，但注意换液时应充分洗涤。开机初始化时应保持仪器盖子关闭，凹槽内不能放有比色皿；一般供试品溶液吸光度在 0.2~0.7 之间误差较小；比色皿内溶液以皿高的 2/3~4/5 为宜，不可过满以防液体溢出腐蚀仪器。

第三节　高效液相色谱仪

一、定义及原理

高效液相色谱是以液体为流动相，采用高压输液系统，将具有不同极性的单一溶剂或不同比例的混合溶剂、缓冲液等流动相泵入装有固定相的色谱柱，由于样品各组分在两相（固定相、流动相）中的分配系数不同而先后流出色谱柱，进入检测器进行检测，从而实现对试样的分离、分析。根据保留时间等参数可进行定性分析，根据紫外吸收等参数可进行定量分析。

二、操作步骤

1. 打开工作站　打开计算机，打开高效液相色谱仪各模块的电源，等仪器自检通过，并且与计算机通讯成功后，进入 Online 工作站。

2. 排气泡　打开 Purge 阀。设定泵的流速为 5mL/min，开泵冲洗实验所用的各个通

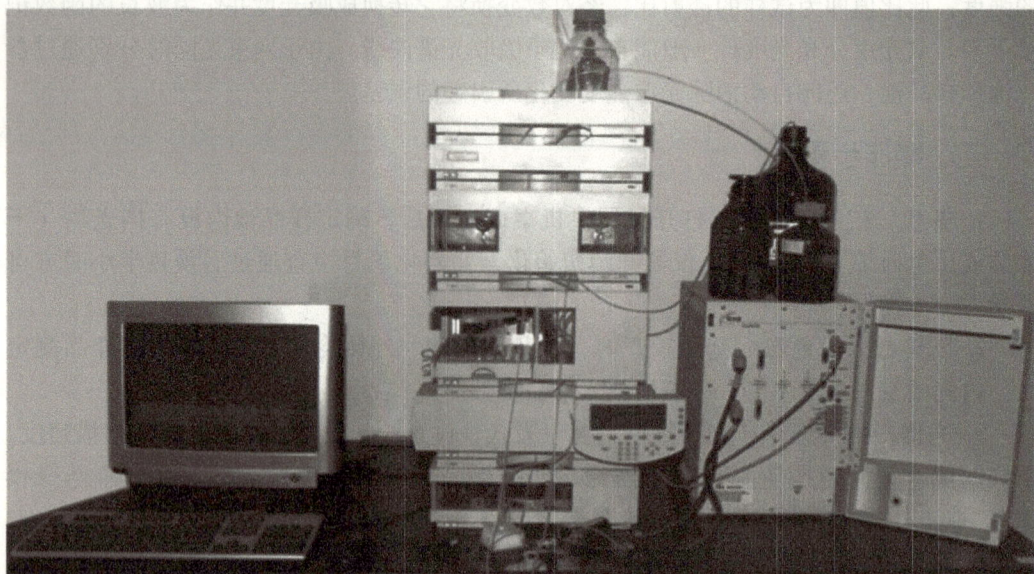

图 8-1　高效液相色谱仪

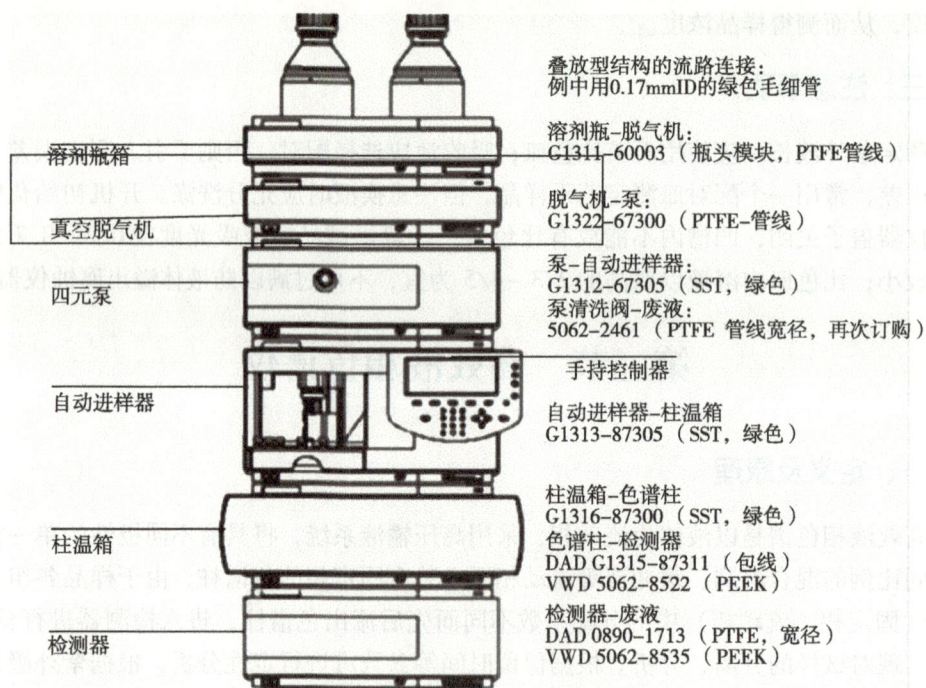

叠放型结构的流路连接：
例中用0.17mmID的绿色毛细管

溶剂瓶-脱气机：
G1311-60003（瓶头模块，PTFE管线）

脱气机-泵：
G1322-67300（PTFE-管线）

泵-自动进样器：
G1312-67305（SST，绿色）
泵清洗阀-废液：
5062-2461（PTFE 管线宽径，再次订购）

手持控制器

自动进样器-柱温箱
G1313-87305（SST，绿色）

柱温箱-色谱柱
G1316-87300（SST，绿色）
色谱柱-检测器
DAD G1315-87311（包线）
VWD 5062-8522（PEEK）

检测器-废液
DAD 0890-1713（PTFE，宽径）
VWD 5062-8535（PEEK）

溶剂瓶箱

真空脱气机

四元泵

自动进样器

柱温箱

检测器

图 8-2　高效液相色谱组成

道，至无气泡从废液口流出，例如设 A 通道为100%，冲洗 A 通道至无气泡；再依次冲洗其余通道。

3. 冲洗系统　降低流速及溶剂比例成本实验的初始条件，例如：Flow 为 1mL/min，

A 为 30% （H_2O），B 为 70% （MeOH）。然后关闭 Purge 阀。

4. 安装色谱柱 关泵，待压力降至 0 以后，打开柱温箱，按照规定方向安装色谱柱。

5. 方法的编辑或调用 按要求输入方法信息，设置仪器参数和紫外检测器波长参数等，并保存为方法。已保存好的方法可调用。

6. 平衡系统 方法编辑或调用完毕，保持泵继续工作，冲洗系统和平衡柱子一段时间，一般要求以色谱柱 5 – 10 倍体积的流动相冲洗。在适当的时间，打开柱温箱和检测器，使得柱温和检测器的灯能量稳定。打开 View 菜单下的窗口，单击 Change 键，选择需要监测的色谱信号并设定合适的 X、Y 轴的范围，观测色谱基线，直至基线平稳。经验认为，基线波动在 1 – 2mAU （常量分析）或 0.5mAU （痕量分析）为基线稳定。

7. 样品分析 填写 Run Control 菜单下的 Sample Information，Run Method 或手动进针并转动进样阀进样。

三、注意事项

注意所有样品及流动相均需过 0.45μm 滤膜，且流动相应排除气泡，防止气泡或杂质进入色谱柱，影响实验结果。

第四节 气相色谱仪

一、定义及原理

气相色谱法是以气体为流动相的色谱方法，主要用于分析易挥发物质。载气经减压、除水后，经过进样器（包括气化室）。将在进样口气化后的分析样品试样带进色谱柱，试样中各组分按分配系数大小顺序，依次被载气带出色谱柱，进入检测器，引起电信号变化，得到各组分的检测信号，经数据处理得到色谱图。通常采用的检测器有火焰电离检测器（FID）、热导检测器（TCD）、电子捕获检测器（ECD）、火焰光度检测器（FPD）、质谱检测器（MSD）。

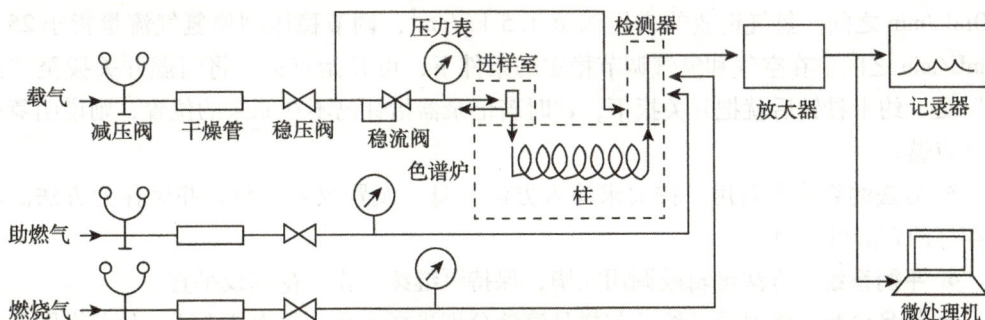

图 8 – 3 气相色谱组成

气相色谱法按所用的固定相不同，可分为两种，用固体吸附剂作固定相的叫气固色谱，用固定液作固定相的叫气液色谱。按色谱分离原理可分为吸附色谱和分配色谱两类，在气固色谱中，固定相为吸附剂，气固色谱属于吸附色谱，气液色谱属于分配色谱。按色谱操作形式来分，气相色谱属于柱色谱，根据所使用的色谱柱粗细不同，可分为一般填充柱和毛细管柱两类。

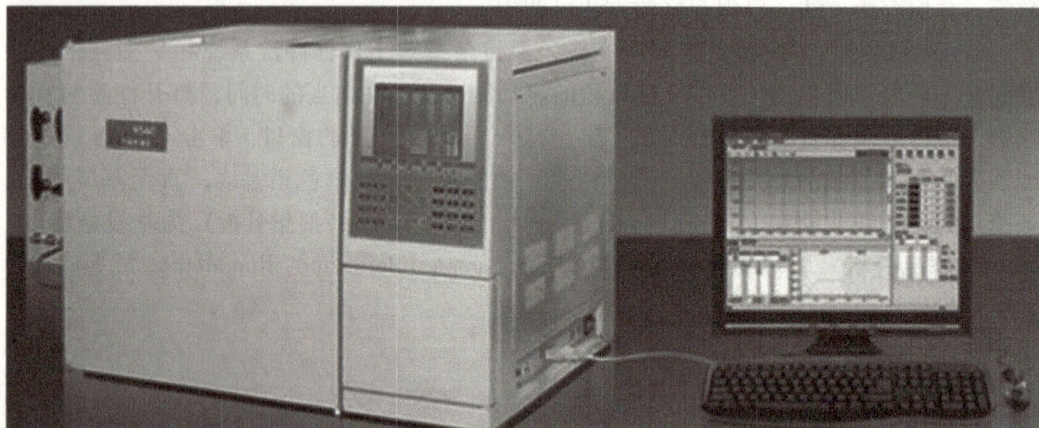

图 8-4　气相色谱仪

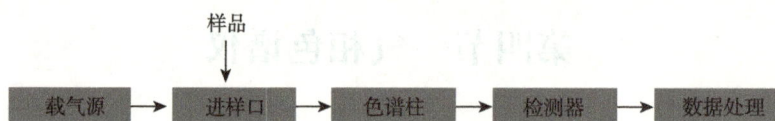

图 8-5　气相色谱流程

二、操作步骤

1. 开机通气　将色谱柱的后端连接管接入氢焰离子室的进口部位，气路密封检查后开机。将载气流量调节到规定流量。调节"温控"旋钮，控制柱温、气化器及氢焰离子室温度到规定温度。

2. 点火　空气钢瓶的表压调到 $2kg/cm^2$，调节针形阀使空气的流量指于 300~800mL/min 之间。氢气钢瓶的表压调至 1.5 kg/cm^2，调节稳压阀使氢气流量指于 25~35mL/min 之间。在空气和氢气调节稳定的条件下，可开始点火，将引燃开关拨至"点火"处，约十秒钟后就把开关扳下，这时若记录器指针已不在原来的位置，则说明氢火焰已点燃。

3. 方法的编辑或调用　按要求输入方法信息，设置仪器参数，并保存为方法。已保存好的方法可调用。

4. 平衡系统　方法编辑或调用完毕，保持泵继续工作，待基线平直。

5. 样品分析　将对照品溶液与样品溶液分别进样 3 次，每次 $0.5\mu L$，从色谱图上得到各组分的峰面积。

三、注意事项

先通载气，后通电；先关电，后关载气。用氢气作燃烧气的检测器工作温度应不低于120℃，并且应达到该温度才可点火，否则会因燃烧后生成的水汽积水，严重影响检测器的使用寿命和性能。

第五节　气相色谱－质谱联用

一、定义及原理

色谱－质谱联用分析法是将分离能力很强的色谱仪与定性、定结构能力很强的质谱仪器通过适当的借口相结合完整的分析仪器，其结构方框图如下：

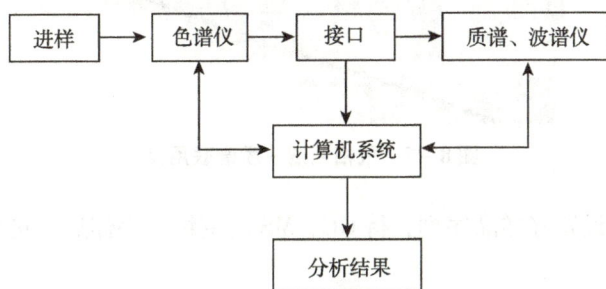

图 8 - 6　气相色谱 - 质谱联用流程

由于 GC 的试样呈气态，流动相也为气体，与质谱仪的进样要求相匹配，故最易将这两种仪器联用。气相色谱分离试样中各组分，起着样品制备的作用；接口把气相色谱流出的各组分送入质谱仪进行检测，起着气相色谱和质谱之间适配器的作用；质谱仪将接口依次引入的各组分进行分析，成为气相色谱的检测器；计算机系统交互式地控制气相色谱、接口和质谱仪，进行数据采集和处理，同时获得色谱和质谱数据，从而对复杂试样中的组分进行定性和定量分析。

GC - MS 联用分析的灵敏度高，适合于低分子化合物（相对分子质量 < 1000）的分析，尤其适用于挥发性成分的分析。

二、操作步骤

1. 开机　打开载气（He）控制阀，设置分压阀压力至0.5MPa。打开气相、质谱以及 CTC 进样器的开关，待自检完成后打开计算机，进入工作站。

2. 调谐与真空控制　在"真空"菜单中，观察真空泵状态，20min 后，观察离子源、四极杆温度。1～2h 后，观察空气、水的状态，确认打印机已连好并处于联机状态。2h 后，打开"视图"，找到调谐和真空控制，在调谐项下选择"自动调谐"。

3. 建立方法　点击仪器菜单，选择编辑 GC 配置，按照实验要求设定柱模式、进样口参数、柱温箱温度等参数。再编辑数据扫描模式及质谱参数，保存方法。

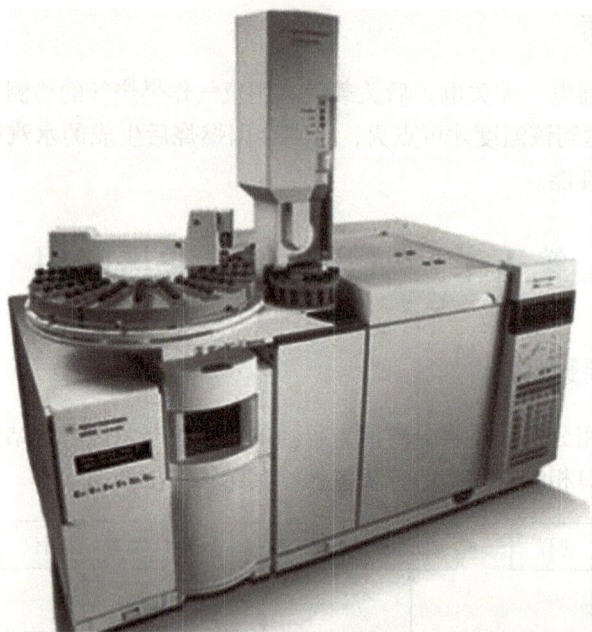

图 8-7　气相色谱 - 质谱联用仪

4. 样品测定　设置好样品序列，待 GC、MS 均变绿色字体后，进样点击 start，开始检测，记录谱图。

5. 关机　打开"视图"，找到调谐和真空控制，在真空项下选择"放空"。此过程大约 40min，工作站自动关闭。关闭计算机并按打开时的顺序反向关闭各仪器电源开关；关闭载气（He）控制阀、稳压器及总电源。

三、注意事项

调谐应在仪器至少开机 2h 后方可进行，若仪器长时间未开机或高真空泵为扩散泵，为得到好的调谐结果将此时间延长至 4h。应避免高温、潮湿、震动、灰尘、有机溶剂蒸气、腐蚀性气体、阳光直射。

第六节　液相色谱 - 质谱联用

一、定义及原理

工作原理与气相色谱 - 质谱联用相似，即以高效液相色谱为分离手段，以质谱为鉴定和测定手段。试样通过液相色谱系统进样，由色谱柱进行分离，而后进入接口，在接口中试样由液相中的离子或分子转变成气相离子，再被聚焦于质量分析器中，根据质荷比分离，再转变为电信号，由检测器传输至计算机处理。

本讲义以 TSQ Quantum 为例，它是一种高性能三重四极杆质谱仪，包括一台注射泵、一个六通阀、一个大气压电离（API）源和 Xcalibur？数据系统。

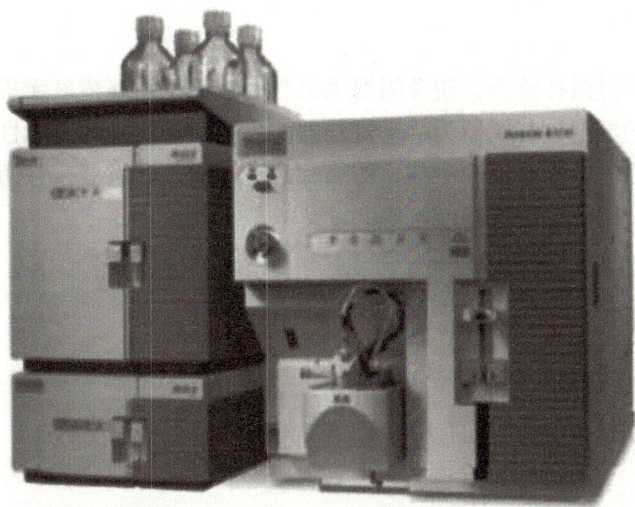

图8-8 液相色谱-质谱联用仪

二、操作步骤

1. 开机 打开质谱电源，即打开质谱主电源开关（Main Power Switch）至 On（/）位置；打开真空开关（Vacuum Switch）在 Operational 状态；真空开关开启约 1 小时后，打开电子开关 Electronics Service Switch）在 Operational 状态；用密封垫或者放电针堵上离子传输毛细管；打开数据处理系统，即打开计算机和打印机。

2. 打开工作站 双击桌面图标，打开 Quantum Tune Master 界面；单击 Quantum Tune Master 界面上的图标，查看质谱状态，确认 Ion Gauge Pressure 小于 5×10^{-6} Torr。打开液相部分各模块电源。

3. 冲洗系统 流速及溶剂比例成本实验的初始条件，例如：Flow 为 1mL/min，A 为 30%（H2O），B 为 70%（MeOH）。然后关闭 Purge 阀。

4. 安装色谱柱 关泵，待压力降至 0 以后，打开柱温箱，按照规定方向安装色谱柱。

5. 方法的编辑或调用 首先点击 Instrument Setup 窗口设置液相色谱部分参数，按要求输入方法信息。再设置质谱部分（TSQ Quantum）仪器参数，保存为 LC/ESI/MS 方法。

6. 样品分析 在 Sequence 列表中选择需要运行的样品，点击 OK 按钮后开始运行。再进行数据后处理。

7. 关机 双击桌面图标，打开 Quantum Tune Master 界面，将质谱设置为待机 Standby 状态；关闭电子服务开关（Electronics Service Switch）、真空开关（Vacuum Switch）。3min 后关闭质谱主电源开关（Main Power Switch）至 Off（O）位置；关闭液相部分各模块电源。

三、注意事项

溶剂使用前应过微孔滤膜，避免阻塞毛细管；避免使用高浓度无机酸及碱金属卤化物等可腐蚀钢铁的溶剂；若仪器为手动进样器，为将交叉污染的可能性降到最小，在重新将注射器插入注射器接头组件中前，应彻底清洗、润洗注射器，并用无尘纸擦拭注射器前端；样品应使用挥发性缓冲液溶解。

第三篇　中药药理实验操作

第九章　实验动物的捉持、标记与固定

第一节　实验动物的捉持

实验时正确的抓取动物，既可以防止动物受损害影响观察指标，也可防止被动物咬伤。抓取动物时既要小心仔细，不能粗暴，又要大胆敏捷，确实达到正确抓取动物的目的。

一、定义

用一定的手法将实验动物捉住或拿起，用于给药、固定或进一步实验的过程及操作即实验动物的捉持。

二、操作步骤

（一）小鼠的捉持

1. 双手法　右手提鼠尾，放在鼠笼盖或其他粗糙面上，向后方轻拉鼠尾，使小鼠前肢固定在粗糙面上。迅速用左手拇指和食指捏其双耳间颈背部皮肤，无名指、小指和掌心夹其背部皮肤和尾部，便可将小鼠牢固捉持（图9-1）。

2. 单手法　小鼠置于笼盖上，先用左手食指和拇指抓住鼠尾，再用左手手掌尺侧和小指夹住鼠尾，然后用左手拇指与食指捏住颈部皮肤，将小鼠固定在左手中。单手提拿，难度较大，但速度快，便于快速捉拿给药。（图9-2）

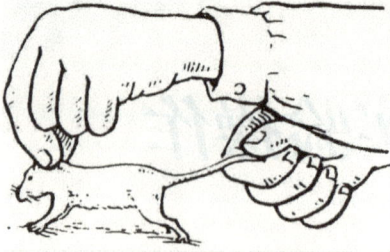

图9-1　小鼠的捉持（双手法）

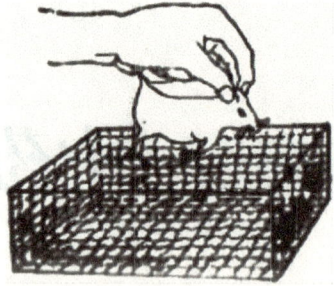

图9-2　小鼠的捉持（单手法）

（二）大鼠的捉持

一般采用双手捉持法，捉持和固定方法基本同小鼠，先用右手抓住鼠尾，将其放于鼠笼盖上，向后轻拉鼠尾，再用左手拇指和食指捏住头颈部皮肤，其余三指和手掌握住背部皮肤（图9-3）。

（三）家兔的捉持

一手抓住颈背部皮肤，轻轻将兔提起，另一手托住其臀部，使兔呈坐位姿势。切忌采用抓双耳或抓提腹部的方式捉持（图9-4）。

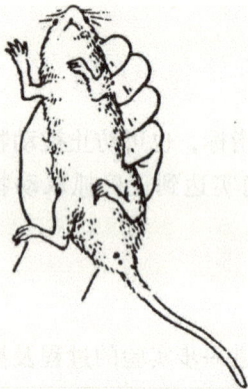

图9-3　大鼠的捉持（双手法）

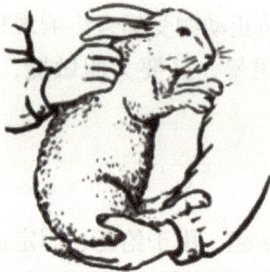

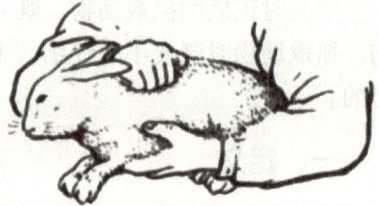

图9-4　家兔的捉持（双手法）

（四）豚鼠的捉持

豚鼠性情温和，一般不咬人。捉拿时一手拇指和中指从豚鼠背部伸到腋下，另一只手托住其臀部即可。体重小者可用一只手捉拿（图9-5）。

（五）犬的捉持

对驯服犬，可用特制嘴套将犬嘴套住，并将嘴套上的绳带拉至耳后颈部打结固定。对凶暴的犬，用长柄捕犬夹钳住其颈部，再用嘴套将犬嘴套住。如无嘴套，可用布带绑嘴，方法是用布带迅速兜住狗的下颌，绕到上颌打一个结，再绕回下颌下打第二结，然

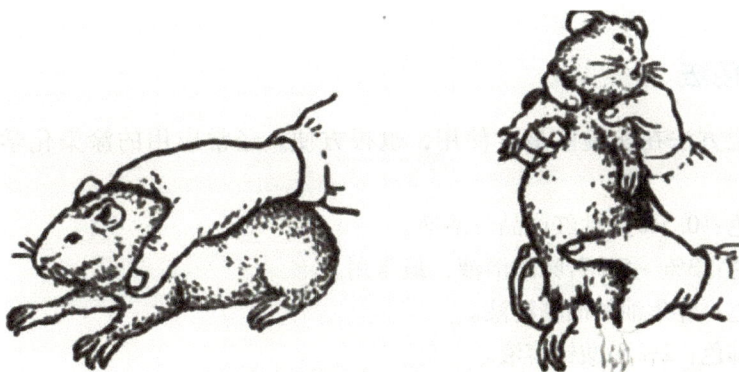

图9-5　豚鼠的捉持（双手法）

后将布带引至头后颈项部打第三个结，并多系一个活结（以备麻醉后解脱）。注意捆绑松紧度要适宜（图9-6）。

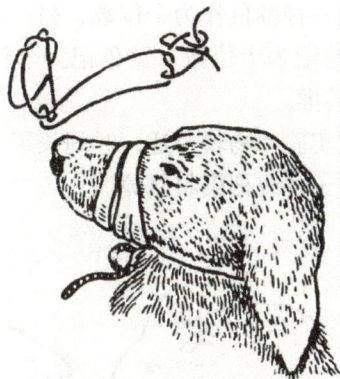

图9-6　犬嘴的捆绑方法

三、注意事项

1. 单手捉持小鼠的时候注意放在粗糙平面上，要尽量捉小鼠后颈部位皮肤，防止小鼠回头咬人。

2. 大鼠门齿较长，容易激怒咬人，捉拿时左手应戴防护手套，动作要轻柔，切忌粗暴或用钳子夹持。

3. 家兔捉持时切忌用单手捉耳朵提起，一定左右手一手抓住背部皮肤、一手托住家兔的臀部。

4. 豚鼠性格温顺，一般不会咬人，但是豚鼠胆子比较小，捉持的时候切忌惊吓。

第二节　实验动物的标记

中药药理学实验中常用多只动物同时进行实验，为避免混乱应将动物进行编号。常用的方法有染色法、耳缘剪孔法、烙印法和号牌法等。一般编号应具有清晰易辨、简便耐久的特点。

一、染色法

这种标记方法在实验室最常使用，也很方便。经常应用的涂染化学药品有以下几种。

涂染红色：0.5%中性红或品红溶液。

涂染黄色：3%～5%苦味酸溶液，最常用。

涂染黑色：煤焦油的酒精溶液。

涂染咖啡色：2%硝酸银溶液。

标记时用毛笔或棉签蘸取上述溶液，在动物体的不同部位涂上斑点，以示不同号码。编号的原则是：先左后右，从上到下。一般把涂在左前腿上的计为1号，左侧腹部计为2号，左后腿为3号，头顶部计为4号，腰背部为5号，尾基部为6号，右前腿为7号，右侧腰部为8号，右后腿计为9号。若动物编号超过10或更大数字时，可使用上述两种不同颜色的溶液，即把一种颜色作为个位数，另一种颜色作为十位数，这种交互使用可编到99号，假使把红的记为十位数，黄色记为个位数，那么右后腿黄斑、头顶红斑，则表示是49号鼠，余类推。

该方法对于实验周期短的实验动物较合适，时间长了染料易退掉；对于哺乳期的子畜也不适合，因母畜容易咬死子畜或把染料舔掉。

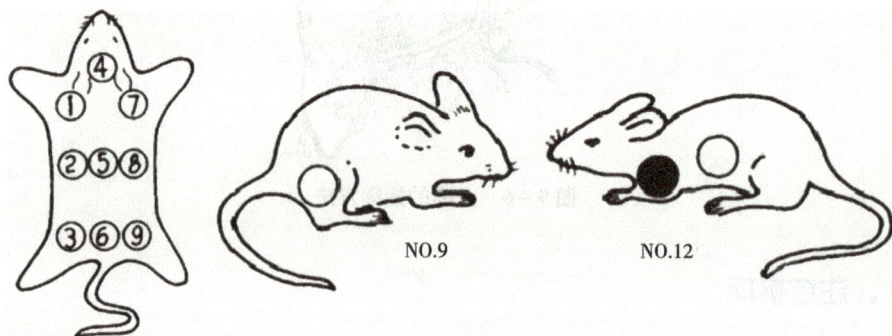

图9-7　小鼠染色标记法

二、耳缘剪孔法

是在动物的耳边缘剪出不同的缺口或打成不同的小孔进行标记的方法。为防止孔、口愈合，一般在打孔后用消毒的滑石粉涂抹在孔、口局部。由打孔或剪切的位置和孔数代表编号，一般在耳内按上、中、下打孔，分别代表1、2、3，在相应位置剪缺口代表4、5、6，剪两个缺口代表7、8、9，无孔或缺口为10。一般左耳代表个位数、右耳代表十位数。

三、号牌法

将号码烙压在圆形或方形金属牌上（最好用铝或不锈钢的，它可长期使用不生锈），或将号码按实验分组编号烙在栓动物颈部的皮带上，将此颈圈固定在动物颈部。该法适用于犬等大型动物。也可将号牌固定于实验动物的耳上。

第三节　实验动物的固定

一、定义

根据实验目的及要求，将实验动物固定在手中或鼠板、兔手术台、犬手术台等器具上的方法及过程即实验动物的固定。

二、操作步骤

（一）小鼠的固定

1. 可以用单手捉持法或双手捉持法将小鼠固定在手中进行灌胃、皮下、肌肉和腹腔注射等实验操作。

2. 进行解剖、手术、心脏采血时，需将小鼠固定在鼠板上，解剖手术和心脏采血等均可使动物先取背卧位（必要时先行麻醉），再用线绳将鼠前后肢依次固定在鼠板上进行实验操作。

3. 尾静脉注射时，可用小鼠尾静脉注射架固定。

（二）大鼠的固定

1. 可以用双手捉持法将大鼠固定在手中进行灌胃、肌肉注射和腹腔注射等实验操作。

2. 进行解剖、手术、心脏采血时，则需事先麻醉或处死，使动物背卧位，用线绳将大鼠前后肢依次固定在鼠板上进行实验操作。

3. 尾静脉注射时，可用大鼠尾静脉注射架固定。

（三）家兔的固定

家兔的固定，依不同的实验需要，常用兔盒固定、兔手术台固定和马蹄形固定。

1. 兔盒固定　适用于耳血管注射、取血，或观察耳部血管的变化等。此时可将家兔置于木制或铁皮制的兔固定盒内（图9-8）。

2. 兔台固定　适用于观察血压、呼吸和进行颈、胸、腹部手术。将家兔以仰卧位固定于兔手术台上，四肢用粗棉绳活结绑住，拉直四肢，将绳绑在兔台四周的固定木块上，头以固定夹固定或用一根粗棉绳挑过兔门齿绑在兔台铁柱上。绑两前肢时，也可以将绑两前肢的绳从背部交叉穿过，使对侧的绳压住本侧的前肢（图9-9）。

3. 马蹄形固定　多用于腰背部，尤其是颅脑部位的实验，固定时先剪去两侧眼眶下部的毛皮，暴露颧骨突起，调节固定器两端钉形金属棒。使其正好嵌在突起下方的凹处，然后在适当的高度固定金属棒。用马蹄形固定器可使兔取用背卧位和腹卧位，所以

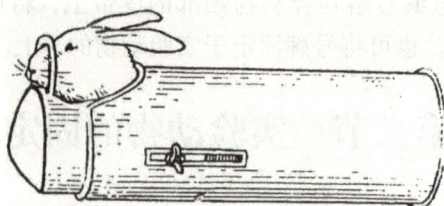

图 9 - 8 兔盒固定兔的方法

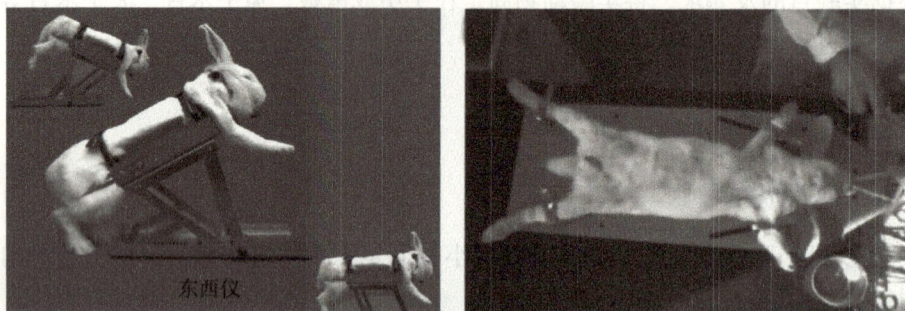

图 9 - 9 兔台固定兔的方法

是研究中常采用的固定方法（图 9 - 10）。

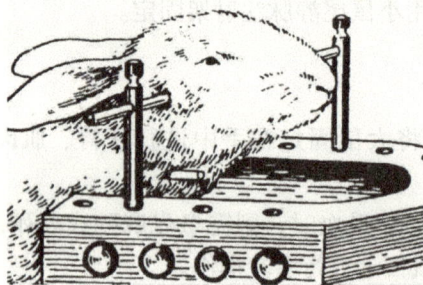

图 9 - 10 马蹄形头固定器固定兔的方法

（四）豚鼠的固定

固定的方式基本同大鼠。

（五）犬的固定

实验时通常将犬麻醉后仰位固定于手术台上。四肢栓上绳带，拉紧固定在手术台边缘的锁子上。取下嘴套或绳带，将一金属棒经两嘴角穿过口腔压于舌上，并将舌拉出口腔，再用绳带绕过金属棒绑嘴并固定于手术台的柱子上。

三、注意事项

1. 动物固定方法的选择要根据实验操作的需要选择，以利于实验操作为前提。

2. 大动物需要先麻醉后进行固定。

第十章　中药药理实验基本要求及基本操作

第一节　实验动物的给药方法及常用给药容积

在动物实验中，为了观察药物对机体功能、代谢及形态引起的变化，常需要将药物注入动物体内。给药的途径和方法多种多样，包括经口给药、注射给药、呼吸道给药、皮肤给药等，可根据实验目的、实验动物种类和药物剂型、剂量等情况确定。

由于动物的种类不同，给药部位的容积不同，故不同给药途径的给药容积也不尽相同，常用动物不同给药途径的给药容积可参考表 10 – 1。

表 10 – 1　动物不同给药途径的给药容积（mL）

给药途径	小鼠	大鼠	豚鼠	家兔	犬
腹腔注射	0.2 ~ 1.0	1.0 – 2.0	1.0 – 2.0	5 – 10	–
肌肉注射	0.1 – 0.2	0.2 – 0.5	0.2 – 0.5	0.5 – 2.0	1.0 – 4.0
静脉注射	0.2 – 0.8	0.2 – 4.0	0.2 – 4.0	3.0 – 10.0	5.0 – 100
皮下注射	0.1 – 1.5	0.5 – 5.0	0.5 – 5.0	1.0 – 10.0	3.0 – 100
皮内注射	0.1	0.1	0.1	0.2	0.3
灌胃给药	0.1 – 1.0	0.1 – 5.0	0.1 – 5.0	5 – 200	10 – 500

第二节　给药量的设计、计算及实验数据处理要求

一、人与动物之间的计量换算

在进行动物实验时，经常会遇到药物换算问题。动物之间或者动物与人之间对同一药物的耐受性相差很大。一般来说，动物的耐受性要比人大，也就是单位体重的用药量动物比人要大。实验动物的给药量常按照 g/kg 体重、mg/kg 体重、mL/kg 体重或按体表面积来计算，一般通过动物之间或者动物与人之间的剂量换算而得。换算方法大致有以下几种。

1. 按体型分数换算法　通常采用下列公式 dB = dA × RB × WB1/3/（RA × WA1/3）

公式中 dB 为求算的 B 中动物（包括人）的千克体重剂量，dA 为已知的 A 中动物

（包括人）的千克体重剂量；WA、WB 是已知动物 A、B 的体重；RA、RB 是已知动物 A、B 的体型系数，见表 10 - 2。

表 10 - 2　实验动物与人的体型系数

动物种类	小鼠	大鼠	豚鼠	兔	猫	猴	犬	人
R（体型系数）	0.06	0.06	0.099	0.093	0.082	0.111	0.104	0.11

示例：已知家兔 2kg，用药 50mg/kg，求算家犬 5kg 体重用药量。

dA = 50、RB = 0.104、WB = 5、RA = 0.093、WA = 2，带入公式：

dB = dA × RB × WB1/3/（RA × WA1/3）　= 50mg/kg × 0.104 × 51/3/（0.093 × 21/3）= 41.2mg/kg

2. 按动物与人体表比换算法

表 10 - 3　人和动物间体表面积折算的等效剂量比值表

	小鼠/20g	大鼠/200g	豚鼠 400/g	家兔/1.5kg	猫/2.0kg	猴/4.0kg	犬/12kg	人/70kg
小鼠/20g	1.0	7.0	12.25	27.8	29.7	64.1	124.2	378.9
大鼠/200g	0.14	1.0	1.74	3.9	4.2	9.2	17.8	56.0
豚鼠400/g	0.08	0.57	1.0	2.25	2.4	5.2	4.2	31.5
家兔/1.5kg	0.04	0.25	0.44	1.0	1.08	2.4	4.5	14.2
猫/2.0kg	0.03	0.23	0.41	0.92	1.0	2.2	4.1	13.0
猴/4.0kg	0.016	0.11	0.19	0.42	0.45	1.0	1.9	6.1
犬/12kg	0.008	0.06	0.10	0.22	0.23	0.52	1.0	8.1
人/70kg	0.0026	0.018	0.031	0.07	0.078	0.16	0.82	1.0

示例：已知体重 12kg 的犬，其每日服药剂量为 10mg/kg，每日总量为 120mg 试求人的日服药量。

人日服药量 = 犬日服药量 × 人与犬体表比 = 120 × 3.1 = 372mg

3. 按"转换因子"及体表面积相对比值计算法　按照 mg/kg – mg/m² "转换因子"以及每千克体重占有体表面积相对比值计算，见表 10 - 4：

表 10 - 4　进行不同种类动物间剂量换算时常用数据

动物种类	Meeh – Rubner 公式的 K 值	体重/kg	体表面积/m²	mg/kg – mg/m²	转移因子	每千克体重占有体表面积相对比值
小鼠	9.1	0.018	0.0066	2.9	粗略值3	1.0（0.02kg）
		0.020	0.0067	3.0		
		0.022	0.0071	3.1		
		0.024	0.0076	3.2		

续表

动物种类	Meeh–Rubner 公式的 K 值	体重/kg	体表面积/m²	mg/kg–mg/m²	转移因子	每千克体重占有体表面积相对比值
大鼠	9.1	0.10	0.0196	5.1	粗略值 6	0.47（0.02kg）
		0.15	0.0257	5.8		
		0.20	0.0311	6.4		
		0.25	0.0761	6.9		
豚鼠	9.8	0.30	0.0439	6.8	粗略值 8	0.47（0.02kg）
		0.40	0.0532	7.5		
		0.50	0.0617	8.1		
		0.60	0.0697	8.6		
家兔	10.1	1.50	0.1323	11.3	粗略值 12	0.24（2kg）
		2.00	0.1608	12.4		
		2.50	0.1860	13.4		
猫	9.0	2.00	0.1571	12.7	粗略值 14	0.22（2.5kg）
		2.50	0.1324	13.7		
		3.00	0.2059	14.6		
犬	11.2	5.00	0.3275	15.3	粗略值 19	0.16（10kg）
		10.00	0.5199	19.2		
		15.00	0.6812	22.0		
猴	11.8	2.00	0.1878	10.7	粗略值 12	0.24（3.0kg）
		3.00	0.2455	12.2		
		4.00	0.2973	13.5		
人	10.6	40.00	1.2398	32.2	粗略值 35	0.08（50kg）
		50.00	1.4386	34.8		
		60.00	1.6246	36.9		

示例：某利尿药中大鼠给药的剂量为 250mg/kg 体重，试粗略估计犬灌胃给药可以试用的剂量。

解 1：利用表中 mg/kg–mg/m²"转换因子"计算，将某种动物按 mg/kg 计算的剂量乘以相应的转换因子，即按 mg/m² 计算的剂量。

犬试用剂量 =250×6（大鼠转换因子）/19（犬转换因子）=79mg/kg

解 2：利用表中每千克体重占有体表面积相对比值计算计算

犬试用剂量 =250×0.16（犬体表面积相对比值）/0.47 大鼠体表面积相对比值）= 85mg/kg

4. 千克体重剂量折算系数法　已知 A 种动物每千克用药量，估算 B 种动物每千克用药量时，可先查表 10–5，找出折算系数（W），再按下式计算：B 种动物的剂量（mg/kg）=W×A 种动物的剂量（mg/kg）。应用注意：求 B 动物的剂量，要用 A 动物剂量乘 A 对应 B 的 W 值，切勿乘 B 对应 A 的 W 值，以免出错。

表 10 – 5　动物与人体的每公斤体重剂量折算系数表

折算系数 W		A 种动物或成人						
		小鼠/20g	大鼠/200g	豚鼠400/g	家兔/1.5kg	猫/2.0kg	犬/12kg	人/60kg
B 种动物或成人	小鼠/20g	1.0	1.6	1.6	2.7	3.2	4.8	9.01
	大鼠/200g	0.7	1.0	1.14	1.88	2.3	3.6	6.25
	豚鼠400/g	0.61	0.87	1.0	1.65	2.05	3.0	5.55
	家兔/1.5kg	0.37	0.52	0.6	1.0	1.23	1.76	2.30
	猫/2.0kg	0.30	0.42	0.48	0.81	1.0	1.44	2.70
	犬/12kg	0.21	0.28	0.34	0.56	0.68	1.0	1.88
	人/60kg	0.11	0.16	0.18	0.304	0.371	0.531	1.0

示例：已知大鼠（A 种动物）给药量为 300mg/kg，欲求犬（B 种动物）的剂量，交叉点为折算系数 W = 0.28，故犬用药量为 0.28 × 300mg/kg = 84mg/kg。

二、动物实验中剂量与临床剂量的关系

中药与中药复方在我国医疗实践体系中已有长期临床应用历史，进行药效学研究是，可以根据临床用量参考设置药效学实验的大、中、小剂量。一般而言，药效学实验低剂量不应低于其临床用药的等效剂量，或与临床用药等效剂量相当。大、中、小剂量一般为倍数关系。但量效关系不明确为中药药理特点之一，因此，实际试验时剂量设置尚需据此进行预实验。

三、实验数据处理要求

中药药理（药理）实验主要是通过动物理化实验来认识药物作用的特点和规律，其实验观测到的数据资料按其实验指标的性质，分为质反应（计数）资料和量反应（计量）资料两大类。

1. 基本概念　量统计资料：实验数据通过测量而得，以计量数字的多少来表示。如血压、心率、血细胞数、电刺激阈值等，也可用实测变化比值或变化率作为测量资料，如血压升降数值，心率和呼吸增减次数、尿量增减、血糖升降以及血红蛋白升降等数值；评分分值的半定量资料也属计量资料范畴。

数反应资料：实验结果只有质的区别，数据是通过计数（即阳性反应的动物数）而获得的，如动物死亡或存活；某反应的出现或不出现的计数。质反应通常用出现率来表达，可用百分率型、小数型。

2. 统计方法　量反应资料的特点是每一个观察对象可得一个定量的数据，所以信息量丰富，量反应资料的统计分析最常用 t 检验。数反应资料为了进行计算统计分析，例数不宜过少，一般所用动物每组至少 20 只，通常以 x^2（卡方）法进行检验。一般可用 SPSS（Statistical package for the social science）医学统计软件进行相应的数据统计分析。

第三节　实验动物给药基本操作

在中药药理实验中，为了观察药物对机能功能、代谢及形态引起的变化，需将药物注入动物体内。给药的途径和方法是多种多样的，可根据实验目的、实验动物种类和药物剂型等情况确定。

一、经口给药

(一)灌胃给药

1. 定义　运用特制的灌胃针头，插入动物的口腔和食管，用注射器将配制好的药液直接灌入动物胃中的实验操作过程。此法剂量准确，适用于小鼠、大鼠、家兔等动物。

2. 操作步骤

(1) 小鼠灌胃：左手抓住小鼠背部及头部皮肤将动物固定，保持头部和颈部在一条直线，右手持注射器将小鼠灌胃针头沿着右口角进针，再顺着食管方向插入食道，一般灌胃针插入小鼠深度为 3~4cm。并将药液推入胃中。(图 10-1)

(2) 大鼠灌胃：左手抓住鼠背部及头部皮肤将动物固定，保持头部和颈部在一条直线，右手持注射器将大鼠灌胃针头沿着右口角进针，再顺着食管方向插入食道，一般灌胃针插入大鼠深度 4~6cm。并将药液推入胃中。(图 10-2)

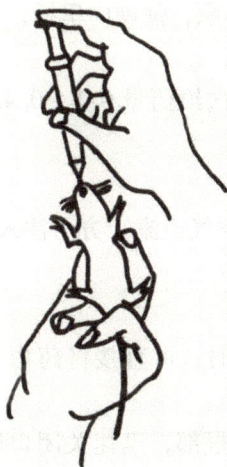

图 10-1　小鼠灌胃方法　　　　图 10-2　大鼠灌胃方法

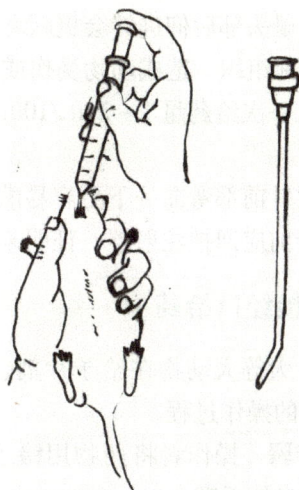

(3) 家兔灌胃

需两人合作，一人左手握住家兔双耳，先将家兔固定（可使用兔盒），右手再将特制的扩口器放入家兔口中，扩口器可用木料制成长方形，长约 10~15cm，粗细应适合家兔嘴，约 1.5~2cm，中间钻一小孔，孔的直径为 0.5~0.8cm，灌胃时将扩口器放于上述家兔上下门牙之后，并用手固定；另一人将带有弹性的橡皮导管（如导尿管），经扩口器上的小圆孔插入，沿咽后壁进入食道，此时应检查导管是否正确插入食道，可将导管外口置于一盛水的烧杯中，如不发生气泡，即认为此导管是在食道中，未误入气管，即可将药液灌入。也可使用类似大鼠灌胃针的硬质灌胃导管，由一人操作，使用兔盒，左手握住家兔双耳固定家兔头部后，经口直接插入食道。（图 10 - 3）

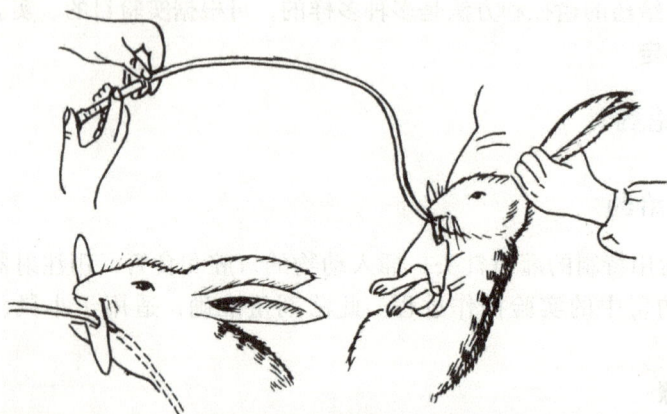

图 10 - 3　家兔灌胃方法

3. 注意事项

（1）动物要固定好，颈部皮肤放松，头部和颈部保持平齐，口和食道在一条线上，贴着上颚往里进针。

（2）进针方向正确，一定要沿着右口角进针，再顺着食管方向插入食道内，如果用灌胃针使大鼠头部后仰进针会更顺利，决不可进针不顺，强硬向里插，否则会注入肺内或者刺穿相邻组织，造成动物受伤或死亡。

（3）大鼠一次给药量 1 ~ 2mL/100g 体重，小鼠一次给药量 0.1 ~ 0.4mL/10g 体重，不要超量灌胃。

（4）灌胃针前部弯曲一下更容易灌胃操作。

（5）注药前应回抽注射器，证明未插入气管（无空气逆流）方可注入药液。

（二）直接经口给药

1. 定义　犬等大动物在给予片剂、丸剂、胶囊剂时，可直接将药物放入动物口中使其自然吞咽的操作过程。

2. 操作步骤　操作者将药物用镊子或手指送到舌根部，迅速关闭口腔，将头部稍稍抬高，使其自然吞咽。

3. 注意事项

（1）操作人员动作应轻柔熟练，以免受伤。

（2）给药完毕应检查动物口腔，确保药物已被服用。

（3）也可以将药物掺入饲料、饮水中给药，但必须有方法保证药物按固定剂量全部给予动物，否则此种方法不应被采用。

二、注射给药

（一）腹腔注射给药

1. 定义　将一定量药液通过注射的方式注入实验动物腹腔的方法。

2. 操作步骤

（1）小鼠腹腔注射给药：以左手抓住小鼠颈背部皮肤，固定动物并使腹部向上，右手将注射针头于左（或右）下腹部刺入，进针角度与皮肤呈 30~45 度角，穿过腹肌，回抽有负压，无肠液、尿液、血液后，缓缓注入药液，为避免伤及内脏，可使动物处于头低位，使内脏移向上腹。（图 10-4）

（2）大鼠腹腔注射给药：用大鼠做实验时，操作方法同小鼠。

若两人合作时，可由助手抓住大鼠颈背部皮肤并协助固定大鼠尾巴。一人一手拉伸大鼠一侧后肢，一手持注射器将注射针头于左（或右）下腹部刺入，进针角度与皮肤呈 30~45 度角，穿过腹肌，回抽有负压，无肠液、尿液、血液后，缓缓注入药液。（图 10-5）

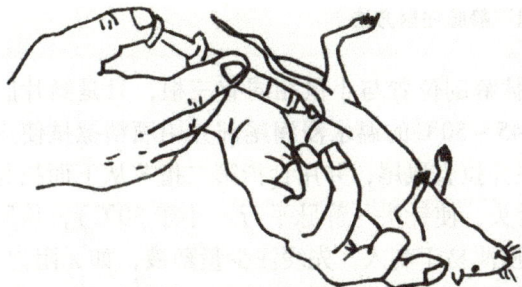

图 10-4　小鼠腹腔注射方法　　　　　图 10-5　大鼠腹腔注射方法

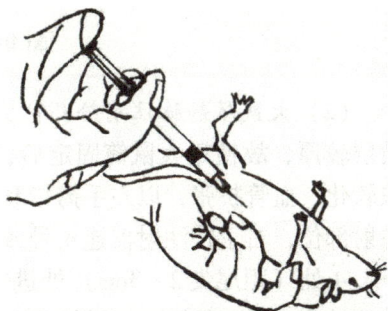

3. 注意事项

（1）实验动物应保持头向下 45 度角的位置（肠等脏器向头部移动防止扎到脏器）再将针刺入腹腔，并且应在小鼠或大鼠的左侧腹部进针（右侧有肝脏等重要器官避免扎伤），避免扎到腹腔内的组织器官。

（2）针头穿过腹肌时有落空感。如有回血或回抽时有肠液、尿液，需更换注射角度。

（3）对于体重较小的大鼠，腹腔注射时针头可以在腹部皮下穿行一小段距离，最好是从腹部一侧进针，穿过腹中线后在腹部的另一侧进入腹腔。

（4）射完药物后，缓缓拔出针头，并轻微旋转针头，防止漏液。

（二）静脉注射给药

1. 定义　把血液、药液、营养液等液体物质用注射器直接注射到实验动物静脉中的方法。

2. 操作步骤

（1）**小鼠尾静脉注射给药**：小鼠尾静脉有3根，左右两侧及背侧各1根，左右两侧尾静脉比较容易固定，多采用，背侧一根也可采用，但位置不如两侧容易固定。操作时先将动物固定在鼠筒内或扣在烧杯中，使尾巴露出，进行操作，也可让尾部用45～50℃的温水浸润半分钟或用酒精擦拭使血管扩张，并可使表皮角质软化，以左手拇指和食指捏住并拉直鼠尾，并用食指第二指节从下面托起注射部位，右手持注射器连4号或4.5号针头，使针头与静脉平行（小于30℃），从尾下1/4处（约距尾尖2～3cm）处进针，此处皮薄易于刺入，先缓注少量药液，如无阻力，表示针头已进入静脉，可继续注入。注射完毕后可用拇指和食指捏住注射部位近心端以止血（图10－6）。

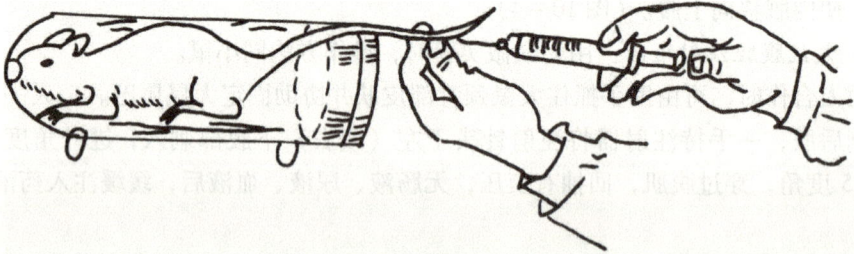

图10－6　小鼠尾静脉注射方法

（2）**大鼠尾静脉注射给药**：大鼠尾静脉解剖位置与小鼠相同有三根，只是鳞片胶质层较厚，故使用大鼠筒固定后，常用用45～50℃的温水浸润尾部并用酒精擦拭使皮肤软化、血管扩张，以左手拇指和食指捏住并拉直鼠尾，并用食指第二指节从下面托起注射部位，右手持注射器连4号或4.5号针头，使针头与静脉平行（小于30℃），从尾下1/4处（距尾尖2～3cm）处进针，此处皮薄易于刺入，先缓注少量药液，如无阻力，表示针头已进入静脉，可继续注入。注射完毕后可用拇指和食指捏住注射部位近心端以止血。

（3）**家兔耳缘静脉注射给药**：兔耳部血管分布清晰。兔耳中央为动脉，耳外缘为静脉。内缘静脉深不易固定，故不用。外缘静脉表浅易固定，常用。先拔去注射部位的被毛，用手指弹动或轻揉兔耳，使静脉充盈，左手食指和中指夹住静脉的近端，拇指绷紧静脉的远端，无名指及小指垫在下面，右手持注射器连6号针头尽量从静脉的远端刺入，移动拇指于针头上以固定针头，放开食指和中指，将药液注入（图10－7），然后拔出针头，用手压迫针眼片刻。

3. 注意事项

（1）如针头在血管内可见药液顺血管注入体内，且注射时阻力小，无局部肿胀。

（2）尾静脉注射时动物固定要尽量减少尾巴的移动；如需反复注射，应尽可能从末端开始，以后向尾根部方向移动注射。

（3）静脉注射最好选用新的注射针头，针头变钝或起毛刺需及时更换。

（三）皮下注射给药

1. 定义　将药液用注射器注入动物皮下组织的方法。

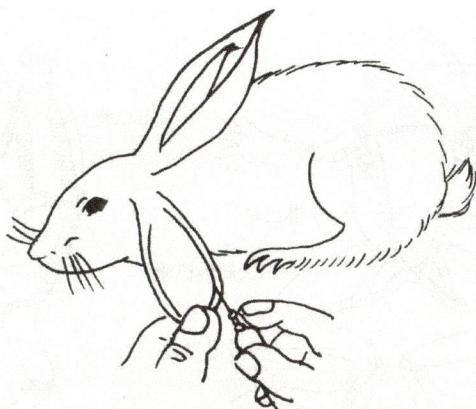

图 10 - 7　家兔耳缘静脉注射方法

2. 操作步骤

（1）小鼠皮下注射给药：注射时以左手拇指和食指提起小鼠颈背部皮肤，右手将连有针头的注射器刺入皮下，注入药液。

（2）大鼠皮下注射给药：操作方法同小鼠皮下注射，也可用左手将大鼠按在桌面上，以左手拇指和食指提起大鼠颈背部皮肤，右手将连有针头的注射器刺入皮下。

3. 注意事项

（1）拔针时，需轻按针孔片刻，防药液逸出。

（2）入针角度药水平，勿扎伤手指，或刺入肌层。

（四）淋巴囊注射给药

1. 定义　把药液等液体物质直接注射到淋巴囊中的方法。

2. 操作步骤　蛙类常采用此法，因其皮下有数个淋巴囊，注入药物甚易吸收。腹部淋巴囊和头背淋巴囊常作为蛙类给药途径。一般多选用腹部淋巴囊给药。注射时将针头从蛙大腿上端刺入，经大腿肌层入腹壁肌层，再进入腹壁皮下，即进入淋巴囊，然后注入药液。有时也可采用胸淋巴囊给药。方法是将针头刺入口腔，使穿过下颌肌层入胸淋巴囊内注入药液，一次最大注射量为 1mL。蛙全身分布为咽、胸、背、腹侧、腹、大腿和脚等 7 个淋巴囊（图 10 - 8）。

3. 注意事项　蛙类皮肤弹性较差，注射后药液易从针孔溢出，故注射时进针部位应与淋巴囊应距离较远，并隔有肌肉组织。

（五）肌内注射给药

1. 定义　将一定量药液用注射器注入实验动物肌肉组织的方法。

2. 操作步骤　肌肉注射应选肌肉发达，无大血管通过的部位。注射时针头垂直迅速刺入肌肉，并回抽针栓，如无回血，即可进行注射。给小鼠、大鼠等小动物作肌肉注射时，用左手抓住鼠颈背部皮肤，右手持连有针头的注射器，将针头刺入大腿外侧肌肉，注入药液。

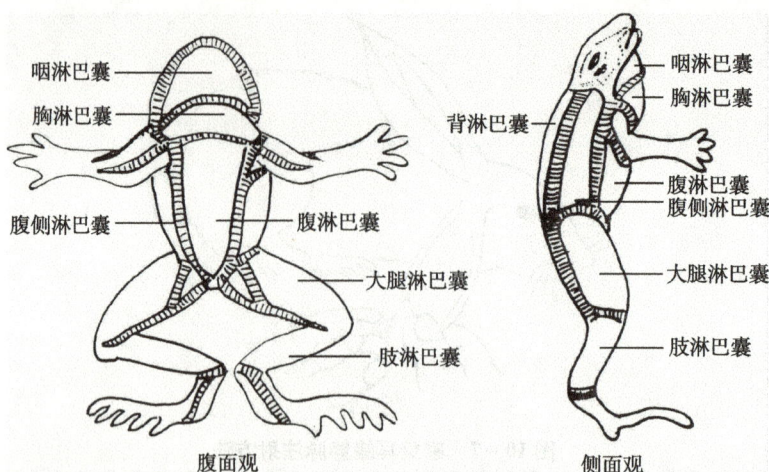

图 10 – 8　蛙全身淋巴囊分布

若两人合作时，可由一人抓持动物，一人拉伸后腿，进行肌肉注射。

3. 注意事项　如有回血时，需更换注射部位。

第十一章　动物实验常用麻醉操作

第一节　常用麻醉剂

动物实验中经常需要对动物进行麻醉。动物麻醉的目的包括：①清醒状态的动物虽然更加接近其生理状态，但是实验过程中的各种强刺激容易引起动物大脑皮质的抑制，使动物机体发生生理机能障碍影响到实验结果，甚至引起动物休克或死亡。②对于一些精细的或者可能引起疼痛的实验，为了减少动物的挣扎和保持其安静，避免疼痛或动物骚动等因素对实验结果的干扰，使实验便于操作和顺利进行。③基于实验动物伦理委员会的要求，麻醉是动物保护所必需采取的措施。

麻醉剂的选择和麻醉方式都会对实验结果有很大影响，主要根据实验目的、动物的种类、体重和麻醉时间长短来进行选择使用何种麻醉剂。动物实验常用的麻醉剂大致分为挥发性麻醉剂和非挥发性麻醉剂。

一、挥发性麻醉剂

本类麻醉剂主要有乙醚、氟烷、异氟醚、安氟醚、氧化亚氮、氯仿等，其中最常用的是乙醚，其他使用较少。

乙醚是最常用的吸入性麻醉剂，一般适用于实验动物的全身麻醉。乙醚具有无色透明、极易挥发、具刺激性气味的物理特性。其作用机制是抑制中枢神经系统，使肌肉松弛。乙醚广泛应用于各种动物的实验麻醉，具有麻醉安全系数大、麻醉深度易于掌握等优点。其缺点是对呼吸道黏膜有较强的刺激作用，使分泌物产生增加，故易发生呼吸道阻塞。另外由于乙醚属于易燃易爆品，在使用过程中实验室必须禁明火，以防出现燃烧或爆炸。

二、非吸入性麻醉剂

此类麻醉剂种类较多，常用非吸入性麻醉剂包括：

1. 苯巴比妥钠　作用较为持久，常用麻醉用量下对动物呼吸，血压和其他功能无明显影响，通常在实验前半小时至 1h 用药。

2. 戊巴比妥钠　为白色粉末，可配成 1%～3% 生理盐水溶液使用。若不易溶解可适当加温，配好的药液宜放在瓶内，塞紧瓶塞，可在常温下放置 1～2 个月。一次给药有效麻醉时间为 3～5h，适合一般手术操作要求。给药后对动物循环和呼吸系统无显著抑制作用。可采用静脉或腹腔注射，很快便可进入麻醉期。

3. 硫喷妥钠 为淡黄色粉末，有硫臭，易吸潮，易溶于水，建议保存于安瓿中。其溶液不稳定，需临用前配制，常用浓度为 1%～5%。药液在 0～4℃可保存 7 天，室温则只可保存 24 小时。如见颜色呈深黄、混浊，即表示已分解，不宜使用。注射速度要缓慢，对呼吸有一定抑制作用，常有喉头痉挛。静脉注射时药液迅速进入脑组织，快速麻醉，快速苏醒，一次给药的麻醉时效仅能维持半至 1 小时。

4. 氨基甲酸乙酯（乌拉坦） 为白色结晶颗粒状，易溶于水，可用生理盐水或蒸馏水配制。本品属较温和麻醉剂，安全范围广，多数实验动物都可使用，尤其适用于小动物。麻醉过程中需要注意给动物保温。

5. 水合氯醛 为无色透明棱柱状结晶，有窜透性的臭气及腐蚀性苦味。其溶解度较小，使用前可先加热溶解，但加热温度不宜过高，以免影响药效。

三、选择麻醉剂的基本原则

1. 根据麻醉的时间长短、深浅选择 如动物实验需要动物保持较长时间麻醉状态、麻醉程度较深，可选择具有较强镇静催眠作用的戊巴比妥钠；如实验时间较短、麻醉程度较深，可选择具有中枢性抑制作用但作用短效的乙醚，以及对中枢抑制作用弱、使动物苏醒快的盐酸氯胺酮及速眠新。而更多情况下，使用不同药物的复合麻醉，可更好地达到不同动物实验所需的麻醉效果。

2. 根据实验目的及实验项目选择 实验者根据不同的实验目的及实验项目选择不同的麻醉剂。如实验需要对动物进行全身麻醉，则选择抑制中枢神经系统的全身麻醉剂，如乙醚、水合氯醛、戊巴比妥钠等。如实验要求仅需局部麻醉即可，则选择局部麻醉剂如 2% 利多卡因等。如麻醉结膜和角膜时，可用 0.5% 丁卡因或 2% 利多卡因溶液；麻醉口、鼻、直肠、阴道黏膜时，可以选用 1%、2% 丁卡因或 2%～4% 利多卡因溶液；麻醉膀胱黏膜时可用 0.5%～1% 普鲁卡因注入膀胱内；局部浸润麻醉常用 0.25%～1% 盐酸普鲁卡因溶液。为了增加麻醉效果，可在麻药中加入少量 0.1% 肾上腺素。戊巴比妥钠适用于一般药理学实验、周围神经电生理实验、颅脑外科实验、血糖的检测，不宜用于对肝细胞色素 P450 活力检测及相关代谢、肝病模型研究。水合氯醛适用于心肌功能实验、电生理实验。乌拉坦适用于呼吸系统兴奋药物研究，观察保留自主神经反射活动的麻醉动物实验研究，不宜用于血液流变学、血糖的检测、神经电生理实验、心功能实验、麻醉后还需要长期饲养的实验。氯胺酮单独使用适用于小型猪皮肤烧烫伤实验，不适合用作胸腹等手术时间较长的实验。小型猪的麻醉可以使用氯胺酮或者戊巴比妥钠，需要长时间麻醉使用戊巴比妥钠效果优于氯胺酮。乙醚则十分适合小动物的短时间手术，如棉球肉芽肿中棉球的植入、胃幽门结扎、冰醋酸造胃溃疡等。α-氯醛糖适合用于猫电刺激喉上神经引咳实验。

3. 麻醉剂的特殊不良反应对实验的影响 ①部分麻醉药对血液流变性有影响，乙醚可以促进儿茶酚胺的释放，引起血糖升高。乌拉坦静脉和腹腔注射都可以导致大、小鼠血糖升高，腹腔注射出现的高血糖时间短，并且显著升高空腹大鼠、葡萄糖负荷大鼠及肾上腺素诱发高血糖大鼠的血浆胰岛素水平。②对呼吸系统的影响。乌拉坦对通气量的影响较小，在研究呼吸兴奋药时为最佳选择。③对心脏的影响。戊巴比妥钠、水合氯醛、乌拉坦对心率均有抑制作用。④对消化系统的影响。戊巴比妥钠、水合氯醛、乌拉坦对离体胃平滑肌、十二指肠平滑肌均有抑制作用。⑤对神经电生理的影响。在视神经电生理研究中，乌拉坦作用后大鼠眼睑不能完全张开，安放角膜电极不便，且对大鼠的生理影响较大。乌拉坦和硫酸链霉素联合用药对听觉传导的阻滞明显加强，不适合观察听觉传导时间。⑥对脑循环、代谢的影响。氯胺酮有较强的扩血管作用并使脑血管自动调节功能失灵，能显著增加脑血流、颅内压和脑代谢率。

第二节　各种实验动物常用麻醉方法及剂量

一、全身麻醉

(一) 吸入麻醉

1. 定义　凡经气管吸入而产生全身麻醉的药物，称为吸入性麻醉剂，采用吸入麻醉剂进行麻醉，称为吸入麻醉。

2. 操作步骤　大多数吸入麻醉剂无种属特异性，本类麻醉剂主要有乙醚、氟烷、异氟醚、安氟醚、氧化亚氮、氯仿等，其中最常用的是乙醚。

乙醚为无色、挥发性较强的液体，有刺激性臭味，其优点众多：麻醉性能强，麻醉分期较典型，麻醉深度有明显可靠的体征而易于控制，安全范围广，相对其他麻醉剂使用方便，而且麻醉后恢复比较快。乙醚吸入法可应用于各种动物，尤以小鼠、大鼠及兔常用。其缺点是在麻醉过程中需配备专人监控，在麻醉初期会出现强烈的兴奋现象，对呼吸道有较强的刺激作用，会增加上呼吸道黏液的分泌；同时通过神经反射可扰乱呼吸、血压和心脏的活动，容易引起窒息。针对上述缺点，一般建议在麻醉前给予吗啡和阿托品作为基础麻醉，通常在麻醉前20～30min，皮下注射盐酸或硫酸吗啡（5～10mg/kg）及阿托品（0.1mg/kg）。乙醚麻醉深度的指标一般为角膜反射、呼吸深度和速度以及四肢和腹壁肌肉的紧张度。当动物安静，角膜反射迟钝，呼吸平稳、血压正常，无缺氧表现，腹壁肌肉松弛，便可进行各项实验操作。在进行手术或实验过程中，为维持麻醉状态，需要继续给予乙醚。维持给药过程中，要时常检查角膜反射和观察瞳孔大小，如发现角膜反射消失，瞳孔放大，应立即停止麻醉，待其恢复。万一呼吸停止，必须立即施行人工呼吸。待恢复自动呼吸后再进行操作（大鼠需通过胶管经鼻孔向肺内吹气）。

（1）犬的吸入麻醉：采用麻醉口罩滴加药法。按照犬的大小，选择合适的麻醉口罩，内衬纱布，滴加乙醚。随后将犬嘴绑好，防止因麻醉初期兴奋咬人。一人固定犬的前后肢；另外一人用右膝压在犬的胸颈部，一手捏住头颈（但不能引起窒息），一手将口罩套在犬嘴上，使其吸入乙醚。应当防止吸入乙醚过量，因此在犬每呼吸数次乙醚后，可取去口罩，使其呼吸一次空气。随后根据前述体征，判断犬的呼吸是否稳定，肌肉的紧张性是否消失，角膜反射是否迟钝，对皮肤刺激有无反应。若已进入麻醉状态，应即解去犬嘴绑绳，开始实验。

（2）猫、兔的吸入麻醉：可将动物放入玻璃制麻醉箱内，连接盛有乙醚的玻璃瓶，通过打气的方式，使乙醚蒸汽输入麻醉箱。当动物倒下后，便可将盛醚瓶的管取出。若符合前述体征，则表示动物已进入麻醉，可行手术操作。

（3）大鼠、小鼠、蛙类的吸入麻醉：可自行制作简单容器或相对密闭的条件即可用以麻醉动物。如可将动物放在玻璃罩或合适大小的烧杯中，把浸泡过乙醚的脱脂棉球或纱布投入容器内，将实验动物置于容器内，容器加盖。也可用乙醚浸泡脱脂棉球或纱布，将其置于容器中，容器口用乳胶薄膜密封，在其中间剪一圆孔，进行麻醉时可将动物口鼻伸入容器。约 20～30s 便能进入麻醉状态，可取出进行手术操作。如需维持麻醉，可在其鼻部放置棉球或纱布，不时滴加乙醚维持。也可用乙醚先麻醉后用其他麻醉剂维持麻醉。

（4）鸽、鸡的吸入麻醉：先将动物用小手术巾包裹固定，取大小合适的烧杯，内装浸泡过乙醚的脱脂棉球或纱布，把动物头部放入杯内，使之不断吸入乙醚蒸气，待动物进入麻醉状态即可进行手术操作。

3. 注意事项

（1）由于乙醚燃点很低，挥发性很强，易燃易爆，所以在使用时应远离火源。平时应装在棕色玻璃瓶中，储存于阴凉干燥处。同时不宜放在冰箱内，以免遇到电火花时引起爆炸事故。使用中必须注意随时盖紧瓶塞，如瓶塞打开，经 24h 就不能再作麻醉用。

（2）麻醉剂的用量，除参照一般标准外，还应考虑个体对药物的耐受性、健康状况，体重与所需剂量的关系也并不是绝对成正比的，衰弱和肥胖动物单位体重所需剂量较小。在使用麻醉剂过程中，随时检查动物的反应情况，防止麻醉过深引起死亡。尤其是采用静脉注射，绝不可将按体重计算出的用量匆忙进行注射。

（3）动物在麻醉期体温容易下降，在麻醉过程中注意保暖，尤其在慢性实验时，环境温度较低时，要采取保温措施，若体温下降，可影响实验结果的准确性。保温的方法有实验台内装灯、电褥、台灯照射等，也可采用（远）红外灯管辐照、电热器、空调等保温。为观察体温变化，可测量动物肛温。常用实验动物正常体温：猫 $37.6\sim39.6℃$，兔 $37.4\sim39.4℃$，大鼠 $38.8\sim39.8℃$，犬 $33.5\sim39.5℃$。

（4）犬、猫或灵长类动物手术前 8～12h 应禁食，避免麻醉或手术过程中发生呕吐。家兔或啮齿类动物无呕吐反射，术前无须禁食。

（二）注射麻醉

1. 定义　注射麻醉是指采用静脉、肌内、腹腔和皮下淋巴囊等注射方法对动物进行麻醉的操作。此方法可用于犬、猫、兔、大鼠、小鼠、鸟等实验动物。

2. 操作步骤　注射麻醉最常用的是巴比妥类的衍生物，其中又以苯巴比妥钠、戊巴比妥钠、硫喷妥钠最为常用。氨基甲酸乙酯（乌拉坦）、水合氯醛等也较常用。上述麻醉剂与吸麻醉剂如乙醚相比，具有使用方法简便，一次给药便可维持较长时间的麻醉状态，手术或实验过程中无须专人管理麻醉，而且麻醉过程较平稳，动物无明显挣扎等优点。缺点是：苏醒缓慢，麻醉深度和使用剂量较难掌握。上述麻醉剂在动物实验中应用很广，但不同动物对其反应也有差异，小鼠、兔、大鼠、犬对巴比妥类药物的肝代谢能力依次递减。注射麻醉剂物的选择应根据实验对麻醉的要求、动物的特点和动物的耐受性有所侧重。急性动物实验犬、猫和大鼠常用戊巴比妥钠，家兔和青蛙、蟾蜍常用乌拉坦，大鼠和小鼠亦常用硫喷妥钠或乌拉坦麻醉。有时不同品系、性别动物对麻醉敏感性有差异，如白色品系大鼠对戊巴比妥的过量耐受不如有色品系，雌鼠不如雄鼠。麻醉剂的具体注射给药方法参"第二章第一节实验动物的给药方法"。

3. 注意事项

（1）静脉注射必须缓慢，同时观察体征指标，当体征指标明显减弱或消失时，立即停止注射。

（2）配制麻醉剂药液浓度要适中，浓度过高易易致麻醉过急，浓度过低则注入溶液体积过大。

（3）动物在麻醉期体温容易下降，可影响实验结果的准确性，麻醉过程中注意保暖，并且麻醉剂在注射前应加热至动物体温水平。

（4）犬、猫或灵长类动物手术前 8~12h 应禁食，避免麻醉或手术过程中发生呕吐。

（5）麻醉深度不够时须经过一定的时间后才能补足麻醉剂。如戊巴比妥钠至少需在第 1 次注射后 5min 以后，苯巴比妥钠则至少需注射后 30min 以上，并且补加剂量一次不宜超过原注射量的 20%~25%。

（6）注射麻醉时动物苏醒较慢，应注意护理。

二、局部麻醉

1. 定义　应用局部麻醉剂应用于身体局部，使某一部感觉神经传导功能暂时被阻断，运动神经传导保持完好或同时有程度不等的被阻滞状态，使被阻滞区域无痛的麻醉。

2. 操作步骤　局部麻醉有较多的优点，操作较为简便，易于管理，术中动物清醒，对全身影响小，并发症少，恢复快。运动实验中常用的局部麻醉有表面麻醉、局部浸润麻醉。常用的局部麻醉剂有普鲁卡因、可卡因、丁卡因、利多卡因等。

（1）表面麻醉：将渗透作用强的局麻药以与局部黏膜接触，使其透过黏膜而阻滞浅表神经末梢所产生的无痛状态。表面麻醉使用的局麻药，难以达到上皮下的痛觉感受器，仅能解除黏膜产生的不适。可用于角膜、鼻腔、咽喉、气管的表面麻醉。角膜用滴入法，鼻腔用涂敷法，咽喉气管用喷雾法给药。常用表面麻醉剂为 1%~2% 丁卡因或 2%~4% 利多卡因。猫、犬的黏膜表面麻醉可用 2% 盐酸可卡因，兔在眼球手术时于结膜囊滴入 0.02% 盐酸可卡因溶液，数秒钟即可出现麻醉。

（2）浸润麻醉：是将局麻药注入手术部位、皮下、黏膜及深部组织以麻醉感觉神经末梢或神经干使之失去感觉和传导刺激能力的方法。浸润麻醉药给药方式是沿手术切口线分层注射。取皮内注射针，针头斜面紧贴皮肤，进入皮内以后推注局麻药液，造成白色的橘皮样皮丘，然后经皮丘刺入，分层注药，若需浸润远方组织，穿刺针应由上次已浸润过的部位刺入，以减少穿刺疼痛。注射局麻药液时应加压，使其在组织内形成张力性浸润，与神经末梢广泛接触，以增强麻醉效果。猫、犬的局部浸润麻醉常用0.5%～1%盐酸普鲁卡因注射。

3. 注意事项

（1）浸润麻醉时注入组织内的药液需有一定容积，在组织内形成张力，借水压作用使药液与神经末梢广泛接触，增强麻醉效果。

（2）为避免用药量超过一次限量，可适当降低药液浓度，例如用0.25%普鲁卡因。

（3）每次注药前都要回抽，以免误注入血管内。

（4）浸渍局麻药的棉片填于黏膜表面之前，应先挤去多余的药液，以防吸收过多。

三、常用麻醉剂及不同实验动物常用剂量表

（表11-1）

表11-1　常用注射麻醉剂的用法与用量

药物	动物	给药途径	浓度	剂量（mg/kg）
苯巴比妥钠	犬、猫	iv, ip	10%	80～100
	兔	iv, ip	10%	100～150
	鼠	iv	3.5%	100～135
戊巴比妥钠	犬、猫、兔	iv, ip	3%	30
	鼠	ip	3%	45
硫喷妥钠	犬、猫	iv, ip	2.5～5%	20～50
	兔	ip	2.5～5%	50～80
	兔	iv, ip	10%	1000
	兔	iv, ip	20%	750～1000
	鼠	ip	10%	1300
水合氯醛	犬猫	iv, ip	10%	80～150
	兔	iv	5%	50～75
	鼠	ip	10%	300～400

iv：静脉注射　　ip：腹腔注射

第十二章　动物实验常用手术基本操作

第一节　备皮、消毒、开皮手术基本操作

一、实验动物的备皮基本操作

（一）定义

在实验动物手术的相应部位清除毛发并进行体表清洁的手术准备，用于进一步实验操作的过程和操作即实验动物的备皮。

（二）操作步骤

对实验动物进行手术之前，操作者在实验动物的相应部位采用一定的方法如剪毛法、脱毛法、剃毛法等去除动物毛发并进行体表清洁工作，包括皮肤的清洗，有时还要做皮肤碘伏擦洗等操作。

1. 剪毛法　是急性实验中最常用的方法。将动物固定后，用弯头手术剪等紧贴动物皮肤依次将所需部位的被毛减去。可先粗剪，然后在细剪，剪下的被毛应放入固定的容器内，为避免毛到处乱飞，剪毛部位预先可用纱布蘸生理盐水予以湿润。

2. 脱毛法　采用化学脱毛剂将动物被毛脱去。此法常用于大动物无菌手术，观察动物局部血液循环或其他各种病理变化。

常用的化学脱毛药品有：硫化碱、硫化钠（Na_2S）、硫化钙（CaS）、硫化锶（SrS）、硫化钡（BaS）、三硫化二砷（As_2S_3）等。

常用的脱毛剂配方有：①硫化钠 3g，肥皂粉 1g，淀粉 7g，加适量水混合，调成糊状。②淀粉 7g，糖 4g，甘油 5g，硼砂 1g，加水 75mL。③硫化钠 8g，溶于 100mL 水中，配成 8% 硫化钠水溶液。

各种脱毛剂用法：将脱毛部位的被毛先用剪刀剪短，以节省脱毛剂用量。用棉球或纱布块蘸脱毛剂在脱毛部位涂成薄层，经 2~3min 后，用温水洗涤去该部位脱下的毛，再用干纱布擦干，涂上一层油脂。

3. 剃毛法　大动物作慢性手术时采用。先用刷子蘸温肥皂水将所需剃毛部位的被毛充分浸润，再用电动或手动的理发用推剪，剃去手术区被毛。

（三）注意事项

1. 剪毛时要把剪刀贴近动物皮肤，用手提起被毛剪，以免剪破皮。
2. 脱毛时小心，注意不要破坏到动物皮肤。
3. 剃毛时用理发用推剪刀剃去动物被毛时要小心，不要破坏动物的皮肤。

二、动物皮肤消毒基本操作

（一）定义

实验者在动物实验操作之前用适当的消毒试剂对实验动物皮肤的消毒，用于进一步实验操作的过程和操作即动物皮肤的消毒。

（二）操作步骤

先将动物消毒部位的被毛用弯圆头手术剪剪去，用 3~5 碘酒棉球涂擦皮肤，待干后，再用 75% 酒精擦去。消毒次序一般是从里向外或从中心向周围涂擦。若为感染伤口等情况，则先从外周开始再涂擦伤口周围。

（三）注意事项

1. 消毒前检查皮肤有无破损及感染。
2. 蘸消毒液量不可过多。
3. 污染的消毒液棉球不能再用来涂擦清洁处。
4. 消毒范围要包括切口周围的较大区域，如切口有可能延长，则应扩大消毒范围。

三、动物实验的开皮手术基本操作

（一）定义

将动物麻醉固定后，用规定的相关手术器械打开皮肤，并不破坏肌肉等组织，用于进一步实验操作的过程和操作即动物的开皮手术。

（二）操作步骤

实验者将动物麻醉后，根据实验需要把动物按照某种姿势固定在实验板上，局部脱毛并进行常规消毒。实验者按照一定的角度一次切开皮肤全层，切缘整齐而不偏斜。皮肤切开后，随即用止血钳钳夹出血点。实验者和助手分别钳夹对侧。必须先用干纱布迅速吸干出血，随即迅速用止血钳对准出血点进行钳夹，钳夹组织应少，但又要能钳夹住出血点。彻底止血后，用无菌巾把切口皮缘的皮肤隔开，并用巾钳固定，以保护伤口。然后进行后续的实验操作。

（三）注意事项

1. 待动物麻醉充分后再进行手术，以免引起动物的疼痛及实验操作。

2. 按照实验需要开皮，切口的大小要适宜。切口偏小会影响后续实验。偏大会对动物造成不必要的伤害。

3. 开皮时要先提起皮肤一定高度，以免器械会损伤到深层组织。开皮后如果引起出血，要及时用止血钳止血，以免对动物造成伤害并影响后续的实验。

第二节　气管剥离、血管剥离手术基本操作

一、气管剥离术及插管基本操作

1. 定义　气管剥离术和插管术是哺乳类动物急性实验中的常用手术，可保证呼吸通畅；在开胸实验时，气管插管可接人工呼吸机；气管插管也利于乙醚麻醉；与呼吸换能器或压力换能器相连，可观察呼吸运动。

2. 操作步骤　仰卧位固定动物，颈前区备皮，用手术刀沿颈部正中线从甲状软骨处向下靠近胸骨上缘作一切口（兔的切口长约 4～6cm，狗的切口长约 10cm），暴露胸骨舌骨肌。切开皮肤后，以气管为标志从正中线用止血钳插入左右胸骨舌骨肌之间，作钝性分离。将两块肌肉向两边拉开，暴露气管约 5cm。用弯头血管钳将气管与背后的结缔组织分开，在气管下方（食管上方）穿过一条粗线备用。

用解剖刀或手术剪在甲状软骨下 0.5cm 处的气管两软骨环之间横向切开气管前壁。切口不宜大于气管直径的 1/3。再向头端做纵向切口，使切口呈"T"形。然后，用镊子夹住切口一角，用适当口径的气管套管由切口处向胸端插入气管内，用备用线扎牢并固定于侧管上，以免脱落。

3. 注意事项　①颈部做切口时，因兔颈部皮肤较松弛亦可用手术剪沿正中线剪开。②钝性分离时，血管钳不可插得太深，以免损伤小血管，也可用两食指分离。③切开气管时，如气管内有血液或分泌物，先用小棉球揩尽，以保证呼吸道通畅。

二、血管剥离术及插管基本操作

（一）颈总动脉的剥离及插管操作

1. 定义　颈总动脉位于气管外侧，其腹面被胸骨舌骨肌和胸骨甲状肌所覆盖。在急性实验中，颈总动脉导管作测量动脉血压或放血用。

2. 操作步骤　颈部去毛，正中切开皮肤及浅筋膜，暴露肌肉。将肌肉层与皮下组织分开。此时清楚可见在颈中部位有两层肌肉。一层与气管平行，复于气管上，为胸骨舌骨肌。其上又有一层肌肉呈 V 字形走行向左右两侧分开，此层为胸锁乳突肌。用镊子轻轻夹住一侧的胸锁乳突肌，用止血钳在两层肌肉的交接处（即 V 形沟内）将它分开。分离两条肌肉之间的结缔组织后，可找到呈粉红色较粗大的血管，用手指触之有搏动

感，即为颈总动脉。颈总动脉与颈部神经被结缔组织膜束在一起，称颈部血管神经束。用左手拇指和食指抓住颈皮和颈肌，以中指顶起外翻，右手持蚊式止血钳或玻璃分针，顺血管神经的走行方向分离出颈总动脉。

分离的颈总动脉下置两根备用线，用一根结扎动脉远心端，将近心端用动脉夹夹住，另一根线打一活结于动脉夹与远心端结扎线之间。插管时以左手拇指及中指拉住离心端结扎线头，食指从血管背后轻扶血管。右手持锐利的眼科剪，使与血管呈45°角，在紧靠离心端结扎线处向心一剪，剪开动脉壁之周径1/3左右（若重复数剪易造成切缘不齐，当插管时易造成动脉内膜内卷或插入层间而失败），然后持动脉套管，以其尖端余面与动脉平均地向心方向插入动脉管腔1～2cm，然后用线打结。结扎固定后再围绕导管打结固定，以免导管滑脱。未测量前暂勿放开动脉夹。

3. 注意事项 ①用止血钳分离两层肌肉时注意，切勿在肌肉中分，以防出血。②颈总动脉在甲状腺附近有一较大的侧支，为甲状腺前动脉，分离时勿将其切断。③分离过程中，须经常地用生理盐水湿润手术野，并拭去附近的血液。④为了便于插管或作颈总动脉加压反射等操作，颈总动脉应尽量分离得长些（大白鼠、豚鼠2～3cm，兔3～4cm，狗4～5cm）。⑤在插管前需使动物肝素化，并将口径适宜的充满抗凝液体（也可用生理盐水）的动脉套管（也可用塑料管）准备好。⑥打结时其松紧以放开动脉夹后不致出血为度。

（二）颈外静脉的剥离及插管操作

1. 定义 兔和狗的颈外静脉较粗大，是头颈部的静脉主干。颈外静脉分布很浅，位于颈部皮下胸骨乳突肌的外缘，其属支外腭静脉和内腭静脉。在急性实验中，颈外静脉插管常用于注射各种药物、取血、输液和测量中心静脉压。

2. 操作步骤 颈部去毛，从颈部甲状软骨以下沿正中线做4～5cm皮肤切口，夹起一侧切口皮肤，右手指从颈后将皮肤向切口顶起，在胸锁乳突肌外缘，即可见很粗而明显呈暗紫红色的颈外静脉。用钝头止血钳或玻璃分针沿血管走行方向，将静脉周围的结缔组织轻轻分离，下穿双线备用。

颈外静脉插管前，先将动物肝素化，并将连接静脉压检压计的细塑料管导管充盈含肝素的生理盐水。首先准备长短适当、内径为0.1～0.2cm的塑料管或硅胶管，插入端要剪成斜面，另一端连接输液或静脉压测量装置。插管时先用动脉夹夹住静脉近心端，待静脉充盈后再结扎远心端。用眼科剪在静脉上靠远心端结扎处，呈45°角剪一马蹄形小口，约为管径的1/3或1/2，将导管插入剪口，然后一边拉结扎线头使颈外静脉与颈矢状面、冠状面各呈45°角，一边轻柔地向心端缓慢插入，遇有阻抗即退回改变角度重插，切不可硬插（易插破静脉进入胸腔）。将备用线打一个结，取下动脉夹，把导管慢慢向右心房方向送至所需长度。测量中心静脉压时，兔需插入约5cm，狗插入约15cm，此时导管口在上腔静脉近右心房入口处，可从中心静脉压检测仪中观察到液面停止下降并随呼吸明显波动，结扎固定导管。如果颈外静脉用作注射、输液等，导管一般送入2～3cm即可。

3. 注意事项 ①用止血钳分离肌肉时，切勿在肌肉中分，以防出血。②分离过程中，须经常地用生理盐水湿润手术野，并拭去附近的血液。③为了便于插管或作颈总动脉加压反射等操作，颈总动脉应尽量分离得长些（大白鼠、豚鼠 2~3cm，兔 3~4cm，狗 4~5cm）。④在插管前需使动物肝素化，并将口径适宜的充满抗凝液体（也可用生理盐水）的静脉套管（也可用塑料管）准备好。⑤打结时其松紧以放开静脉夹后不致出血为度。

（三）股动脉、股静脉的剥离及插管操作

1. 定义　股部手术目的在于分离股神经、股动、静脉及进行股动、静脉插管，以备放血、输血输液、注射药物等用。

2. 操作步骤　狗、兔等动物手术方法基本相同。现以兔为例其基本步骤如下：

动物背位固定于兔台上，在股三角区去毛，股三角上界为韧带，外侧为内收长肌，中部为缝匠肌。用手指触摸股动脉搏动，辨明动脉走向，在该处作局部麻醉并沿血管走行方向做一个长 4~5cm 的切口。可以用止血钳钝性分离肌肉和深筋膜，暴露神经、动脉、静脉。用止血钳细心将股神经首先分出，然后分离股动、静脉间的结缔组织，清楚地暴露股静脉，如作插管可分离出一段静脉（约 2~2.5cm）。穿两根细线备用。再仔细分离股动脉，将股动脉与其部的组织分离开，长约 2~2.5cm，切勿伤及股动脉分支。动脉下方穿两根细线备用。

股动脉插管术：于肌动脉近心端用动脉夹夹住，近心端用细线结扎，牵引此线在贴近远心端结扎处剪开血管向心插入动脉套针或塑料管，结扎固定后备放血或注射用。

股静脉插管术：除不需用动脉夹外，基本与股动脉插管相同。但因静脉于远心端结扎后静脉塌陷呈细线状，较难插管，因此可试用静脉充盈插管法。即：在股静脉近心端用血管夹夹住（也可用线提起），活动肢体使股静脉充盈，股静脉远心端结扎线打一活扣，待手术者剪口插入套针后，再由助手迅速结扎紧。

3. 注意事项　①用止血钳分离肌肉时，切勿在肌肉中分，以防出血。②分离过程中，须经常地用生理盐水湿润手术野，并拭去附近的血液，最后用温热生理盐水纱布覆盖于手术野。③分离肌肉和深筋膜时注意神经在外，动脉居中，静脉在内。④在插管前需使动物肝素化，并将口径适宜的充满抗凝液体（也可用生理盐水）的套管（也可用塑料管）准备好。⑤狗的血管粗大，插管较易。家兔血管细，插管较难，因此要细致耐心和掌握要领。⑥打结时其松紧以放开血管夹后不致出血为度。

第三节　切口的缝合方法基本操作

一、定义

缝合是将已切开、切断或因外伤而分离的组织、器官进行对合或重建其通道，保证良好愈合的基本操作技术。

二、操作步骤

缝合的好坏直接关系到组织的愈合，如缝合后留有无效腔，腔内有积血、积液，可引起感染；两侧皮缘对合不好，如下陷、内卷等，均可影响愈合；结扎过松，不利于愈合；过紧则影响局部血液循环，甚至造成组织坏死。常用的缝合方法有以下几种：

1. 单纯间断缝合　最常用、最基本的缝合方法，常用于皮肤、皮下组织、肌腱的缝合。每缝一针打一个结。此法操作简单、易于掌握，一针拆开后不影响整个切口。缺点是操作费时，所用缝线较多。（图12-1）

2. 单纯连续缝合　用一根线将切口连续缝合起来。第一针打一个结，缝合完毕最后再打一个结，多用于腹膜的关闭。此法操作省时，省线。缺点是一处折断可使整个切口全部裂开。（图12-2）

3. 连续锁边缝合　亦称毯边缝合。常用于胃肠道后壁缝合或整张游离植皮的边缘固定。（图12-3）

4. 褥式缝合　有垂直和水平褥式两种。作褥式缝合时，根据需要可使切缘内翻或外翻，如胃肠道用内翻缝合，吻合血管用外翻缝合。（图12-4a、b、c、d）

5. 荷包缝合　常用于缝合胃肠道小穿孔及包埋阑尾残端。（图12-5）

6. "8"字形缝合　缝合牢靠。常用于肌腱缝合及较大的血管止血。（图12-6）

7. 减张缝合　对于组织张力较大或全身情况较差的伤病狗，可加用减张缝合。（图12-7a、b）

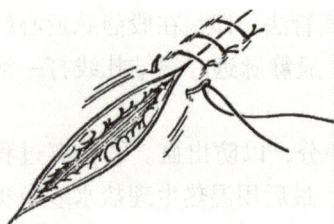

图12-1　单纯间断缝合　　　图12-2　单纯连续缝合　　　图12-3　连续锁边缝合

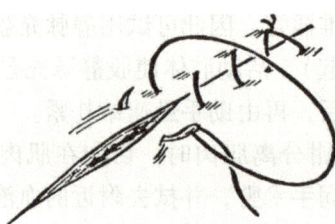

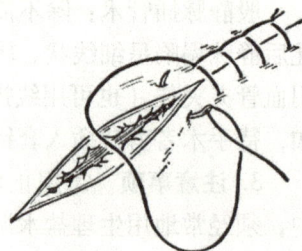

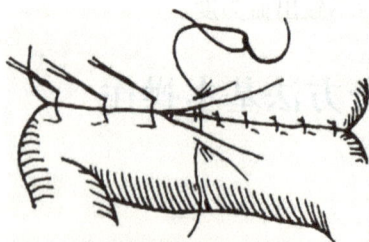

a. 间断垂直褥式内翻缝合法　　　　　　b. 间断水平褥式内翻缝合法

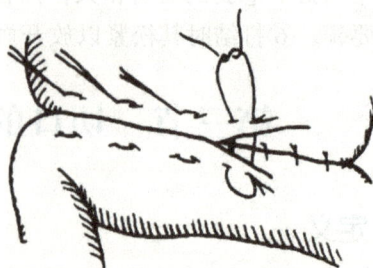

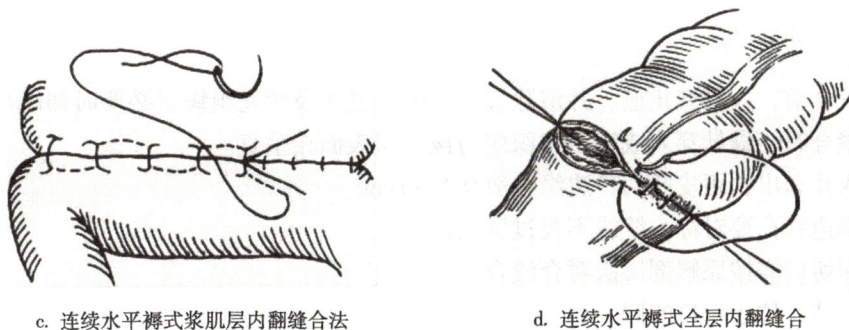

c. 连续水平褥式浆肌层内翻缝合法　　　　　　　d. 连续水平褥式全层内翻缝合

图 12-4　减张缝合（a、b、c、d)

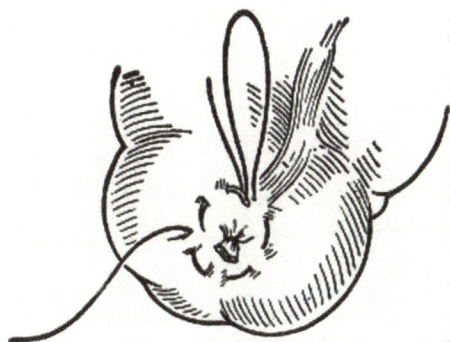

图 12-5　荷包缝合

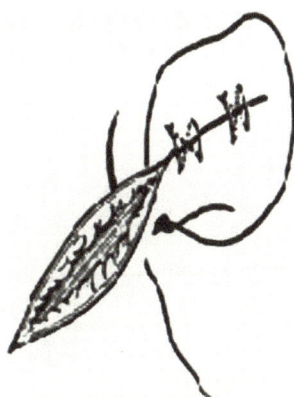

图 12-6　"8"字缝合

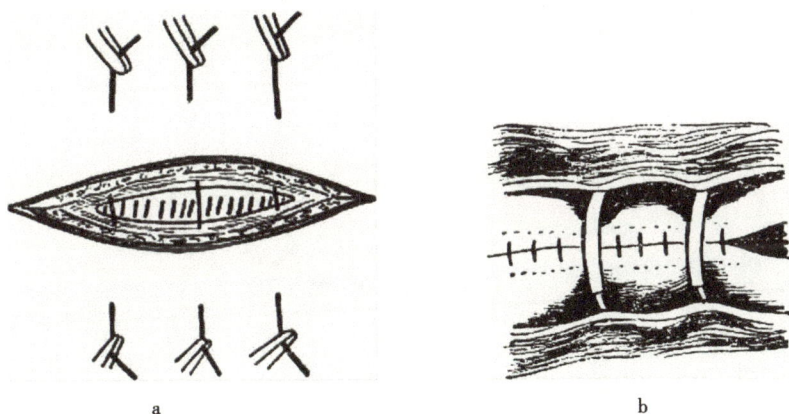

a　　　　　　　　　　　　　　　b

图 12-7　减张缝合（a、b)

三、注意事项

1. 缝合前，应彻底止血，并清除缝口内的血凝块及游离组织，必要时加以冲洗。
2. 缝合时，缝针穿入或穿出组织应与该组织表面相垂直。
3. 入孔和出孔距皮肤切口边缘一般 0.5 ~ 1cm。
4. 两边针孔要对称，缝线不要过紧或过密。
5. 深切口需按原解剖层次对合缝合。
6. 线结应位于切口的同一侧。

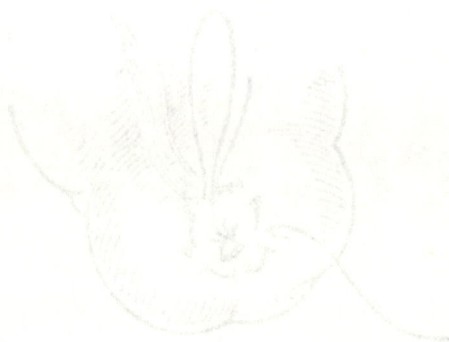

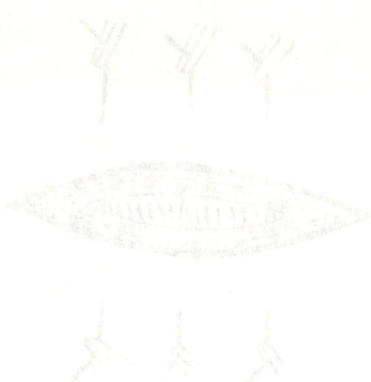

第十三章　实验标本、样本的采集

第一节　血液的采集

一、定义

实验研究中，采集实验动物的血液进行常规检查或某些生物化学分析。

二、操作步骤

（一）心脏采血的操作步骤

兔、犬、大（小）鼠、豚鼠可选择心脏取血。动物仰卧固定，用剪刀剪去左侧胸部心脏部位的被毛，用碘酒、酒精消毒皮肤，左手触摸心脏搏动处，兔、犬一般选择在胸骨左缘第 3～4 肋间心脏跳动最明显处穿刺，豚鼠一般选择在胸骨左缘第 4～6 肋间心脏跳动最明显处作穿刺点，左手拇指和食指在胸腔右侧加压以固定心脏位置，右手持注射器从心搏最强处垂直缓慢向下刺入。见到注射器内回血后，立即停止刺入，左手扶住针头避免晃动和刺入过深，右手缓慢抽拉针栓抽吸血液。

大（小）鼠心脏穿刺采血时，麻醉，操作者右手持注射器，针头紧贴剑突下，进针刺入皮下，针尖穿过横膈膜继续刺入 2.5～3.0cm，一旦感到针管有轻微搏动，表明针尖已进入心脏内，当针头准确刺到心脏时，血液随心跳而进入注射器。采到所需要的血量后，立即拔出注射器，去掉针头后将血推进准备好的试管/离心管内，干棉球按压针眼后将动物放回笼中。

（二）腹主动脉采血的操作步骤

动物麻醉，仰卧位固定，由下腹部向上作"V"形切口至两侧肋骨下缘，充分打开腹腔。用无齿镊子剥离结缔组织，作腹主动脉分离手术，血管分离后，选择腹主动脉分叉处向心端 1～3mm 处为穿刺点，左手持棉签轻轻压住腹主动脉分支上方，阻断血流。右手持注射器，将针头沿动脉向心方向刺入血管，左手缓慢抬起棉签，抽动针栓即可取血。采到所需要的血量后，立即拔出注射器，去掉针头后将血推进事先准备好的试管/离心管内，用动脉夹夹住止血 2～3min。

（三）断尾采血的操作步骤

大（小）鼠可选择断尾采血的方法。将清醒动物装入鼠筒内固定，露出鼠尾。用75%酒精消毒尾巴，用温水（45～50℃）加温鼠尾，使鼠的尾静脉充分充血后擦干，用锐器（刀或剪刀）剪去尾尖（大鼠5～10mm，小鼠3～5mm），从尾根部向尖端按摩，血自尾尖流出，用试管接住。取完血后，采用压迫止血法进行止血。

（四）球后动静脉丛采血的操作步骤

大（小）鼠可选择球后动静脉丛采血方法。采血时，将大鼠、小鼠放在鼠笼面边缘，左手拇指及食指从背部轻轻压迫动物的颈部两侧，食指轻轻向下压迫头部，使头部静脉血液回流困难，眼球充分外突。右手持定量采血毛细玻璃管（毛细管内径0.5～1.0mm），使采血器与鼠成45℃的夹角，将其尖端插入眼睑和眼球内眦之间，沿内眦眼眶后壁向喉头方向旋转刺入，刺入深度小鼠约2～3mm，大鼠约4～5mm。当感到有阻力时即停止推进，同时，稍后退0.1～0.5mm，保持水平位，稍加吸引，血液自动进入取血管，在得到所需的血量后，放松手压力，同时抽出取血管。将取血管内的血滴入事先准备好的容器中，取血完毕，立刻用脱脂棉压迫止血。

（五）颌下动静脉丛采血的操作步骤

大（小）鼠可选择颌下动静脉丛采血。固定大（小）鼠，需手持动物肩胛骨之间的皮肤，确保其头部和前肢不能摆动，而不要抓住两只耳朵（会造成皮肤或者面部血管扭曲），大（小）鼠下颌动静脉丛位于下颌骨后方咬肌边缘，酒精棉球擦拭采血部位消毒，将灭菌注射针头迅速刺入，血液即流出。采血结束，立即用灭菌干棉球压迫止血。

三、注意事项

（一）心脏穿刺采血

定位准确，一般不需要开胸，抽血快，血液不易凝集，采血量多是其最大特点。但应用本方法采血后，心脏损伤较大，难以迅速愈合，不利于短期连续采血。心脏采血时注意迅速并直接刺到心脏的左心室，缩短针留在心脏内的时间，防止血液在注射器内凝固。如果第一次没有刺准，应拔出针头重新操作，切忌针头在胸腔内左右摆动，以防损伤心脏和肺而死。采血时，要缓慢而稳定地抽吸，否则太多的真空反而使心脏塌陷。

家兔、犬心脏采血时，采血者选择心搏最强处穿刺，可随针接触心跳的感觉，随时调整刺入方向和浓度，摆动的角度尽量小，避免损伤心肌过重，或造成胸腔大出血。豚鼠身体较小，心脏穿刺采血一般可不必将动物固定在解剖台上，可由助手握住前后肢进行心脏采血。鼠类心脏较小，心脏搏动快，采血时位置较难固定，操作难度大，需要麻醉，且容易因操作问题导致动物死亡，若做开胸一次死亡采血，先将动物作深麻醉，打开胸腔，暴露心脏，用针头刺入右心室，吸取血液。小鼠约0.5～0.6mL；大鼠约0.8～1.2mL。

（二）腹主动脉采血

腹主动脉采血法取血量大、不易溶血，适用于多项目检测，不损伤器官，不会出现因操作不当造成的气栓与淤血等。但操作比较复杂，技术性较强。取血动物需要完全麻醉，掌握适宜的麻醉深度，防止心搏骤停。

（三）断尾采血

当所需血量很少时采用断尾采血。操作方便，每鼠一般可采血 10 余次。但每次采血量少，小鼠每次可取血 0.1mL，大鼠 0.3~0.5mL，不适宜于需要抽取较多血的实验。采血时需使动物尾部血管充盈，一次割去鼠的尾尖不宜过长。采血结束，尾尖采血伤口暴露在外，易感染，应注意防治感染。

（四）球后动静脉丛采血法

采中等量的血液，又需避免动物死亡时采用此法。左右眼可交替采血，采血伤口较小，愈合较快，因此本法可在短期内重复采血。若手法恰当，体重 20~25g 的小鼠每次可采血 0.2~0.3mL；体重 200~300g 的大鼠每次可采血 0.5~1.0mL。但球后动静脉丛采血不能避免组织液的混入，对于血样要求较高的研究应谨慎使用。为防止术后穿刺出血，采血后立即用消毒纱布压迫眼球 30s。

（五）颌下动静脉丛采血

颌下动静脉丛采血可多次重复采集血液样本，每次采血量可控于 0.2~0.5mL，不会给大小鼠造成大的伤害，采血后动物恢复快。采血时进针的力度和深度需要经过多次的实验和训练才能很好地把握，尽量避免刺伤下颌骨，采血过程要遵循无菌操作原则，一定要用酒精棉球擦拭采血部位，一方面是进行消毒，另一方面，由于血液由下颌部被毛处流出，有可能粘连上毛发污染血液。

第二节　血液的分离操作（血清、血浆、白细胞等）

一、定义

应用物理或化学的手段将血液标本分为全血、血浆、血清标本和分离浓集的血细胞成分。

二、操作步骤

（一）血清分离的操作步骤

将分装的全血静置，离心 15~20min，离心力 1000~1200g，可见上层无色和浅黄色透明上清液即为血清，吸取上清置洁净试管中备用，或放于 -20℃冰箱保存。

（二）血浆分离的操作步骤

血样采出后立刻进行血液抗凝，通常将一定量抗凝剂加入采血管制成抗凝管，或在采出的血液中加入抗凝剂，使血液与抗凝剂迅速充分混合及时阻断血液凝固，但应避免剧烈振荡导致溶血。抗凝血离心 10min，离心力 1000~1200g，可见上层金黄色半透明的上清液即为血浆，下层暗红色的沉淀为红细胞，红细胞层上有一薄层灰色物质即白细胞和血小板，如三层分界不清楚，即有溶血现象。吸取上清液，置洁净试管中备用，或放于 -20℃ 冰箱保存。采用去钙抗凝剂的血浆除无钙离子外，含有其他全部凝血因子，特别适合于血栓与止血的检验。

（三）白细胞分离的操作步骤

全血抗凝后，加入6%右旋糖酐（分子量200~400kDa）或1%甲基纤维素生理盐水溶液混匀，然后将试管直立（室温或37℃）静止30~60min，待形成清晰红细胞界面时，用吸管将红细胞界面上的富含白细胞和血小板的血浆层移入另一试管中，离心，离心力 300~600g，丢弃上层血浆，加入 Hanks 液（无钙镁）或 PBS，300g 离心 5min，洗涤3次即可。

（四）红细胞分离的操作步骤

抗凝全血离心，离心力 800~1000g，弃去上层血浆和白细胞层，用生理盐水稀释红细胞8倍（不少于8:1）轻轻混合洗涤、离心、吸弃上清液，共洗涤3次，以除去血浆蛋白和白细胞，最后1次尽量吸弃生理盐水，余下为压积红细胞，将压积红细胞配成所需浓度。

1. 红细胞变形试验用的红细胞　全血加入置有抗凝剂（3.8%枸橼酸钠）的刻度试管中，充分摇匀。离心，离心力 300g~400g，分离红细胞。用 Tris-HCl 缓冲液悬液介质，将清洗好的红细胞配置成5%~10%的红细胞悬浮液。

2. 溶血实验需要的红细胞的制备　全血 5~10mL，放入含玻璃珠的瓶中振摇 10min，或用玻璃棒搅动血液，除去纤维蛋白原，使成脱纤血液。加入10倍量生理盐水，摇匀，500~1000g 离心 15min，除去上清液，沉淀的红细胞再用生理盐水按上述方法洗涤2~3次，至上清液不显红色为止。将所得红细胞用生理盐水配成2%混悬液，供试验用。

（五）去纤维血的制作的操作步骤

取全血，立即注入装有玻璃珠的灭菌瓶内，充分振摇脱出纤维，置冰箱内保存。

三、注意事项

1. 血清　血清是血液离体后凝固析出的液体部分，除纤维蛋白原和相关凝血因子在血液凝固过程中被消耗和变性外，其他成分与血浆基本相同，适用于多数的血液化学和免疫学检验。标本离心前一般令其自行凝集，通常于室温（22~25℃）放置30~

60min，血标本可自发完全凝集；加促凝剂时凝集加快，此时标本采集后应轻轻颠倒混合 5~10 次，以确保促凝剂作用。

2. 血浆 血浆为全血抗凝后经离心除去血细胞后的成分，需用血浆标本时，必须使用含抗凝剂的血液标本收集管，而且采血后必须立即轻轻颠倒采集管混合 5~10 次，以确保抗凝剂作用。

3. 抗凝剂的选择及要求

（1）草酸盐：常用的草酸盐抗凝剂种类有草酸钠、草酸钾、草酸铵。其溶解度大，抗凝作用强，与血混合后迅速与血液中钙离子结合，形成不溶解的草酸钙，使血液不凝固。主要用于凝血象检验，但草酸盐对凝血因子 V 的保护能力较差，影响凝血酶原时间测定。另外，草酸盐与钙结合形成的沉淀物会影响自动血凝分析仪的使用。高浓度草酸盐抗凝剂可发生溶血并改变血液 pH，干扰血钾、钠和氯的测定，还能抑制一些酶的活性。不可用于测定钾、钙的抗凝剂和红细胞比积。

（2）枸橼酸盐：枸橼酸盐能与血液中的钙离子结合形成螯合物，从而阻止血液凝固。常用的枸橼酸盐有枸橼酸三钠。适用于多项血液学检验和红细胞沉降率测定。不适用于凝血象检验和血小板功能试验。

（3）乙二胺四乙酸二钠（EDTA – $Na_2 \cdot H_2O$）：或乙二胺四乙酸二钾（EDTA – $K_2 \cdot 2H_2O$）EDTA，能与血液中钙离子结合成螯合物，使凝血过程中无钙离子参与，因而血液不能发生凝固。特别适用于全血细胞分析，尤其适用于血小板计数。由于其影响血小板聚集及凝血因子检测，故不适合做凝血试验和血小板功能检查。

（4）肝素：肝素具有抗凝活性强、不影响血细胞体积、不易溶血等优点。可以保持红细胞的自然形态，是红细胞渗透脆性理想的抗凝剂。肝素抗凝剂不适合用于凝血功能的检验、白细胞计数和分类计数。

4. 血清分离胶的使用 血清分离胶是一种高分子物质，不溶于水，具有抗氧化、耐高温、抗低温、高稳定性的特性，比重介于血清和血细胞之间，在 1100~1500g 离心力作用下液化移到管中央，离心之后固化成屏障，使血清和血细胞完全分离。分离胶能保证血清化学成分的稳定，在冷藏状态下 48h 无明显改变，适用于生化、血库和血清学相关检验。

5. 血液标本的保存 当血液标本不能立即测定时，根据不同的检验内容，决定血液标本的存放时间和存放温度，不适当的保存环境可直接影响检验结果。

（1）冷藏保存：血浆在 4℃保存 24h 后，某些凝血因子活性减少 95%。供血细胞分析仪进行细胞计数的 EDTA 抗凝全血应保存于室温，但不宜超过 6h。如果在 4℃保存可使血小板计数结果降低。

（2）冷冻保存：要长时间保存血液中有活性的成分如凝血因子、酶类等，可采取分离血清或血浆后快速深低温冷冻的方式，但脂蛋白电泳、载脂蛋白 A_1 及载脂蛋白 B_{100} 测定所用的血清或血浆不能深低温冷冻。冷冻的标本应避免反复冻融。

第三节　尿液的采集

一、大鼠代谢笼法

（1）定义：应用代谢笼采集大鼠尿液的方法称作大鼠代谢笼法。

（2）具体操作步骤、要求：选择体重150～250g雄性大鼠，预先使之适应代谢笼的生活环境，实验时，用普通水灌胃，并轻压下腹部排空膀胱，然后将大鼠放入代谢笼，收集并记录给药后0～30min，30～60min，60～90min的尿量。

（3）注意事项：大鼠在实验前一天给充足的饮水量。

二、输尿管插管采集尿液法

（1）定义：在大鼠输尿管内插入导尿管，采集大鼠尿液的方法称作大鼠的输尿管插管采集尿液法。

（2）具体操作步骤、要求：剖腹后，将膀胱牵拉至腹腔外，暴露膀胱底两侧的输尿管。在两侧输尿管近膀胱处用线分别结扎，于输尿管结扎上方剪一小口，向肾脏方向分别插入充满生理盐水的插管，用线结扎固定插管，即可见尿液从插管滴出，可以收集。

（3）注意事项：一般用于要求精确计量单位时间内实验动物排尿量的实验。采尿过程中要用38℃热生理盐水纱布遮盖切口及膀胱。

三、尿样的保存方法

1. 如尿标本不能及时完成检测，则宜置于2～8℃条件下保存，但不能超过6h。

2. 尿标本也可采用相应的防腐剂防腐，而无须置冰箱保存：

（1）甲醛：每0.1L尿加入400g/L甲醛0.5mL，用于管型、细胞检查。

（2）硼酸：每升尿加入约10g硼酸；用于蛋白质、尿酸、5－羟吲哚乙酸等检查。

（3）甲苯：每0.1L尿加入0.5mL甲苯，用于尿糖、尿蛋白检查。

（4）盐酸：每升尿加入10mL浓盐酸，用于钙、磷酸盐、17－羟类固醇、儿茶酚胺等检查。

（5）碳酸钠：24h尿中加入约4g碳酸钠，用于卟啉、尿胆原检查。

（6）麝香草酚：每0.1L尿加入0.1g麝香草酚，用于有形成分检查。

第四节　实验动物的处死

一、定义

当实验中途停止或结束时，实验者应站在实验动物的立场上以人道的原则去处置动物，原则上不给实验动物任何恐怖和痛苦，也就是要施行安乐死，使实验动物短时间内无痛苦地死亡。

二、操作步骤

(一) 动物安乐死的操作步骤

1. 空气栓塞法 主要用于大动物的处死，用注射器将空气急速注入静脉，可使动物致死。当空气注入静脉后，可在右心随着心脏的跳动使空气与血液相混致血液呈泡沫状，随血液循环到全身。如进入肺动脉，可阻塞其分支，进入心脏冠状动脉，造成冠状动脉阻塞，发生严重的血液循环障碍，动物很快致死。一般兔与猫可注入 10～20mL 空气。狗可注入 70～150mL 空气。使用空气栓塞法处死动物应先将动物麻醉。

2. 放血法 此法适用于各种实验动物，具体做法是使用大剂量的麻醉药将实验动物麻醉，动物常采用静脉或腹腔内给药，当动物意识丧失后，在股三角做横切口，将股动脉、股静脉全部暴露切断，让血液流出，或剪破、刺穿动物的心脏放血，导致急性大出血、休克、死亡。此法多用于处死犬、猴等动物。

3. 断头法 此法适用于鼠类等小动物，可用直剪刀，也可用断头器。断头法处死动物时间短，并且脏器含血量少，若需采集新鲜脏器标本可采用此法。

4. 断髓法 蟾蜍、蛙类可直接捣毁脊髓，将金属探针插入枕骨大孔，破坏脑脊髓使动物死亡，操作过程中要防止毒腺分泌物射入实验者眼内。

5. 药物致死法

（1）药物吸入：药物吸入致动物死亡适用于啮齿类，如小鼠、大鼠、豚鼠等小动物，操作简单，是实验中安乐死的常用方法。可采用吸入二氧化碳、乙醚、三氯甲烷等致死，因乙醚易引起火灾，三氯甲烷对人的肝、肾及心脏有较大毒性，而 CO_2 不燃、无毒，制备方便，效果确切，是最常用的致死药物。可以采用特制的安乐死箱，能使 CO_2 气体充满整个箱室，确保麻醉致死效果和人员安全。

（2）药物注射：通过将药物注射到动物体内，使动物致死。这种方法适用于较大的动物。静脉注射高浓度的钾可使心肌失去收缩能力，心脏急性扩张，致心脏迟缓性停跳而死亡，适用于家兔和犬。巴比妥类麻醉剂适用于兔、豚鼠，通常采用静脉或心脏内给药，一般用量为 90mg/kg，约 15min 内死亡。

(二) 脱臼处死的操作步骤

此法适用于体重小于 125g 的啮齿类动物，常用于小鼠和大鼠处死。将动物放在粗糙的鼠笼盖或粗糙的表面上，左手拇指与食指用力向下按住鼠头，以右手抓住鼠尾用力向后上方牵拉，使颈椎脱臼，脊髓与脑髓拉断，立即死亡。

三、注意事项

1. 处死实验动物时，要保证实验人员的安全。

2. 不能影响实验检查的结果，而且处死方法应易于操作。

3. 尽可能缩短致死时间，即处死开始到动物意识消失的时间，确认实验动物已经死亡，通过对呼吸、心跳、瞳孔、神经反射等指征的观察，对死亡作出综合判断。

4. 尽量避免动物产生惊恐、挣扎、叫喊，尽量减少动物的疼痛、痛苦。

第五节　脏器的取样及处理

一、脏器的取样

（一）定义

依实验目的选取有代表性的一部分脏器组织标本，用不同的方法将其保存并进行检查。

（二）操作步骤

完全打开胸腔的方法为从剑突下方沿肋骨下缘切断横隔，沿肋骨和软肋骨连接处切断骨骼，将胸骨、肋骨向头部翻起或取下，暴露整个胸腔，胸腔内脏器官采出顺序一般为：胸腺→心脏→肺脏。腹腔内脏器官采出时顺序一般为：脾脏→胰腺→胃→肠→肾上腺→肾脏→肝脏（胆囊）→膀胱→生殖器官。采出脏器前常需完全打开腹腔，可沿腹正中线和肋骨下缘剪开腹壁，在耻骨联合处向两后肢方向分别剪开皮肤，或于耻骨联合上方向上沿体侧做"V"形切口并翻起腹壁，充分暴露腹腔。大（小）鼠的取样方法介绍如下：

1. 心脏取样　心脏位于肺的腹面，心脏取样时可夹住心脏的基底部血管并切断，将心脏与肺分离后取出。

2. 肺脏取样　从肺门处分离左、右肺叶。用镊子夹住气管向上提起，剪断肺脏与胸膜的连接韧带，将肺脏取出。

3. 肝脏取样　用止血钳夹住门静脉根部，切断肝脏周围的血管和韧带，提着肝门部将肝脏采出。

4. 脾脏取样　脾脏位于腹腔左侧，有时大部分埋于肝脏下，用镊子提起脾脏，切断韧带，逐渐将脾脏与胃分离采出。

5. 肾脏取样　肾脏位于腹膜外腰部脊柱两侧，常埋于周围脂肪组织中，将脂肪组织剥离后，表面光滑、背腹略扁呈蚕豆形。剪开后腹膜，用镊子夹住肾门处组织，分离肾周围脂肪，结扎剪断双侧肾门，取下双侧肾脏。

6. 胃取样　在食管与贲门部、十二指肠与幽门部均做双重结扎，从中间剪断，或以止血钳夹紧贲门部和幽门部，切断与食管、十二指肠的连接，提起贲门部逐步离断周围组织，完整取下胃。

7. 肠取样　提起十二指肠，然后按十二指肠、空肠、回肠的顺序，切断这些肠管的肠系膜根部，将肠采出。动作要轻，避免拉断肠管。

8. 甲状腺取样　甲状腺位于喉后方、气管两侧，1对，呈长圆形，由峡部相连。分离颈前肌群，直至气管，操作，取出时常取出相应部位气管，从气管表面（多在甲状软骨两侧）剥离甲状腺。

9. 胸腺取样　胸腺常贴附于胸骨下，大部分位于胸腔前纵隔，顶端近喉部，基底部附着于心包腹面的前上方。将胸腺仔细从胸壁分离后取出。

10. 肾上腺取样　在腹腔后壁找到肾脏，于肾脏上方找到埋于脂肪组织中的肾上腺。将周围脂肪剥离，采出肾上腺，如肾上腺很小，可连同脂肪组织一起采出后分离。

11. 胰脏取样　胰腺靠近胃大弯和十二指肠，被脂肪组织包围，且外形和脂肪组织较相似，把胃与脾之间的薄膜除去，可见到在其下方有如树枝状的肉色组织，分为左、右两叶，取出胰脏。

12. 子宫取样　雌性大鼠在未取肾上腺前，剪开下腹部，暴露出膀胱，在膀胱的后上方可见有一Y形的组织为子宫，于子宫体与阴道结合处剪断，摘取子宫。

13. 卵巢取样　雌性大鼠双侧子宫的顶端连接一团小颗粒状组织为卵巢，取出。

14. 睾丸、附睾取样　性成熟的大鼠睾丸和附睾下降入阴囊，使表面凸出并突向后方。小心剪开双侧阴囊，可见椭圆形睾丸，摘取双侧睾丸、附睾。

详见图 13 - 1。

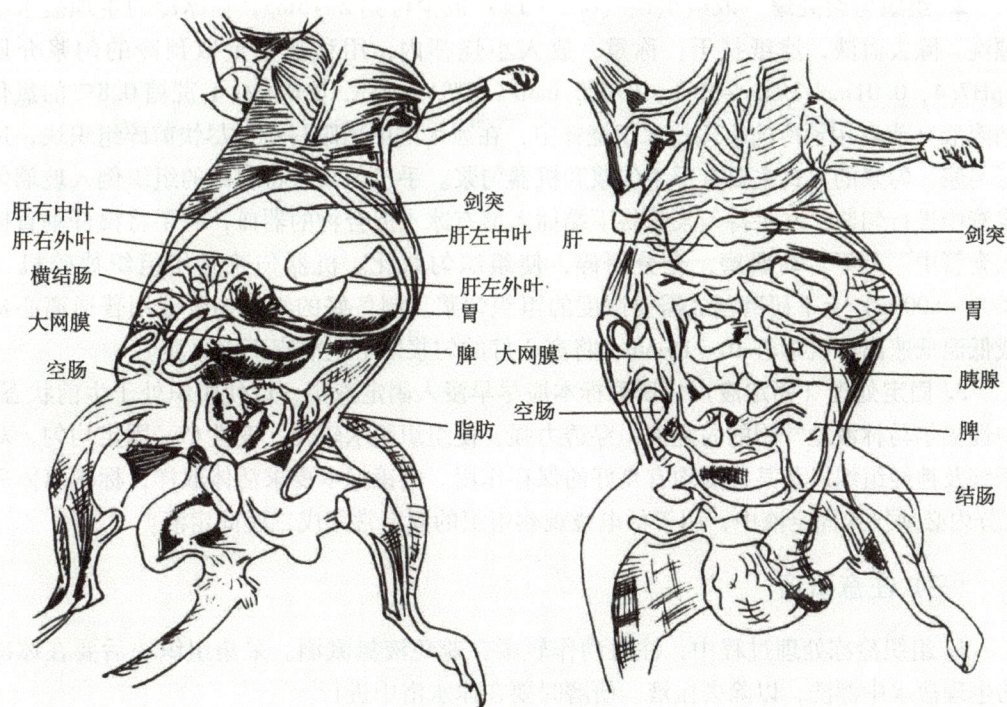

图 13 - 1　大鼠脏器图

（三）注意事项

1. 注意取样时动作轻柔，不要造成脏器的机械损伤、保持脏器的完整性。
2. 注意将周围的非脏器组织部分分离去除。

3. 用于病理组织学检查时，取材时不能挤压、刮抹、冲洗，所取组织块大小适宜以便固定液渗透，厚度适宜以便微小脏器如肾上腺、垂体等整体取材。

4. 取出的内脏应及早固定或冻存，防止自溶。

二、脏器的处理

（一）定义

对脏器组织标本通过固定液处理或冷冻处理、组织匀浆处理，可保持组织细胞形态的完整或组织细胞的抗原不受损。

（二）操作步骤

1. 冷冻处理（低温冻存及超低温冻存）　所取标本置于冻存管中，装入冻存袋，戴上棉线手套和防护面罩，迅速放入液氮罐中 30～60s 速冻，至冻存组织完全冻住，取出待液氮完全挥发。将经液氮速冻后的组织放入 –80℃冰箱中，长期保存。

2. 组织匀浆处理　取组织块（0.2～1g）最少可到 2～5mg，在冰冷的生理盐水中漂洗，除去血液，滤纸拭干，称重，放入小烧杯内，用移液管量取预冷的匀浆介质（pH7.4，0.01mol/LTris – HCL，0.0001mol/LEDTA – 2Na，0.01mol/L 蔗糖 0.8% 的氯化钠溶液）或者用预冷的生理盐水于烧杯中，在冰水浴中用眼科小剪尽快剪碎组织块，进行匀浆。匀浆的方式主要有手工匀浆和机器匀浆。手工匀浆可将剪碎的组织倒入玻璃匀浆管中进行匀浆，左手持匀浆管将下端插入盛有冰水混合物的器皿，右手将捣杆垂直插入套管中，上下转动研磨，充分研碎，使组织匀浆化。机器匀浆是用组织捣碎机（3000～6000g）上下研磨制成需要浓度的组织匀浆。制备好的组织匀浆液用普通离心机或低温低速离心机离心 10～15min，将离心好的匀浆留下上清弃下面沉淀。

3. 固定处理（固定液）　所取标本应尽早浸入固定液中，以使组织处于生前状态。中性福尔马林液是常用的固定液，穿透力强，使组织脱水较轻、变性小，固定均匀，对于脑及神经组织以及某些酶均有良好的保存作用。电镜标本要求活体取样，标本离体后1 分内必须投入固定液中，用于供电镜观察组织的固定常用戊二醛固定液。

（三）注意事项

1. 组织冷冻处理过程中，注意动作轻柔，避免液氮溅洒。采集组织块后要在冰冷的生理盐水中漂洗，以除去血液。研磨时要在冰水浴中进行。

2. 组织固定时，固定液要足量，一般为组织块总体积的 4～5 倍，也可达 15～20倍。而且应在组织取下后立即或尽快放入适当固定液中。组织块的大小、固定时间、固定温度都应考虑。大多数组织应固定 24h。大多数可在室温固定，在低温固定时，固定时间要相应延长。

第四篇　中药鉴定实验操作

第十四章　传统鉴定操作

第一节　腊叶标本制作

一、定义

腊叶标本又称压制标本，是干制植物标本的一种。采集带有花、果实的植物的一段带叶枝，或带花或果的整株植物体，经在标本夹中压平、干燥后，装贴在台纸上，即成腊叶标本。

二、操作步骤

1. 压制标本　将采集的植物标本逐个平铺在几层吸水纸上，上下再用标本夹压紧，使之尽快干燥、压平。压制方法是先在标本夹的一片夹板上放几层吸水纸，然后放上标本，标本上再放几层纸，使标本与吸水纸相互间隔，层层罗叠，最后再将另一片标本夹板压上，用绳子捆紧。罗叠高度以可将标本捆紧，又不倾倒为宜，一般叠至 1 尺左右。每层所夹的纸一般为 3~5 张，粗大多汁的标本，上下应多夹几张纸。薄而软的花、果，可先用软的纸包好再夹，以免损伤。初压的标本要尽量捆紧，以使标本压平，并与吸水纸接触紧密，又较容易干。3~4 天后标本开始干燥，并逐渐变脆，这时捆扎不可太紧，以免损伤标本。

2. 标本装订　装订是将标本固定在一张白色的台纸上，标本装订也称上台纸。装订目的一方面是为长期保存标本不受损伤，另一方面也是为了便于观察研究。

台纸要求质地坚硬，用白板纸或道林纸较好。使用时按需要裁成一定大小。装订标本通常分三个步骤，即消毒、装订和粘贴记录笺。

（1）消毒：标本压干后，常常有害虫或虫卵，必须经过化学药剂消毒，杀死虫卵、零点菌的孢子等，以免标本虫蛀。消毒方法可用升汞（氯化汞）的千分之二至千分之五的乙醇（用75%的工业乙醇即可）溶液，也可以用二氧化硫或其他药剂熏蒸消毒。这些都是剧毒药品，消毒时要注意安全。如用紫外光灯消毒较为安全有效。

（2）装订：装订标本先将标本在台纸上选好适当位置。一般是直放或稍微偏斜，留出台纸上的左上角用右下角，以便粘贴采集记录和标签。放置时要注意形态美观，又要尽可能反映植物的真实形态。标本在台纸上的位置确定以后，还要适当修剪过于密集的叶、花和枝条等，然后进行装订。

装订标本一般用间接粘贴法。具体的做法是：在台纸正面选好几个固定点，用扁形锥子紧贴枝条、叶柄、花序、叶片中脉等两边锥数对纵缝，将纸条两端插入缝中，穿到台纸反面，将纸条收紧后用桃胶水在台纸背面贴牢，再将花、果的解剖标本、树皮等附件固定在台纸上，易脱落的花、果应装在纸袋里，贴在台纸的适当位置，以便必要时取出观察研究。因此纸袋既要贴得牢固，不使花、果丢失，又要便于取出。大的根茎、果实等纸条不易固定，可用白车线代替，细弱的标本可用桃胶水直接将标本贴在台纸上。没有桃胶水也可用一般办公用的胶水，或加防腐剂的糨糊代替。

细小的植物如苔藓、地衣、水绵、木耳等，用以上方法不易装订，可用透明玻璃纸覆盖在标本上，玻璃纸四周用胶水粘贴在台纸上。

整体标本每张台纸只能放一种植物标本。比较标本一张台纸按需要放置同一类标本。

（3）贴标签：标本装订后，在右下角贴上标签，标签项目按需要拟定。一般有类别、名称、采集地、日期、采集者等。

说明词要简明扼要。类别就是写标本名称，如叶序标本、花序标本或系统发育标本等。名称是指植物名称。若是叶序标本，台纸上可能有几种不同植物名称。植物分类学用的标本，通常在左上角粘贴采集记录，右下角粘定名笺。定名签要标明采集号、科、拉丁学名、鉴定人和鉴定日期。贴标签时将四个角或上下两边粘牢即可，以便必要时可取下更换。

三、注意事项

压制时应注意以下几种情况：

1. 尽量使枝、叶、花、果平展，并且使部分叶片背面向上，以便观察叶背特征。花的标本最好有一部分侧压，以展示花梗、花萼、花瓣等各部位形状；还要解剖几朵花，依次将雄蕊、雌蕊、花盘、胎座等各部位压在吸水纸内干燥，更便于观察该植物的特征，利于识别。

2. 多汁的根、块茎、鳞茎等标本，不易压干，要先用开水烫死细胞，然后纵剖或横剖，滴干水后再压。这样既可使标本快干，又能观察内部构造。仙人掌类及大型果实如柚、佛手、香橼等，可以纵切挖去内部肉质组织后再压，或切取部分纵剖面和横剖面为代表进行压制。

3. 菟丝子、桑寄生、生姜、芋头、兰花以及松、杉、柏等植物，往往压制了1~2

个月后，细胞还不死，致使叶、花脱落。这些标本，就需要在开水里烫片刻，杀死细胞后再压。有的标本容易破碎，如木棉花的花瓣，采集后放置半天，或用蒸汽熏蒸片刻，使组织软化再压，效果较好。

4. 标本放置要注意首尾相错，以保持整叠标本平衡，受力均匀，不致倾倒。有的标本的花、果较粗大，压制时常使纸凸起，叶子因受不到压力而皱折，这种情况可用几张纸折成纸垫，垫在凸起的四周，或将较大部分切下另行风干，但要注意挂同一号的采集标签。标本较长的，可以折成"V""K"或"N"形。

5. 换纸是否及时，是关系到标本质量的关键步骤。初压的标本水分多，通常每天要换2～3次，第三天后每天可换一次，以后可以几天换一次，直至干燥为止。遇上多雨天气，标本容易发霉，换纸更为重要。最初几次要注意整形，将皱折的叶、花摊开，展示出主要特征。换下的湿纸要及时晒干或烘干。用烘干的热纸换，效果较好。换纸时要轻拿轻放，先除去标本上的湿纸，换上几张干纸，然后一只手压在标本上面的干纸上，另一只手托住标本下面的湿纸，迅速翻转，使干纸的一面翻到底下，湿纸翻到上面，再除去湿纸，换上干纸，这样可以减少标本移动，避免损伤。

植物标本的质地不同，其干燥速度也不同。有的标本如车前草、龙葵、牵牛、蒲公英等2～3天就干了，有的标本半个月、一个月才干。所以在换纸时应随时将已干的标本取出，以减少工作量。

有些植物的花、果、种子压制时常会脱落，换纸时必须逐个捡起，放在小纸袋内，并写上采集号码夹在一起。

为了使标本快速干燥并保持原色，可以用熨斗熨干，也可以将标本夹在铁丝夹里放置于45～60℃的恒温干燥箱里烘干或用红外线照射，促进快速干燥。此外，用硅胶作干燥剂也能使植物标本快速干燥，效果良好。

第二节　来源鉴别

一、定义

来源鉴别是指应用植（动）物分类学知识，对药材样品的来源进行鉴定，确定其植（动）物正确学名；应用矿物学基本知识，确定矿物药材样品来源的鉴定方法。以原植物鉴定为例，介绍其操作步骤。

二、操作步骤

1. 观察形态　对具有较完整植物（动物）体的药材样品，应注意其根、茎、叶、花和果实等部位（或眼、口器、附肢等器官）的观察，其中对繁殖器官（花、果或孢子囊、子实体等）尤应仔细观察，借助放大镜或立体显微镜，观察花等的形态构造。

2. 核对文献　根据已观察到的形态特征和样品的产地、别名、效用等线索，可查阅全国性或地方性的中草药书籍和图鉴，加以分析对照。在核对文献时，首先应查考植物分类学著作，如《中国植物志》《中国高等植物图鉴》《新华本草纲要》及有关的地区性植物志等；其次，再查阅药用植物方面的著作，如《中药志》《全国中草药汇编》《中药大辞典》《中药材品种论述》《中药鉴定学》《中药鉴别手册》《药用动物志》等。

3. 核对标本 当知道被鉴定药材样品的科属时，可以到标本室核对已定学名的该科属标本，或根据文献核对已定学名的某种标本。要得到正确鉴定，必须要求标本室中已定学名标本正确可靠。

三、注意事项

1. 观察植物时，仅靠茎枝和叶子外形来鉴定植物是不全面的，有时容易得出错误结论。在实际工作中经常遇到的检品是不完整的，常是植物体的一段（或一块）组织或器官，除少数品种的特征十分突出可以鉴定外，一般都要追究其原植物，可以利用作为凭证的腊叶标本、照片等资料进行对照鉴定。

2. 核对文献时，由于各书籍记载植物形态的深度不同，同一种植物各书的记述有时也不会一致，因此必要时，还须进一步查对原始文献，以便正确鉴定。

3. 核对标本时，如果采集药材样品的同时，也采集了腊叶标本，则以腊叶标本鉴定学名为药材样品学名。对于需要以药材和照片作为定名依据的，应请专门药材鉴定专家或对应科属分类学家帮助完成。

第三节 性状鉴别

一、定义

性状鉴别系指用感官进行，如眼看（较细小的可借助于扩大镜或体式显微镜）、手摸、鼻闻、口尝等方法，对药材和饮片的形状、大小、表面（色泽与特征）、质地、断面（折断面或切断面）及气味等特征进行鉴别的一种方法。

形状是指药材和饮片的外形。大小是指长短、直径、厚薄等。表面是指药材在日光下的表面色泽。质地是指用手对药材和饮片的感官感觉，软硬、坚韧、疏松、致密、黏性或粉性等；常用术语：松泡、粉性、油润、角质。断面是指在日光下观察药材和饮片的断面色泽及断面特征。气味是指药材和饮片的嗅感和味感。

二、操作步骤

1. 眼看 用肉眼观察药材的形状；大小，借助毫米刻度尺（较细小的可借助于扩大镜或体视显微镜）测量药材长度、直径和厚薄，对细小的种子或果实类，可以将每10粒紧密排成一行测量后求平均值；颜色，有的药材色调不是单一的，而是复合的色调；表面有无皱纹、皮孔、钉疤或毛茸等；观察药材和饮片的断面色泽及断面特征。

2. 手摸 用触觉感受药材表面是否光滑还是粗糙，用手折断药材和饮片时的感官感觉，是否容易折断，并感受其质地的软硬、坚韧、疏松、致密、黏性或粉性。

3. 鼻闻 直接嗅闻药材或饮片，或在折断、破碎或搓揉时进行。必要时可用热水润湿后检查。

4. 口尝　取少量直接口尝，或加热水浸泡后尝浸出液。

三、注意事项

1. 粉末类药材鼻闻时注意距离，以免吸入鼻腔。

2. 有强烈刺激性，或剧毒的药材，口尝时要特别小心。取样要少，尝后应立即吐出，漱口，洗手，以免中毒，如生乌头、草乌、雪上一枝蒿、半夏等。

3. 尝味应注意方法，因舌尖对甜味敏感，舌根对苦味敏感，所以取少许检品入口时应稍留片刻，使药液接触舌的各部位，然后才吐出漱口，这样才准确。

4. 嗅感可以直接嗅闻，或在折断、破碎或搓揉时进行。必要时可用热水润湿后检查。味感可取少量直接口尝，或加热水浸泡后尝浸出液。

第四节　水　试

一、定义

水试就是利用中药在水中发生沉浮、溶解、变色、透明度改变及黏性、膨胀性、荧光等特殊现象进行鉴别药材的一种方法。

膨胀性适用含有黏液质、胶质、半纤维素类中药的鉴别。指药材在水或其他规定的溶剂中，在一定时间和温度条件下膨胀后所占有的体积比原药材的体积增加很多倍数。水试的荧光鉴别是指药材含有的化学成分（或经过酸碱处理）在紫外光（波长365nm、254~265nm）或自然光下特殊的颜色。

二、操作步骤

1. 实验准备　将盛有一定量和温度水的烧杯放置试验台。

2. 放入样品　将药材或饮片放置水中。

3. 观察现象　观察与水接触后的现象，或在规定的时间过后观察药材沉浮、膨胀、溶解、变色及溶液的颜色变化等。

4. 整理试验台

三、注意事项

1. 溶剂的选择，通常选冷水，部分药材为热水，有时可在水中加入酸或碱观察荧光。

2. 不同药材要求水的温度不同，同时注意室温，如需要保持水温时，还应放在水浴上恒温。

3. 水浸的时间通常都有相应的规定，时间不足时通常检验不出结果。

4. 加水的量除特殊规定外，通常为药材体积的 6~10 倍，过多的水会影响检查结果。

5. 荧光分析时注意波长的选择。

第五节 火 试

一、定义

火试是利用药材火烧能产生特殊的气味、颜色、烟雾、闪光或响声等变化现象鉴别药材的一种方法。

二、操作步骤

1. 木类药材，可直接点燃，燃烧后观察火焰的颜色，是否有油状物流出，同时注意散发的烟雾、气味等。

2. 粉末类药材，粉末放在锡箔纸上，将其放在广口搪瓷瓦罐中，点燃后观察火焰的颜色，同时注意闪光或响声、散发的烟雾、气味等，燃烧后灰烬的颜色。

3. 树脂类药材，可直接点燃或研成粉末，参考以上方法鉴别。

三、注意事项

1. 通常在具有阻燃材料的通风橱内进行实验。

2. 有时中药材含水量比较高，点燃需要更多时间。

3. 药材燃烧有大量的烟雾，通常戴面具，防止烟雾中毒。

4. 有的药材燃烧有大量明火，应防止火灾发生，应准备湿毛巾、灭火器等设备。

第十五章　显微鉴定操作

第一节　显微镜的使用

一、定义

　　显微镜是由一个透镜或几个透镜的组合构成的一种光学仪器，主要用于放大微小物体成为人的肉眼所能看到的仪器。显微镜是中药鉴定学实验中的重要工具，学会正确使用显微镜是中药学类专业学生必须掌握的一项基本技能。其类型有多种，通常用的是普通光学显微镜，其结构包括为光学系统和机械装置两个部分。光学系统主要包括目镜、物镜、聚光器、光阑及光源等部分；机械装置主要包括镜筒、镜柱、载物台、镜座、粗细调节螺旋等部分。

二、操作步骤

　　1. 操作前准备　取下显微镜防护套，检查显微镜部件是否完整、清洁，如有胶或黏附，可用少量二甲苯清洁；检查目镜、物镜的放大倍数是否符合规定等。

　　2. 对光　将镜筒升至距离载物台 1～2cm 处，低倍镜对准通光孔，调节光圈和反光镜，光线强时用平面镜，光线弱时用凹面镜。若使用的为带有光源的显微镜，可省去此步骤，但需要调节光亮度的旋钮，观察照明是否良好，视野是否均匀。

　　3. 安装标本　将玻片放在载物台上，有盖玻片的一面朝上。用卡夹固定，转动平台移动器的旋钮，使要观察的材料对准通光孔中央。

　　4. 调节焦距　从侧面注视物镜头，用大螺旋（粗调）将镜筒转下，至镜头将接近标本玻片为止，两者不能相碰，避免损坏，再用小螺旋（细调）调节光线，以供视野内可见物像为止，再用小螺旋调节至物像清晰。

　　5. 调节光线　转动光线强度调节旋钮（或聚光镜）、光栅等调节光线，以供视野适宜光度。

　　6. 低倍镜观察　先用低倍镜观察全景，再转高倍镜进行局部观察，低倍镜视野大，易发现目标和确定要观察的部位。

　　7. 高倍镜观察　从低倍镜转到高倍镜时，只需略微调动微调旋钮，即可使物像调制清晰。镜检时，需两眼同时睁开，用左眼观察，以便右眼绘图或记录。

　　8. 结束操作　观察完毕，移去样品，用二甲苯擦拭油镜头，扭转转换器，使镜头 V

字形偏于两旁，如用反射光源，反光镜要竖立，转动粗调旋钮将工作台下降至底端，擦拭干净，套上镜套。若使用的是带有光源的显微镜，需要调节亮度旋钮将光亮度调至最暗，再关闭电源开关，以防止下次开机时瞬间过强电流烧坏光源灯。

9. 填写记录并整理实验台　操作结束后填写设备使用记录，清理实验台。

三、注意事项

1. 转动调焦螺旋应缓、轻慢操作，不能用力过猛，以防压碎标本片和损伤镜头。

2. 观察完一个标本后，如果需要再观察另一标本时，需先将高倍物镜转回到低倍物镜，取出标本，换上新片，再观察。

3. 避免用手或硬物接触透镜，擦拭镜头需用专用擦镜纸及专用试剂。

4. 使用时如发现显微镜操作不灵活或有损坏，不要擅自拆卸修理，应立即报告指导教师处理。

第二节　粉末制片

一、定义

粉末制片是通过选用甘油醋酸试液、水合氯醛试液、蒸馏水或其他适当试液对观察对象处理，用于观察粉末药材或粉末制成的中成药。此法是鉴定中药材最常用的方法之一，简便快速，主要鉴别组织碎片、细胞的形态特征及其内含物。

二、操作步骤

1. 样品准备　将药材研粉，过筛（50～80 目）备用，特别坚硬的药材可用锉刀将其锉成粉末。

2. 取样　取粉末少许，置于洁净的载玻片的中央偏右一些。

3. 制片　根据需要滴加适宜的试液 1～2 滴 ［水、甘油液，水合氯醛液（透明）、乙醚乙醇液（脱脂）、氯化碱液（系 Na_2CO_3 和漂白粉混合成）（漂白）等］，轻轻搅匀或摇匀，用左手食指与拇指夹持盖玻片的两侧边缘，将其左侧与液层的左侧接触，再用右手持细镊子托住盖玻片右侧，将其轻轻放下，液体受压而延展，充满盖玻片下方即得。盖玻片盖平整后，擦净溢出液或从盖玻片边缘加液体以补充由于液体少产生的空隙。最后贴标签或蜡笔标记。粉末制片多作临时制片观察。也可制成半永久粉末片或永久粉末片。

三、注意事项

1. 如要观察细胞中的不溶性物质如淀粉粒、脂肪油滴、色素颗粒等，滴加 1～2 滴蒸馏水或甘油醋酸（斯氏液）试液，直接盖上盖玻片置显微镜下观察。如要观察细胞的形态特征，则应滴加水合氯醛加热透化，以除去细胞中的淀粉、油脂等，增加细胞壁的折光率，从而使细胞的形态更加清晰；为防止水合氯醛结晶析出，水合氯醛透化后再滴加甘油，装片。如要观察细胞中菊糖，滴加乙醇或水合氯醛不加热透化装片。

2. 制片操作要求：①装片避免产生气泡。有些粉末加水或甘油易产生气泡，可先加少量酒精使其湿润，再加水或甘油装片，可避免或减少气泡产生；搅拌时产生气泡，可随时用针将此引出；装片后如产生气泡，用细针或镊子将盖玻片轻轻抬起再缓缓放下，必要时反复数次，可使气泡逸出。②挥发性强的液体（如酒精）很容易干燥，装片后须立即观察；水也容易蒸发，如装片保存数小时，应加入不挥发的液体甘油保湿。③透化温度要适宜，不要破坏特征物或使其变形。④搅拌时不要破坏特征物，一般情况下不需要搅拌。⑤装片厚度要薄，液体充满盖玻片即可。

3. 含多量淀粉的药材粉末，所含的纤维及导管等具有鉴别意义的特征常被多量淀粉掩蔽而不易观察，可取部分粉末于试管中加热煮沸，使淀粉溶解，放置片刻或离心，用长形吸管将管底的沉淀物吸出制片观察。

4. 含多量油脂的药材粉末妨碍观察，先行脱脂处理。①取粉末于小烧杯中，加氯仿搅拌浸渍，滤过，滤纸再用少量氯仿洗涤。②取粉末少许置于载玻片中央，从玻片一端滴加氯仿或乙醚，将玻片的一端提高，溶液流入粉末，从另端流出，重复处理数次，脱去大部分油脂。

5. 制备"粗纤维"观察。取粉末 1 ~ 2g，放入瓷皿中加适量 10% 硝酸煮沸片刻，立即用细布滤过，用沸水洗涤布上的残渣。残渣放入瓷皿中再加 25% 氢氧化钠煮沸片刻，滤过，沸水洗涤布上的残渣（"粗纤维"）。残渣加水合氯醛、水或甘油装片观察。

6. 颜色很深的药材粉末，可先行脱色处理。取粉末少许置小烧杯中或载玻片上，加 3% 过氧化氢或次氯酸钠溶液，待颜色变浅时，除去大部分液体，再加新煮冷后的蒸馏水除去粉末中的气泡，即可装片观察。

第三节　表面制片

一、定义

表面制片是指撕取或分离植物器官（叶、花、果等）表皮的显微鉴定制片方法，主要用于观察表皮细胞的形状、毛茸的类型、气孔的轴式、角质层的增厚特征等，多用于对叶片、萼片、花瓣、雄蕊、果实、草质茎等表皮组织特征或花粉粒、孢子等表面的观察。

二、操作步骤

1. 表皮撕取法　用镊子夹住软化的或新鲜材料的表面，轻轻撕取其表皮层，表皮上表面朝上方置于载玻片上，加水、甘油或用水合氯醛试液透化（在小火焰上稍微加热，即可完全透明），加盖盖玻片，置显微镜下观察。

2. 整体封藏法　先剪取需要的部分两小片，各约 4mm 见方，一正一反，置于载玻片上，滴加水合氯醛试液透化。加热时用手执住载玻片一端，保持载玻片水平，在小火焰上缓缓左右移动，使透化液呈微沸腾状态，并随时补充蒸发的液体，适当补加蒸馏水，以免析出结晶。透化至材料略呈透明时，可放置待凉，为了防止干燥或水合氯醛结晶析出，可加稀甘油，装片观察。

3. 涂铺制片法　适用粉末状的花粉粒和孢子表面观察。操作类似于粉末制片法。

表面制片除临时制片观察外，可制成半永久或永久表面制片。①半永久表面制片：将临时制片除去水合氯醛液，滴加甘油浸渍片刻，用滤纸吸尽，再重复一次，然后滴加溶化的甘油明胶，加盖盖玻片，适当加压，放置待冷却凝固，加贴标签即可。②永久表面制片：最适用于整体封藏法的表面制片，将其置带塞小试管或小瓶中，经低浓度和高浓度乙醇溶液、无水乙醇、丙酮、二甲苯等处理，逐步脱水，最后滴加中性树胶液封藏并贴标签。表皮撕离法的表面制片，脱水操作可在载玻片上进行。

三、注意事项

1. 应根据材料性质和观察特征不同，可选择不同的表面制片方法。较厚的材料（叶片、果实或草质茎）观察表皮组织特征如表皮细胞形态、气孔类型、毛茸特征和着生情况等，可用表皮撕离法；较薄的材料观察表面特征或表皮与下方组织关系（如叶显微定量常数测定），可用整体封藏法；粉末状的花粉粒和孢子可用涂铺制片法。

2. 整体封藏法制片，要透化完全，反复透化直至透明为止。如在载玻片上透化不能使材料完全透明时，可剪取需要的部分，约8mm见方，放入试管内，加透化液2~3mL，在沸水浴中加热至透明状态，将材料取出，置于载玻片上，切成等大的两片，一正一反并排放好，滴加透化液或稀甘油，封片观察。

第四节　解离组织制片

一、定义

解离组织系利用化学试剂使植物体的细胞与细胞间的中层物质（胞间层）溶解，细胞相互分离的方法。适用于观察完整的细胞形态或研究细胞的立体形态结构，尤其适宜观察导管、管胞、石细胞和纤维等增厚壁的状况。

二、操作步骤

欲解离的材料，需先切割成2mm的薄片。根据材料的性质选用不同的化学试剂解离：氢氧化钾解离法、硝酸-铬酸离析法、氯酸钾离析法。

1. 氢氧化钾解离法　将切割好的材料置于坩埚中，加5%氢氧化钾溶液适量，在沸水浴上加热至用玻棒挤压能离散为止。如离析的材料稍硬，可用6%~10%氢氧化钾液加热使之离析，尚可更换一次试液。待材料能被轻压离散时，倾去碱液，用水洗至中性，即可取所需部位在载玻片上用解剖针撕开，加稀甘油制片观察。

2. 硝酸-铬酸离析法　将材料放入坩埚或试管中，加10%硝酸与10%铬酸的等量混合液，其量为材料的20倍，放置浸渍的时间，视材料的性质（坚硬程度和木化程度）而异，一般为1~2日或更长的时间。也可以采用加温的办法来缩短浸渍时间，以材料用玻棒轻压，可以离散为度，然后用水洗至中性，即可制片观察。

3. 氯酸钾离析法　将材料置坩埚或小烧杯中，加50%硝酸试液约5mL及氯酸钾粉少量，缓缓加热至沸，当气泡渐少时，再及时加入少量的硫酸钾，以维持气泡稳定产生（约15~20min），至用玻棒挤压材料能离散开时，倒去试液，加水洗涤数次，即可制片观察。

解离组织也可制成半永久或永久解离组织片。①半永久解离组织片，可将解离后的材料封藏在甘油明胶液中即得。②永久解离组织片，可将解离后的材料用解剖针撕开后，用95%乙醇溶液浸洗两次，沥去多余的乙醇，再加无水乙醇浸洗两次，以脱去多余的水分，沥去无水乙醇并加入二甲苯浸洗两次，以除去无水乙醇，最后沥去二甲苯，封藏在中性树胶中即得。

三、注意事项

1. 根据材料的性质，选择不同组织解离方法。纤维素薄壁组织，如叶、花等柔软材料，选用氢氧化钾解离法；木质化组织，如木材、根、茎、树皮等材料，选用硝酸 – 铬酸离析法；木化坚硬组织，如木类及某些果实、种子的坚硬果皮、种皮等，可选用硝酸 – 铬酸离析法。

2. 氢氧化钾解离，加热处理时间不宜太长，避免引起薄壁组织的破坏和变形。

3. 硝酸 – 铬酸离析，硝酸和铬酸均为强氧化剂，解离速度较快，如解离柔软较嫩的材料，应注意掌握时间。经硝酸、铬酸解离的材料，草酸钙、碳酸钙结晶及淀粉粒、脂肪油等均已消失。

4. 采用氯酸钾离析法制片需在通风处进行，以防氯气中毒。

第五节　徒手制片

一、定义

徒手制片系用刀片或徒手切片器将材料切成薄片，可在显微镜下观察组织构造、细胞形态和内含物特征的制片法。它是最常用的基本切片方法，不但操作最为简便快速，而且制成的切片可保持其细胞和内含物的固有形态（即能保持植物体原有结构的真相、色彩和内含物），便于进行各种显微化学反应，也适合于临时制片观察。

二、操作步骤

1. 材料预处理　新鲜材料应除净泥沙，干燥材料需浸软后切片。质地软硬适中的药材可直接进行切片；质地坚硬的药材需软化才能切片。软化方法是将材料放入吸湿器中软化，一般可采用玻璃质干燥器在其中放入含0.5%苯酚的水而成，将需软化的药材放在小玻璃皿中，置干燥器中的横隔板上，密封，可吸湿软化。过于柔软的材料不便夹持切片，可将其浸入70%~95%乙醇中，约20min后即可变得较硬时切片。柔软而薄的材料如叶片、花瓣等，需用稍坚固而易切的胡萝卜、马铃薯或实心大通草等将材料夹住进行切片。细小的种子或果实，可试取软木塞或白橡皮，在一端切一窄缝，将药材嵌入其中切片；或用树胶将药材黏结在软木塞一端或取一小方块石蜡，在一端烫开一小孔，立即将材料放入孔中，待石蜡凝固后切片。

2. 切片 选择已软化的中药材适当部位，切割成长 2~3cm 的小段，用拇指及食指和中指夹住材料，下端用无名指托住，另手持刀片，自左向右移动手腕，牵拽切片，动作要轻而快，力求切片薄而完整，操作时材料的断面与刀口须经常用水湿润。徒手切片器切片，将适当长度的材料夹入切片器上，旋转螺丝将材料固定紧，材料略露出圆盘平面，然后将切片刀或剃刀平放在圆盘上，自左向右平拉切片，同时转动切片器下端的升降调节轮，使材料上升，以利切片。

3. 装片 将切好的薄片，用毛笔小心地移入盛有清水的培养皿中浸泡。取载玻片滴加甘油或适宜试液，目选最薄而平整的切片，用镊子或毛笔将切片移于其上，再滴一滴甘油于片上，加上盖玻片，即可作临时制片观察；也可将薄片滴加水合氯醛试液加热透化，再滴加稀甘油，加上盖玻片后进行观察。

徒手制片多作临时制片观察，也可制成半永久徒手片或永久徒手片。半永久徒手片，可用稀甘油洗去水合氯醛液等，用甘油明胶液封藏。永久徒手片，经染色、透明后，用加拿大树脂或中性树脂封片。

三、注意事项

1. 需观察切片中糊粉粒、黏液、菊糖等特征的材料，在软化切片、装片等过程中均不可与水直接接触，以免溶解；需观察切片中挥发油、树脂等的材料，则不可与高浓度的乙醇或其他有机溶剂接触。

2. 装片加盖玻片时，应尽量避免产生气泡。

第六节　显微测量

一、定义

显微测量，系指用目镜测微尺，在显微镜下测量细胞及细胞内含物等的大小。

目镜测微尺，又称目镜量尺或目微尺。它是放在目镜内的一种标尺，是一个直径 18~20mm 的圆形玻璃片，中央刻有精确等距离的平行线刻度，常为 50 或者 100 条。

载物台测微尺，又称镜台测微尺或台微尺。它是一种特制的载玻片，中央黏有一小圆形玻片、上刻有 1mm（或 2mm）精确等分为 100（或 200）小格的细线，每一小格长为 10μm，它是用以标化目镜测微尺的。

目镜测微尺的标化，以确定使用同一显微镜及特定倍数的物镜、目镜和镜筒长度时，目镜测微尺上每一格所代表的实际长度。

二、操作步骤

1. 目镜测微尺的标定 将载物台测微尺置于显微镜镜台上，按显微镜常规操作对光调焦，并移动测微尺物象于视野中央。从镜筒中取下目镜，旋下接目镜的目镜盖，将目镜测微尺放入目镜筒中部的光栏上（应正面向上），旋上目镜盖后反置镜筒上。此时在视野中，除镜台测微尺的象外，还同时可观察到目镜测微尺的分度小格，移动镜台测微尺和旋转目镜，使两种量尺的刻度平行。左边的"某"刻度重合，寻找第二条重合刻度，如图示。记录两刻度的读数，并根据比值计算出目镜测微尺每小格在该物镜条件下所相当的长度（μm）。例如：接目镜头为 $10 \times$，接物镜头为 $40 \times$ 时，目镜测微尺每 77 小格相当于载台量尺 30 小格，则目镜测微尺每 1 小格的长度为 $30 \times 10 \mu m \div 77 = 3.89 \mu m$。显微测微尺，包括目镜测微尺和载台测微尺，如图 15 - 1 所示。

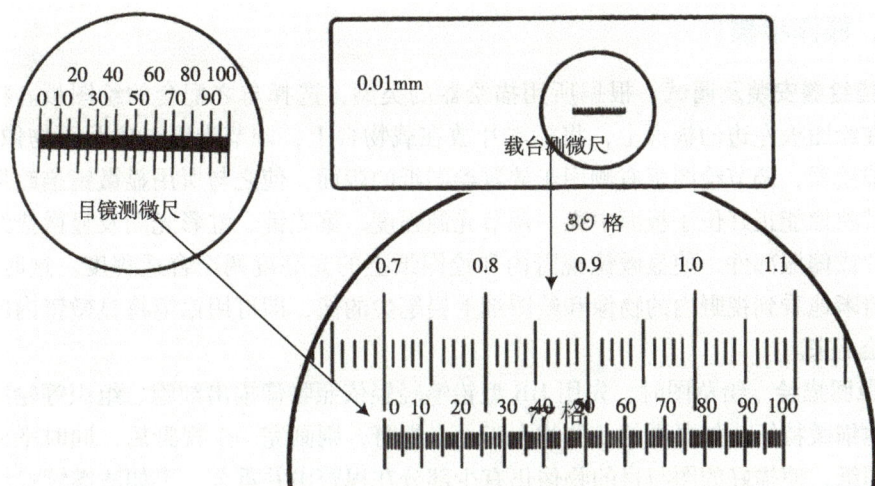

图 15 - 1　目镜测微尺的校准

2. 显微测量　取下载物台测微尺，将需测量的目的物显微制片置显微镜载物台上，对光，调焦，移动制片，使需测量的目的物置于目镜量尺范围内，调清物象，计数出目的物占据测微尺的小格数，乘以目镜尺每 1 小格的长度值即得。

3. 测量后整理　取走显微制片，整理试验台，清洁显微镜并规范归位。

三、注意事项

1. 目镜测微尺所代表的长度值随不同目镜与物镜配合而异，因此在实验前应将专用的目镜测微尺，在所用显微镜不同倍数的目镜与物镜组合后，进行测量其长度值，全部测定后记载于实验记录本或将数值表贴在显微镜子座上，备用。

2. 通常是在高倍镜下测量，因目镜量尺的每一小格的长度值较小，结果较为准确。但欲测量较长的目的物，如纤维、导管、非腺毛等的长度时，需在低倍镜下测量。

3. 当测定时要用不同的放大倍数时，应分别标定，标定 3 次，取平均值。过程中如更换不同人员测量、更换不同显微镜测量，均需重新标定。显微测量时，同一目的物测量 3 次，结果取平均值。每次测量记下数据，并分析数据最小量值、最大量值和多见量值（μm）。

4. 测量时，如大小与规定有差异时，允许有少量略高于或低于规定的数值。

第七节　显微描绘

一、定义

显微描绘的方法主要有徒手绘图法、描绘器绘图法、网格绘图法、投影绘图法和摄影绘图法。这里主要介绍描绘器绘图法。描绘器绘图法是使用显微描绘器描绘植物药材的组织构造或是显微特征的作图法。

二、操作步骤

1. 描绘器安装及调试　根据所用描绘器的类型，选择与之配套的绘图板。将显微镜放置在绘图板左边的板面上，将标本片放在载物台上，调节光源、焦距至物像清晰，安装好描绘器，调节绘图板右侧用于放置绘图纸的版面，使之与所用显微镜描绘器相呼应，使其映像能正好位于板面中央。调节光源强度、聚光镜、虹彩光圈及显微描绘器上的滤光片或偏振部件，使显微镜视野内和绘图纸上的光亮度调至合适程度。这时观察，可同时清晰地看到视野内的物像和绘图纸上铅笔尖的像，即可用铅笔将显微镜内的物象依样描绘下来。

2. 草图描绘　绘草图时，先用 HB 型铅笔轻轻依照物像描出细胞、组织等轮廓，再描绘其他细微特征。如要画的目的物大于一个视野，则画完一个视野后，同时平移标本片和绘图纸，使描好的图与目的物像仍有少部分在视野中并重合，再如法继续描绘至整个目的物画完。

3. 草图加工　利用描绘器描好的草图，有时线条可能不平整、圆滑，或是衔接不准确，也可能有些微细结构在描绘器中看不清楚而未能画出或画得不够准确，均需在草图描好后，卸除描绘器，装上目镜，再仔细观察所描绘的目的物像，并与草图核对，进行加工修改，补充必要的细节。草图修改好后，再用不同硬度的铅笔勾画，使线条平整圆滑、精确、粗细深浅一致，即为底图。

4. 墨线图绘制　用绘图笔绘制墨线图，将半透明的硫酸纸蒙在已绘好的底图上，四周固定好，用特别的绘图笔蘸墨水依样描绘，线条需清晰、均匀和圆滑，颜色要深浅一致，点要小而圆，分布均匀。

5. 图标注　图绘好后，各部分或特征要用直尺画引线，以便注字。引线要细、直、互相平行，最好在一边。图下要标出图名及图注和放大倍数。

放大倍数计算：用直尺（mm）量出画在绘图纸上的某一目的物图形的长度或大小，同时用目镜量尺量出该目的物同一方向的实际长度或大小，计算公式为：

$$放大倍数 = \frac{直尺量绘图纸上图像的长度或大小}{目镜量尺测量同一物像的同一方向实际长度或大小}$$

三、注意事项

1. 组织简图用来表明组织构造的基本层次、各种组织和某些特征分子的排列和分布情况。简图是用线条表示各种组织的界限或轮廓，用规定的符号表示某些组织或特征的分布。组织简图要求能准确表示各部分比例（即组织中各部分的范围和界限）以及重要特征的所在位置。绘制时，将各部位、各重要特征（如石细胞群、纤维束等）按照规定的代表符号绘出，看起来清晰，一目了然。要求直线要直，细点要圆，粗细均匀，大小一致，整齐美观。组织简图是一张平面轮廓图，不画出细胞的形状，不要求立体感与深度。

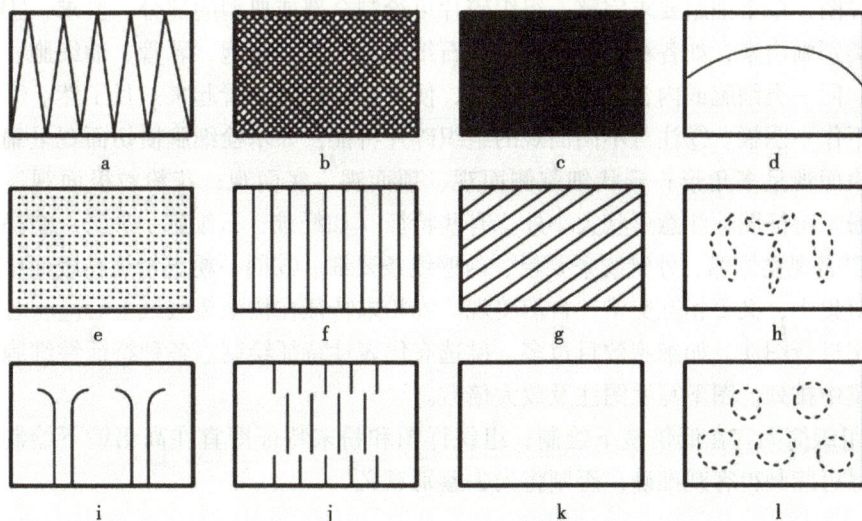

（a. 木栓层　b. 厚角组织、纤维束　c. 石细胞　d. 形成层　e. 韧皮部　f、g. 木质部
h. 裂隙　i. 射线　j. 绿色组织　k. 皮层、髓部　l. 分泌组织）

图 15 - 2　组织简图各部位表示符号

2. 组织详图用来表明药材组织中各种细胞、内含物的形态及排列情况，以说明组织的详细构造特点。详图是描绘中药组织所有细胞轮廓，分清各种组织、每个细胞的形状，如实反映出组织的真实情况。组织详图分横切面图、纵切面图和表面观图。一般常用简图和详图配合共同表示药材的显微特征，即以简图表示轮廓，每部分再选择有代表性的一部分组织绘制详图。要求：①切面观图应从外向内把各组织中比较典型而有代表性，能说明问题的一部分细胞画出来，常常分段画图。②每个细胞的形状、细胞壁的厚度和纹孔、层纹等，都要尽可能画得准确。③组织详图中，不必把所观察到的细胞都画出，而是要画出较典型的，有代表性的，能说明问题的那部分细胞。一般同类组织根据情况只要画出十几个至几十个细胞即可。如果每个细胞都含有很多形状相似的内含物，如淀粉粒，亦不必将所有细胞中的都画出，只要在一部分细胞中画出作为代表即可。④薄壁细胞（如韧皮部、皮层、髓部等）一般采用单线画出即可，对于壁较厚的细胞（如纤维、石细胞、导管、木栓细胞等）一般采用双线或是三线条画出细胞形状，表示出壁的厚度；对于厚角组织，根据细胞壁增厚的部位，描图时可增大细胞间间距，以示增厚情况。⑤横切面组织详图是一张细胞组织横切面的平面图，但细胞中内含物如结晶、淀粉粒、块状分泌物等，绘图时则应根据具体情况表现出立体感。表面观图中表面

特征物可表现出立体感。⑥表面制片，特征物往往不在一平面，如在高倍镜下绘画叶表皮上毛茸时，往往看不到毛茸全体，这时要把焦点对准毛的基部，等把毛茸基部绘好后，再把焦点逐渐上移，同时把毛茸的中上部依次画出来。凡在一个焦点平面不能看到细胞全体的制片，均可以采用上述方法画出细胞的完整形状。⑦各部分组织、细胞应连接自然，切忌随意填充细胞。

3. 粉末图是指细胞、后含物及某些组织碎片图。要选择具代表性的特征描绘，一律绘制详图，单个细胞要求完整，组织碎片可绘制全部或典型的部分。要求：①鉴别特征要按类别画出来，如各种形状的纤维、石细胞、导管、管胞、乳管、油细胞、草酸钙结晶等，同一类细胞或内含物应画在一起，便于互相比较，看起来一目了然。②同一放大倍数下作一图板。③注意不同面观的组织碎片特征，如木栓细胞横切面观呈扁平、层叠状，表面观呈多角形；栅状细胞侧面观、顶面观、底面观；花粉粒极面观、赤道面观。④粉末特征图除注意形状大小外，有些特征（如纤维、石细胞、导管、结晶、淀粉粒等）要表现立体感、外壁线条要粗、内壁线条要细。⑤同一粉末特征在版面中的排列既要相对集中，又要相互交错，自然美观。⑥粉末特征在描至硫酸纸上后应将各粉末特征以数字进行图注。如细胞数目过多，挑选有代表性特征绘制。各种特征性细胞在图版上分类集中排列。图下写明图注及放大倍数。

4. 组织简图宜在低倍镜下绘制；组织详图和粉末特征图宜在高倍镜下绘制。各种图都要尽可能画得客观准确，否则将失去鉴别意义。

第十六章　理化鉴定基本实验操作

第一节　微量升华

一、定义

微量升华，系利用中药中所含的某些化学成分，在一定温度下能升华的性质，获得升华物，在显微镜下观察升华物的形状（晶形）、颜色以及化学反应，以鉴别中药的一种方法。

二、操作步骤

1. 实验准备　将石棉网置于三脚架上，取金属片或载玻片置石棉网上，金属片或载玻片上放一高约 8mm 的金属圈。

2. 样品放置　圈内放置适量供试品粉末，圈上覆盖载玻片。

3. 加热　在石棉网下用酒精灯缓缓加热数分钟，至粉末开始变焦，去火待冷，载玻片上有升华物凝集。

4. 显微观察　将载玻片取下反转，升华物向上，在显微镜下观察结晶形状、色泽，或取升华物加试液观察反应。

三、注意事项

1. 对于同一药材粉末在不同温度下升华所得升华物的晶型有所差别，例如大黄粉末升华物有黄色针晶（低温时）、片状和羽毛状结晶（高温时）。

2. 操作时应注意，载玻片应先在酒精灯上稍加热，以除去载玻片上的水汽。

3. 不同来源，不同药用部位的中药材，只要其升华的成分相同，则升华物结晶晶形相同；升华物成分不同，则升华物结晶形状完全不同。

4. 微量升华操作具有一定的局限性，主要原因为升华温度无法准确记录，为此多次试验的重复性和准确度有待提高。

第二节　水分测定

一、定义

水分测定是测定药材中水分含量的方法，控制合适的水分含量是药材正常储存的保证，因此药材水分含量是药材质量的一个重要限量控制指标。

中药水分含量测定主要包括以下几种方式：①直接烘干法，即在高于水沸点的温度条件下（100~105℃）处理样本，通过计算水分减失重量来计算药材样本中水分含量，本法适用于不含或少含挥发性成分的药品。②甲苯法，药材中水分与甲苯在加热条件下可以形成共沸物之后在冷凝管中冷却分离，体系平衡后通过分离水层量取体积从而计算药材中的水分含量，本法适用于含挥发性成分的药品。③减压干燥法，在密闭条件下药材中的水分可以被干燥剂所吸收，通过减压的方式处理能够加快水分挥发的速度，本法适用于含有挥发性成分的贵重药品。④气相色谱法，本法的原理是在特定色谱条件下色谱峰的响应强度与物质的量成正比，通过与已知量的比对从而测定药材中水分的含量，本法可以测定药材中较为微量的水分。

二、操作步骤

1. 烘干法　取供试品 2~5g，平铺于干燥至恒重的扁形称量瓶中，厚度不超过 5mm，疏松供试品不超过 10mm，精密称定，打开瓶盖在 100~105℃干燥 5h，将瓶盖盖好，移置至干燥器中，冷却 30min，精密称定，再在上述温度干燥 1h，冷却，称重，至连续两次称重的差异不超过 5mg 为止。根据减失的重量，计算供试品中含水量（%）。

2. 甲苯法　取供试品适量（约相当于含水量 1~4mL），精密称定，置如下图装置 A 瓶中，加甲苯约 200mL，必要时加入干燥、洁净的沸石或玻璃珠数粒，将仪器各部分连接，自冷凝管顶端加入甲苯，至充满 B 管的狭细部分。将 A 瓶置电热套中或用其他适宜方法缓缓加热，待甲苯开始沸腾时，调节温度，使每秒钟馏出 2 滴。待水分完全馏出，即测定管刻度部分的水量不再增加时，将冷凝管内部先用甲苯冲洗，再用饱蘸甲苯的长刷子或其他适宜的方法，将管壁上附着的甲苯推下，继续蒸馏 5min，放冷至室温，拆卸装置，如有水黏附在 B 管的管壁上，可用蘸甲苯的铜丝推下，放置，使水分与甲苯

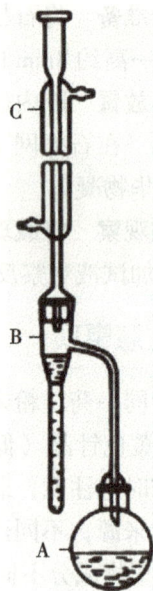

[A. 500mL 的短颈圆底烧瓶
  B. 水分测定管
  C. 直形冷凝管（外管长 40cm）]

图 16-1　甲苯法仪器装置

完全分离（可加亚甲蓝粉末少量，使水染成蓝色，以便分离观察）。检读水量，并计算供试品中的含水量（%）。

3. 减压干燥法　减压干燥法测定容器为减压干燥器。取直径12cm左右的培养皿，加入五氧化二磷干燥剂适量，使铺成0.5~1cm的厚度，放入直径30cm的减压干燥器中即得。取供试品2~4g，混合均匀，分取约0.5~1g，置于已在供试品同样条件下干燥并称重的称量瓶中，精密称定，打开瓶盖，放入上述减压干燥器中，减压至2.67kPa（20mmHg）以下持续半小时，室温放置24h。在减压干燥器出口连接无水氯化钙干燥管，打开活塞，待内外压一致，关闭活塞，打开干燥器，盖上瓶盖，取出称量瓶迅速精密称定重量，计算供试品中的含水量（%）。

4. 气相色谱法　①色谱条件与系统适用性试验：用直径为0.18~0.25mm的二乙烯苯-乙基乙烯苯型高分子多孔小球作为载体，柱温为140~150℃，热导检测器检测。注入无水乙醇，对照气相色谱法测定，应符合下列要求：a. 理论板数按水峰计算应大于1000，理论板数按乙醇峰计算应大于150；b. 水和乙醇两峰的分离度应大于2；c. 用无水乙醇进样5次，水峰面积的相对标准偏差不得大于3.0%。②对照溶液的制备：取纯化水约0.2g，精密称定，置25mL量瓶中，加无水乙醇至刻度，摇匀，即得。③供试品溶液的制备：取供试品适量（含水量约0.2g），剪碎或研细，精密称定，置具塞锥形瓶中，精密加入无水乙醇50mL，密塞，混匀，超声处理20min，放置12h，再超声处理20min，密塞放置，待澄清后倾取上清液，即得。测定：取无水乙醇、对照溶液及供试品溶液各1~5μL，注入气相色谱仪，测定，即得。

三、注意事项

1. 烘干法测定药材水分含量前应该将样品处理至合适的粒径，操作过程中应当注意高温防护，谨防烫伤。同时高温样品取出之后应当在干燥缸中进行冷却，干燥缸事先应当确保干燥，取出后应当尽快完成称量工作以避免干燥样本在空气中吸潮对测定结果造成影响。

2. 甲苯法测定前全部仪器应清洁，并置烘箱中烘干。用化学纯甲苯直接测定，必要时甲苯可先加水少量，充分振摇后放置，将水层分离弃去，经蒸馏后使用。同时实验完毕应当注意做好有机溶剂的回收。

3. 减压干燥法中用到的干燥剂五氧化二磷和无水氯化钙应及时更换。

4. 气相色谱法测定水分要求如下：①对照溶液与供试品溶液的配制须用新开启的同一瓶无水乙醇。②用外标法计算供试品中的含水量时，应扣除无水乙醇中的含水量，方法如下：

对照溶液中实际加入水的峰面积=对照溶液中总水峰面积-K×对照溶液中乙醇峰面积；供试品中水的峰面积=供试品溶液中总水峰面积-K×供试品溶液中乙醇峰面积。（K=无水乙醇中水峰面积/无水乙醇中乙醇峰面积）

第三节 灰分测定

一、定义

药材样本在高温炽灼下其有机物被氧化分解，以二氧化碳、氮的氧化物及水等形式逸出，遗留下硫酸盐、磷酸盐、碳酸盐、氯化物等无机盐及金属氧化物，这些无机物即为药材的总灰分。总灰分既包括药材所含的生理灰分，也包括药材表面所黏附的泥土、砂石等外来杂质，此类杂质不溶于稀盐酸，故为酸不溶性灰分，而总灰分与酸不溶性灰分含量高低是评价药材质量以及洁净度的重要质控指标。

二、操作步骤

1. 总灰分测定法 测定用的供试品需粉碎，使能通过二号筛，混合均匀后，取供试品 2~3g（如需测定酸不溶性灰分，可取供试品 3~5g），置于炽灼至恒重的坩埚中，称定重量（准确至 0.01g），缓缓炽热，注意避免燃烧，至完全炭化时，逐渐升高温度至 500~600℃，使完全灰化并至恒重。根据残渣重量，计算供试品中总灰分的含量（%）。

2. 酸不溶性灰分测定法 取上项所得的总灰分，在坩埚中小心加入稀盐酸约 10mL，用表面皿覆盖坩埚，置水浴上加热 10min，表面皿用热水 5mL 冲洗，洗液并入坩埚中，用无灰滤纸滤过，坩埚内的残渣用水洗于滤纸上，并洗涤至洗液不显氯化物反应为止。滤渣连同滤纸移置同一坩埚中，干燥，炽灼至恒重。根据残渣重量，计算供试品中酸不溶性灰分的含量（%）。

三、注意事项

1. 灰分测定过程涉及高温操作，具体实施过程中一定注意安全防护，严格遵守高温操作规程来实施。

2. 实验过程中如供试品不易灰化，可将坩埚放冷，加热水或 10% 硝酸铁溶液 2mL，使残渣湿润，然后置水浴上蒸干，残渣照前法炽灼，至坩埚内容物完全灰化。

3. 酸不溶性灰分测定过程中注意应当对总灰分进行充分洗涤，并注意转移完全。

第四节 杂质检查

一、定义

药材和饮片中混存的杂质系指以下各类物质：来源与规定相同，但其性状或部位与规定不符；来源与规定不同的物质；无机杂质，如砂石、泥块、尘土等。

二、操作步骤

1. 取样　称取规定量的供试品，摊开。

2. 挑拣　用肉眼或放大镜（5～10倍）观察，将杂质拣出；如其中有可以筛分的杂质，则通过适当的筛子，将杂质分出。

3. 称重　将各类杂质分别称重。

4. 计算　杂质量除以供试样品量计算杂质含量（％）。

三、注意事项

1. 药材或饮片中混存的杂质如与正品相似，难以从外观鉴别时，可称取适量，进行显微、化学或物理鉴别试验，证明其为杂质后，计入杂质重量中。

2. 个体大的药材或饮片，必要时可破开，检查有无虫蛀、霉烂或变质情况。

3. 杂质检查所用的供试品量，除另有规定外，按药材取样法称取。

4. 整理试验台，清洁实验用放大镜、筛子、镊子、架盘天平等用具并合理放置。

第五节　干燥失重测定

一、定义

干燥失重系指中药材或饮片在规定条件下干燥后所减失重量的百分率。减失的重量主要是水、结晶水及其他挥发性物质。由减失的重量和取样量计算供试品的干燥失重。

二、操作步骤

1. 称取供试样品　取供试品，混合均匀（如为较大结晶，应先迅速捣碎使成2mm以下的小粒），取约1g或各种品种项下所规定的重量，置于供试品同样条件下干燥至恒温的扁形称量瓶中，精密称定。

2. 干燥　除另有规定外，在105℃干燥至恒重。

3. 称重　用干燥器干燥的供试品，干燥后即可称定重量；置烘箱或恒温减压干燥箱内干燥的供试品，应在干燥后取出置干燥器中放冷至室温，再称定重量。

4. 恒重　称定后的供试品按照②和③操作，直至恒重。

5. 计算　由减失的重量除以取样量计算供试品的干燥失重。

三、注意事项

1. 供试品干燥时，应平铺在扁形称量瓶中，厚度不可超过5mm，如为疏松物质，厚度不可超过10mm。放入烘箱或干燥器进行干燥时，应将瓶盖取下，置于称量瓶旁，或将瓶盖半开进行干燥；取出时，须将称量瓶盖好。置烘箱内干燥的供试品，应在干燥后取出置干燥器中放冷至室温，然后称定重量。

2. 供试品如未达规定的干燥温度即融化时，除另有规定外，应先将供试品在低于熔点 5~10°C 的温度下干燥至大部分水分除去后，再按规定条件干燥。

3. 当用减压干燥器（通常为室温）或恒温减压干燥器时，除另有规定外，压力应在 2.67kPa（20mmHg）以下；宜选用单层玻璃盖的称量瓶，如用玻璃盖为双层中空，减压时，称量瓶盖切勿放入减压干燥箱（器）内，应放在另一普通干燥器内。减压干燥器（箱）内部为负压，开启前应注意缓缓旋开进气阀，使干燥空气进入，并避免气流吹散供试品。干燥器中常用的干燥剂为五氧化二磷、无水氯化钙或硅胶；恒温减压干燥器中常用的干燥剂为五氧化二磷。应及时更换干燥剂，使其保持在有效状态。

4. 用烘箱和恒温减压干燥箱干燥时，待温度升至规定值并达到平衡后（加热温度有冲高现象），再放入供试品，按规定条件进行干燥，同时记录干燥开始的时间。

5. 初次使用新的减压干燥器时，应先将外部用厚布包好，再进行减压，以防破碎伤人。

6. 装有供试品的称量瓶应尽量置于温度计附近，以免因箱内温度不均匀产生温度误差。

7. 清洁试验台及实验用具并规范摆放。

第六节　膨胀度测定

一、定义

膨胀度是药品膨胀性质的指标，系指按干燥品计算，每 1g 药品在水或其他规定的溶剂中，在一定的时间与温度条件下膨胀后所占有的体积毫升数。主要用于含黏液质、胶质和半纤维素类的天然药品。

二、操作步骤

根据供试品的特性或按药典规定的量取样，必要时按规定粉碎。准确称定（准确至 0.01g），置于膨胀度测定管中（全长 160mm，内经 16mm，刻度部分长 125mm，分度 0.2mL）。在 20~50℃ 条件下，加水或规定的溶剂 25mL，密塞，振摇，静置。除另有规定外，开始 1h 每 10min 振摇 1 次，然后静置 4h，读取药物膨胀后的体积毫升数，再静置 1h，如上读数，至连续两次读数差异不超过 0.1mL 为止。每一样品同时测定 3 份，各取最后一次读取的数值按下式计算，求其平均数，即得供试品的膨胀度（准确至 0.1）。

$$S = V/W$$

式中：S 为膨胀度；

V 为药物膨胀后的体积毫升数；

W 为样品按干燥品计算的克数。

三、注意事项

1. 所测样品干燥程度必须达到规定标准，若样品含水量过高，样品膨胀所形成的胶团间会附着气泡，干扰正常读数。

2. 不同样品的粉碎度不同，严格按标准粉碎，粉碎过细易形成较为稳定的悬浮液，粉碎过粗膨胀不完全，测定结果不准确。

3. 样品经特殊处理（如盐炙、油浸等），膨胀度会发生显著变化，在进行膨胀度测定时，该样品的粉碎度、膨胀时间、温度等皆会发生不同程度的变化。

4. 测量时，如测得读数与规定有差异时，允许有少量略高于或略低于规定的数值。

第七节　酸败度测定

一、定义

　　酸败是指油脂或含油脂的种子类药材和饮片，在贮藏过程中发生复杂的化学变化，产生游离脂肪酸、过氧化物和低分子醛类、酮类等分解产物，出现特异臭味，影响药材和饮片的感观和质量。测定酸值、羰基值和过氧化值，以检查药材和饮片中油脂的酸败度。

二、操作步骤

1. 油脂的提取　除另有规定外，取供试品 30~50g（根据供试品含油脂量而定），研碎成粗粉，置索氏提取器中，加正己烷 100~150mL（根据供试品取样量而定），置水浴上加热回流 2 小时，放冷，用 3 号垂熔玻璃漏斗滤过，滤液置水浴上减压回收溶剂至尽，所得残留物即为油脂。

2. 酸败度的测定

酸值的测定：取油脂，按照脂肪与脂肪油检验法测定。

羰基值的测定：羰基值系指每 1kg 油脂中含羰基化合物的毫摩尔数。

除另有规定外，取油脂 0.025~0.5g，精密称定，置 25mL 量瓶中，加甲苯适量溶解并稀释至刻度，摇匀。精密量取 5mL，置 25mL 具塞刻度试管中，加 4.3% 三氯醋酸的甲苯溶液 3mL 及 0.05%2，4-二硝基苯肼的甲苯溶液 5mL，混匀，置 60℃水浴中加热 30min，取出冷却，沿管壁慢慢加入 4% 氢氧化钾的乙醇溶液 10mL，加乙醇至 25mL，密塞，剧烈振摇 1min，放置 10min，以相应试剂为空白，按照紫外-可见分光光度法在 453nm 波长处测定吸光度，照下式计算：

$$供试品的羰基值 = \frac{A \times 5}{845 \times W} \times 1000$$

　　式中：A 为吸光度；W 为油脂的重量（g）；854 为各种羰基化合物2，4-二硝基苯肼衍生物的摩尔吸收系数平均值。

过氧化值的测定：过氧化值系指油脂中过氧化物与碘化钾作用，生成游离碘的百分数。

除另有规定外，取油脂 2~3g，精密称定，置 250mL 的干燥碘瓶中，加三氯甲烷-冰醋酸（1:1）混合溶液 30mL，使溶解。精密加新制碘化钾饱和溶液 1mL，密塞，轻轻振摇半分钟，在暗处放置 3min，加水 100mL，用硫代硫酸钠滴定液（0.01mol/L）滴定至溶液呈浅黄色时，加淀粉指示液 1mL，继续滴定至蓝色消失；同时做空白试验，照下式计算：

$$供试品的过氧化值 = \frac{(A-B) \times 0.001\,269}{W} \times 100$$

式中：A 为油脂消耗硫代硫酸钠滴定液的体积（mL）；B 为空白试验消耗硫代硫酸钠滴定液的体积（mL）；W 为油脂的重量（g）；0.001 269 为硫代硫酸钠滴定液（0.01mol/L）1mL 相当于碘的重量（g）。

三、注意事项

1. 酸值的测定所用乙醇纯度要符合要求，必要时应做提纯处理，以除去酸、醛和其他干扰物；防止二氧化碳的影响，因在室温下二氧化碳极易溶于乙醇中，抽提溶剂必须煮沸赶走二氧化碳，趁热进行滴定，并且要尽量缩短滴定时间，以减少二氧化碳对测定结果的影响。

2. 准确判断滴定终点是难点和关键。滴定接近终点时，应逐滴加入碱液，或改为半滴滴加，以减少滴定误差。在观察滴定终点时要注意两个特征：颜色有明显变化；透明度发生变化，在到达终点时溶液比较透明，未到达终点时溶液比较浑浊。

第八节　浸出物测定

一、定义

浸出物测定法系指用水、乙醇或其他适宜溶剂，有针对性地对药材及饮片中可溶性物质进行测定的方法，通常包括水溶性浸出物测定、醇溶性浸出物测定及挥发性醚浸出物测定。较多药材的有效成分尚不清楚，或已知的有效成分尚无精确的定量方法，浸出物的测定是最常用的控制质量的指标。

二、操作步骤

（一）水溶性浸出物测定

测定用的供试品需粉碎，使能通过二号筛，并混合均匀。

1. **冷浸法**　取供试品约 4g，精密称定，置 250~300mL 的锥形瓶中，精密加水 100mL，密塞，冷浸，前 6h 内时时振摇，再静置 18h，用干燥滤器迅速滤过，精密量取续滤液 20mL，置于已干燥至恒重的蒸发皿中，在水浴上蒸干后，于 105℃干燥 3h，置干燥器中冷却 30min，迅速精密称定重量，除另有规定外，以干燥品计算供试品中水溶性浸出物的含量（%）。

2. **热浸法**　取供试品 2~4g，精密称定，置 100~250mL 锥形瓶中，精密加水 50~100mL，密塞，称定重量，静置 1h 后，连接回流冷凝管，加热至沸腾，并保持微沸 1h。

放冷后，取下锥形瓶，密塞，再称定重量，用水补足减失的重量，摇匀，用干燥滤器滤过。精密量取续滤液25mL，置已干燥至恒重的蒸发皿中，在水浴上蒸干后，于105℃干燥3h，移置干燥器中，冷却30min，迅速精密称定重量。除另有规定外，以干燥品计算供试品中水溶性浸出物的含量（%）。

（二）醇溶性浸出物测定

按照水溶性浸出物测定法测定。除另有规定外，以各药材或饮片规定浓度的乙醇代替水为溶剂。

（三）挥发性醚浸出物测定

测定用药材或饮片需粉碎，过四号筛，并混合均匀。取2～5g，精密称定，置于五氧化二磷干燥器中干燥12h，置索氏提取器中，加乙醚适量，除另有规定外，加热回流8h，取乙醚液，置干燥至恒重的蒸发皿中，放置，挥去乙醚，残渣置于五氧化二磷干燥器中干燥18h，精密称定，缓缓加热至105℃，并于105℃干燥至恒重。其减失重量即为挥发性醚浸出物的重量，计算，即得。

三、注意事项

1. 凡以干燥品计算，操作时同时取供试品测定水分含量，计算时扣除水分的量。

2. 对于浸出物含量较高的供试品，在水浴上蒸干时应注意，先蒸至近干，然后旋转蒸发皿使浸出物均匀平铺于蒸发皿中，最后再蒸干。

3. 记录的数据有精密加水（或乙醇）体积、冷浸、加热回流的时间、精密量取滤液的体积、干燥的温度、时间，蒸发皿恒重的数据，供试品称量的数据，干燥后及干燥至恒重的数据。

4. 水（醇）溶性浸出物(%) $= \dfrac{(浸出物重 + 蒸发皿重) \times 加水(或乙醇体积)}{供试品重量 \times 量取滤液的体积} \times 100\%$ 。

第五篇　中药炮制实验操作

第十七章　净制技术

净制系指中药材去除杂质及霉变品和非药用部位、分离药用部位的操作过程。

前期准备工作：①工具准备：煮锅、不锈钢盆、药筛、簸箕、刷子、玻璃棒、剪刀、刀、砻、电子秤、搪瓷盘；②工具清洗：所有净制用具及容量器皿等一律刷洗干净备用。

一、去除杂质

1. 操作步骤

（1）挑选：先将称好的中药置挑选台上，拣出中药中所含的杂质和变异品。

（2）筛选：先将已称好的中药置合适的筛内，两手对称握紧筛子的边缘，均匀用力将杂质、中药碎屑等筛出；亦可根据筛目的不同进行大小分档。

（3）风选：先将已称好的中药置簸箕内，两手握住簸箕边缘后部的 2/3 处，均匀用力借扬、簸、摆等力量，将杂质、瘪粒、碎屑等除去；或用风车或风机等进行。

（4）水选：先将已称好的中药置水中搅拌，将漂浮于水面或沉于水中的杂质等除去。

2. 注意事项

（1）挑选时在挑出杂质、异物和变异品外，不要夹带出正品药。

（2）筛选时要根据杂质和药材的粒径，以及药材和药材的粒径选择筛目。

（3）风选时要注意簸箕扬簸的力度，切勿将药簸出。

（4）水选洗漂时应注意尽量减少药材在水中的浸泡时间，以免有效成分损失，并及时干燥，防止霉变。

（5）要尽可能使中药净度达到要求。

（6）净制完成后应及时清场，清洗工具并归位，保持整洁，并做好相关记录。

二、去除非药用部位

1. 操作步骤

（1）去根、去茎、去地上部分：一般采用剪切、挑选、砻等不同方法去残根、残茎及地上部分。

（2）去枝梗：一般采用挑选、筛选、风选、剪切、摘等不同方法去枝梗。

（3）去皮壳：一般采用刮除、捣、敲、擦、碾、砻、剥、燀、撞等方法去皮壳。

（4）去毛刺：一般采用刷除、砂烫、筛选、挑选、燎、碾、撞、挖等方法去毛刺。

（5）去心：一般蒸透后，趁热抽去木心。

（6）去核：一般采用风选、筛选、挑选、浸润、挤压、剥离、切挖等方法去核。

（7）去瓤：一般采用趁鲜挖去瓤。

（8）去芦：一般采用洗润、切除、剪除、风选、挑选等方法去芦。

（9）去头、鳞、足、翅：一般采用浸润切除、蒸制剥除等方法去头、鳞，采用掰除、挑选等方法去头、足、翅。

（10）去残肉、筋膜、骨塞：传统采用刀刮、水煮、浸漂等方法去除。

2. 注意事项

（1）去除非药用部位，要达到净度要求；

（2）净制完成后应及时清场，清洗工具并归位，保持整洁，并做好相关记录。

三、分离不同的药用部位

1. 操作步骤

采取剪、切等方法把地上部分与根分离，叶、花、果实与茎枝分离，种子与果皮、种仁与种皮、胚与子叶分离等。

2. 注意事项

（1）分离不同药用部位要彻底，以免在临床应用时相互之间产生影响；

（2）净制完成后应及时清场，清洗工具并归位，保持整洁，并做好相关记录。

第十八章　切制技术

切制是将净制过的中药材进行软化，并制成一定规格的片、段、丝、块的操作过程。

前期准备工作：①工具准备：煮锅、不锈钢盆、药筛、簸箕、刷子、玻璃棒、剪刀、铡刀，片刀、电子秤、搪瓷盘。②工具清洗：所有净制用具及容量器皿等一律刷洗干净备用。

一、操作步骤

1. 净制　将中药材除去非药用部位、杂质及霉变品、虫蛀品等。

2. 称量　将净制后的中药称重，记录重量。

3. 软化　根据中药的性质，采取适宜的方法进行软化，总体原则是软硬适度、少泡多润、避免伤水，具体方法如下。

（1）淋润软化：将洁净的原药材散开竖放，用水自上而下均匀喷淋，根据药材质地，一般喷 2~4 次后，适当润制，使水分渗入药材组织内部，至内外湿度一致，软硬适宜时即可。

（2）洗润软化：将药材快速用水洗净后，及时取出，稍润至潮软状态即可。

（3）泡润软化：将药材洗净，置适宜容器内，再注入清水至淹没药材，上压重物，浸泡至 5~7 成透时，取出，淋去多余的水，再行堆润使水分渗入内部，至内外湿度一致、软硬适宜时即可。

（4）漂润软化：将药材放入大量的清水中，每日换水 2~3 次，漂去有毒成分，使药材达到内外湿度一致即可。

（5）露润软化：在潮湿的地面，铺上一层苇席，将药材直接摊放在地面寸许，必要时中途翻动一次，使其上受湿气，下吸地气，而自然回润软化即可。

（6）湿热软化：采用水火共制法，经蒸、煮、燀等处理，使之软化即可；如黄芩、川乌等；

（7）干热软化：将中药置烘箱内加热，利用其内存的水分及其自身性质，使之回软即可；如胶类中药等。

4. 软化程度检查

（1）弯曲法：长条状药材软化至握于手中，大拇指向外推，其余四指向内缩，药材略弯曲，而不易折断，即为合格，如黄芪、白芍、山药、木通、木香等。

（2）指掐法：团块状药材软化至手指甲能掐入表面为宜，如白术、白芷、天花粉、泽泻等。

（3）穿刺法：粗大块状药材软化至以铁扦能刺穿而无硬心感为宜，如大黄、虎杖等。

（4）手捏法：不规则的根与根茎类的药材软化至用手捏粗的一端，感觉其较柔软为宜。如当归、独活等。部分块根、果实、菌类药材，如延胡索、枳实、雷丸等，润至手握无吱吱响声或无坚硬感时为宜。

5. 切制

（1）个活：不规则团块、颗粒状药材，如地黄、槟榔等则要单个切制，称为"个活"。如槟榔的切制如下：

夹药：取软化好的槟榔，用"蟹爪钳"夹紧。

送药：左手要握紧"蟹爪钳"，送药过桥要均匀，以内力徐徐平推送药。

切药：右手紧握刀柄，要下刀敏捷，着力适当，将刀一起一落，起落均匀，既不落空又不打顿，两手灵活协作，逐渐加快速度，按要求切制成均匀的薄片。

（2）把活：全草、细长的根和根茎、藤木、皮、叶类药材整理成把后切制，称为"把活"。如白芍的切制如下：

压药：将软化好的白芍整齐地放于刀桥，药量的多少以手能握住为准，药把整理完备后，用竹篾夹紧白芍。

送药：送药过桥要均匀，靠竹篾弹性徐徐平推送药。

切药：右手紧握刀柄，要下刀敏捷，着力适当，将刀一起一落，起落均匀，既不落空又不打顿，两手灵活协作，逐渐加快速度，按要求切制成均匀的厚片。

6. 干燥 切制后应及时干燥，常晒干或自然阴干或低温烘干，筛去灰屑。

7. 清场 切制完成后清洗所有的切制用具。

二、注意事项

1. 依据中药质地软硬，选好刀具。刀刃必须锋利，否则切出的饮片不整齐，容易破碎，影响煎熬和其他制剂。切制的要点是：刀快上线喂药匀。

2. 饮片的大小、厚薄，应该符合要求，主要考虑中药的有效成分是否容易煎出，调配是否方便。一些质地坚硬的中药以切薄片为宜。大小、厚薄是否恰当直接影响炮制效果。如阿胶切丁炒珠，大了则不易炒透心，小则受热熔融黏结；姜块炒成炮姜，大了则不易全部发泡，太小则易于灰化。

3. 某些中药为了调整药性，在切制前的水处理过程中要用辅料拌润。如泽泻用盐水润；黄连、大黄以酒润，不但能增强疗效，而且可以避免变色。

4. 水处理过程中，应按大小、粗细、软硬程度等分别处理，注意掌握气候、水量、时间等条件。质地松软、水分易渗入的药材，如桑白皮、五加皮、白鲜皮等，浸洗时需要注意时间，可抢水洗。夏季润药，由于环境温度高、湿度大，加之有的中药闷润时间长，要防止药材发黏、变色、变味、霉变等现象的发生。润药的要点是：三分刀工七分润；少泡多润；润药是师傅，切药是徒弟。

5. 经水处理后的药材，必须无泥沙等杂质，无伤水、腐败、霉变异味，软硬均匀适度。

6. 人工干燥温度应根据中药性质而灵活掌握，一般中药以不超过 80℃ 为宜；含芳香挥发性成分的药材以不超过 50℃ 为宜；干燥后的饮片含水量应控制在 7% ~ 13% 为宜（个别品种除外）。异型片 < 10%。干燥后的饮片，必须干湿均匀，保持固有色泽、气味、片型整齐。质量指标：干燥后不得变色。

7. 晒干法适用于大多数饮片，切制后立即摊放在晒场或席子、竹匾等上面，注意不要堆放，平摊均匀一层，同时不断翻动。一些湿度较大，或厚度较高的饮片，如块、丁、段等，要注意内外全部干透。必要时可采取复晒法。

8. 含挥发油多的药材切成饮片后应采用阴干法，即将饮片置空气流通的阴凉场所，使水分缓缓蒸发，直至干燥。

第十九章　炮制技术

第一节　单　炒

单炒是将净制或切制过的饮片，置预热炒制容器内，不加任何的辅料，用不同的火力加热，并不断翻动或转动至一定程度的操作过程。

前期准备工作：①工具准备：铁锅、铁铲、药筛、簸箕、刷子、温度计或红外测温仪、电子秤、搪瓷盘、不锈钢盆。②工具清洗：所有炒制用具及容量器皿等一律刷洗干净备用。③加热源调试：在材料齐备、用具齐备的情况下，检查加热用具是否正常，如将煤气灶点火试一试能否打着，电炉是否正常，火力能否灵活调整；适用于以下各法。

一、炒黄

1. 定义　炒黄是将净制或切制后的饮片，置预热炒制容器内，用文火或中火加热，并不断翻动或转动至一定程度的操作过程。

2. 操作步骤

（1）饮片净制和分档：饮片剔除杂质、异物及非药用部位，大小分档。

（2）饮片称量：称取适量待炒饮片。

（3）预热：用文火预热炒锅，一般使锅底温度达到 $130 \sim 150℃$。

（4）投药：将待炒饮片投入炒锅中。

（5）翻炒：均匀翻炒，切忌翻炒到锅外，炒至饮片呈黄色，或较原色加深，或种皮爆裂，或发泡鼓起，并逸出固有的香气时，准备出锅。

（6）出锅：关闭火源，取下炒锅，将炒好的中药饮片倒入搪瓷盘中，摊开放凉。清洗所有炒制用具。

3. 注意事项

（1）炒黄操作前应检查用具并清洗干净，饮片须挑选干净，不得有杂质异物及霉变、虫蛀等变异现象。

（2）饮片炒制前须大小分档，分次炒制，以免受热不均而导致炒制程度不匀。

（3）炒药前应先将容器预热至一定程度方可投入中药。

（4）炒制时应控制好锅温与火力，以免中药焦煳。

（5）翻炒要有规律，使中药受热均匀，炒至适宜程度迅速出锅，摊开冷却，凉透后及时收贮。

（6）炒黄程度的判定要 4 条结合，即：对比看、听爆鸣声、闻香气、看断面。其中以看断面最为关键，因很多药表面颜色很深。

二、炒焦

炒焦是将净制或切制后的饮片，置预热的炒制容器内，用中火加热，炒至中药表面呈焦褐色，内部焦黄色或颜色加深，并具有焦香气味的操作过程。

1. 操作步骤

（1）饮片净制和分档：饮片剔除杂质、异物及非药用部位，大小分档。

（2）饮片称量：称取适量待炒饮片。

（3）预热：用中火预热炒锅，一般使锅底温度达到 150~180℃。

（4）投药：将待炒饮片投入炒锅中。

（5）翻炒：均匀翻炒，切忌翻炒到锅外，炒至饮片表面呈焦褐色，内部焦黄色或颜色加深，质地酥脆，并有焦香气味溢出时，准备出锅。

（6）出锅：关闭火源，取下炒锅，将炒好的中药饮片倒入搪瓷盘中，摊开放凉。清洗所有炒制用具。

2. 注意事项

（1）炒焦操作前应检查用具并清洗干净。饮片须挑选干净，不得有杂质异物及霉变、虫蛀等变异现象。

（2）中药炒制前须大小分档，分次炒制，以免受热不均而导致炒制程度不匀。

（3）炒药前应先将容器预热至一定程度方可投入中药。

（4）炒制时应控制好锅温与火力。温度太高，受热太急，部分中药易炭化。温度太低，达不到焦化程度；温度低受热时间长，则可使中药内外均焦，影响质量。

（5）翻炒要有规律，使饮片受热均匀。炒至适宜程度迅速出锅，摊开冷却。凉透后及时收贮。

三、炒炭

炒炭是将净制或切制后的中药，置炒制容器内，用武火或中火加热，炒至中药表面焦黑色或焦褐色，内部呈棕褐色或棕黄色的操作过程。

1. 操作步骤

（1）饮片净制和分档：饮片剔除杂质、异物及非药用部位，大小分档。

（2）饮片称量：称取适量待炒饮片。

（3）预热：用武火预热炒锅，一般使锅底温度达到 180~210℃。

（4）投药：将待炒饮片投入炒锅中。

（5）翻炒：均匀翻炒，切忌翻炒到锅外，炒至饮片表面焦黑色或焦褐色，内部呈棕褐色或棕黄色时出锅，如有火星出现，喷淋适量清水，稍炒使干燥后，准备出锅。

（6）出锅：关闭火源，取下炒锅，将炒好的中药饮片倒入搪瓷盘中，摊开放凉。清洗所有炒制用具。

2. 注意事项

（1）炒炭操作前应检查用具并清洗干净。饮片须挑选干净，不得有杂质异物及霉变、虫蛀等变异现象。

（2）中药炒制前必须大小分档，分次炒制，以免受热不均而导致炒制程度不匀。

（3）炒药前应先将容器预热至一定程度方可投入中药。

（4）操作时要适当掌握好火候，即达到"炒炭存性"的要求。温度太高，可使中药灰化而不存性。温度偏低，达不到炒炭程度和目的，或因受热时间过长，导致中药内外均炭化而影响质量。

（5）质地坚实的中药宜用武火，质地疏松的花、花粉、叶、全草类中药可用中火，视具体中药灵活掌握；一般表面棕褐色即可，如槐米、蒲黄、侧柏叶、艾叶等。

（6）中药炒至一定程度时，因温度高，易出现火星，尤其是质地疏松的中药在锅中易燃，须喷淋适量清水熄灭，取出后必须摊开晾透，经检查确无余热后再收贮。

第二节　固体辅料炒

固体辅料炒是将净制或切制过的中药与固体辅料共同加热，并不断翻动至一定程度的操作过程。固体辅料炒根据所加辅料的不同又分为米炒、土炒、砂炒、蛤粉炒和滑石粉炒和麸制。

前期准备工作：①工具准备：铁锅、铁铲、笊篱、簸箕、刷子、温度计或红外测温仪、电子秤、搪瓷盘、不锈钢盆。②工具清洗：所有炒制用具及容量器皿等一律刷洗干净备用。③辅料准备：准备好各技术相关辅料。④加热源调试：在材料齐备、用具齐备的情况下，检查加热用具是否正常，如将煤气灶点火试一试能否打着，电炉是否正常，火力能否灵活调整；适用于以下各法。

一、米炒

米炒是将净制或切制过的中药与定量的米共同加热，并不断翻动至一定程度的操作过程。

（一）操作步骤

1. 米上拌炒

（1）饮片净制和分档：将饮片剔除杂质、异物及非药用部位，大小分档。

（2）饮片称量：将净制和分档后的饮片进行称重，记录重量，计算辅料用量。

（3）辅料称量：根据所称饮片的重量称取定量辅料。

（4）预热：将大米用清水浸湿，将湿米置炒制容器内，使其均匀地平铺一层，用中火加热至米黏住锅底。

（5）投药：将待炒饮片投入炒锅中。

（6）翻炒：将饮片在米上轻轻翻动，炒至饮片颜色加深、表面的米呈焦黄色时，准备出锅。

（7）出锅：关闭火源，取出，筛去焦米，并与饮片分置洁净容器内放凉。清洗所有炒制用具。

2. 共米拌炒

（1）饮片净制和分档：将饮片剔除杂质、异物及非药用部位，大小分档。

（2）饮片称量：将净制和分档后的饮片进行称重，记录重量，计算辅料用量。

（3）辅料称量：根据所称饮片的重量称取定量辅料。

（4）预热：将炒锅放置在火源上，点燃火源，调整火力为中火，待锅热后准备投药。

（5）投药：将待炒饮片与糯米同置炒锅中。

（6）翻炒：均匀翻炒，切忌翻炒到锅外，炒至饮片表面呈黄色或颜色加深，米呈焦黄或焦褐色时，准备出锅。

（7）出锅：关闭火源，取出，筛去焦米，并与饮片分置洁净容器内放凉。清洗所有炒制用具。

（二）注意事项

1. 中药饮片米炒前必须先挑选干净，不得含杂质异物及非药用部位，不得有霉变、虫蛀等变异现象，并大小分档，按比例称量饮片与辅料。操作前应检查用具并清洗干净。

2. 米上拌炒时，应先将浸湿的米铺好，再用中火加热，米应粘在锅底不动，拌炒的是米上面的饮片；共米拌炒时，应先用中火将锅预热，均匀拌炒，要亮锅底，使中药受热均匀；炒制时锅温应控制在 150～180℃。

3. 炒后应筛去辅料，炒过中药的米不能重复使用，炒过有毒中药的米要妥善处理，不能随意丢弃。

4. 炮制好的饮片应盛放于规定的洁净容器内放凉。

5. 炒制完成后应及时清场，清洗工具并归位，保持整洁，并做好相关记录。

二、土炒

土炒是将净制或切制过的中药与定量的灶心土（伏龙肝）粉共同加热，并不断翻动至一定程度的操作过程。

（一）操作步骤

1. 饮片净制和分档　将饮片剔除杂质、异物及非药用部位，大小分档。

2. 饮片称量　将净制和分档后的饮片进行称重，记录重量，计算辅料用量。

3. 辅料称量　根据所称饮片的重量称取定量辅料。

4. 预热　将定量的土粉置炒锅内，用中火加热至灵活状态时，适当调小火力，保持温度恒定，准备投药。

5. 投药　将待炒饮片投入炒锅中。

6. 翻炒　边炒边埋，切忌翻炒到锅外，炒至饮片表面挂有均匀的土粉，色泽加深时，准备出锅。

7. 出锅　关闭火源，迅速用笊篱将饮片从锅内捞出，置洁净容器内放凉。清洗所有炒制用具。

（二）注意事项

1. 中药饮片土炒前必须先挑选干净，不得含杂质异物及非药用部位，不得有霉变、虫蛀等变异现象，并大小分档，按比例称量饮片与辅料，操作前应检查用具并清洗干净。

2. 炒制温度应适当，温度过高，中药易焦煳，温度过低，中药内部水分及汁液渗出较少，粘不住土；投入饮片后应适当调小火力，控制锅温，炒制时锅温应控制在150～180℃。

3. 炒后应筛去辅料，炒过中药的土仍能重复使用，土色变深时，应及时更换新土。

4. 辅料按饮片的30～40倍量称取，以能够掩埋待炮制饮片为度。

5. 炮制好的饮片应盛放于规定的洁净容器内放凉。

6. 炒制完成后应及时清场，清洗工具并归位，保持整洁，并做好相关记录。

三、砂炒

砂炒是将净制或切制过的中药与净河砂共同加热，并不断翻动至一定程度的操作过程。

（一）操作步骤

1. 饮片净制和分档　将饮片剔除杂质、异物及非药用部位，大小分档。

2. 饮片称量　将净制和分档后的饮片进行称重，记录重量，计算辅料用量。

3. 辅料称量　根据所称饮片的重量称取定量辅料。

4. 预热　将定量的净河砂置炒锅内，用武火加热至滑利状态时，适当调小火力，保持温度恒定，准备投药。

5. 投药　将待炒饮片投入炒锅中。

6. 翻炒　不断翻炒，边炒边埋，切忌翻炒到锅外，炒至饮片酥脆或膨胀鼓起，色泽加深时，准备出锅。

7. 出锅　关闭火源，迅速用笊篱将饮片从锅内捞出，置洁净容器内放凉。清洗所有炒制用具。

（二）注意事项

1. 中药饮片砂炒前必须先挑选干净，不得含杂质异物及非药用部位，不得有霉变、虫蛀等变异现象，并大小分档，按比例称量饮片与辅料。操作前应检查用具并清洗干净。

2. 炒制温度应适当，投入饮片后应适当调小火力，控制锅温，炒制时锅温应控制在180～240℃。

3. 炒后应捞出饮片或筛去辅料，炒过中药的河砂仍能重复使用，炒过毒剧药的河砂要妥善处理，不能再炒其他饮片。

4. 辅料按饮片的 30~40 倍量称取，以能够掩埋待炮制饮片为度。

5. 炮制好的饮片应盛放于规定的洁净容器内放凉。

6. 炒制完成后应及时清场，清洗工具并归位，保持整洁，并做好相关记录。

四、蛤粉炒

蛤粉炒是将净制或切制过的中药与蛤粉共同加热，并不断翻动至一定程度的操作过程。

（一）操作步骤

1. 饮片净制和分档　将饮片剔除杂质、异物及非药用部位，大小分档。

2. 饮片称量　将净制和分档后的饮片进行称重，记录重量，计算辅料用量。

3. 辅料称量　根据所称饮片的重量称取定量辅料。

4. 预热　将定量的蛤粉置炒锅内，用武火加热至灵活状态时，适当调小火力，保持温度恒定，准备投药。

5. 投药　将待炒饮片投入炒锅中。

6. 翻炒　不断翻炒，边炒边埋，切忌翻炒到锅外，翻炒至鼓起或成珠、内部疏松、外表呈黄色时，准备出锅。

7. 出锅　关闭火源，迅速用笊篱将饮片从锅内捞出，置洁净容器内放凉。清洗所有炒制用具。

（二）注意事项

1. 中药饮片蛤粉炒前必须先挑选干净，不得含杂质异物及非药用部位，不得有霉变、虫蛀等变异现象，并大小分档，按比例称量饮片与辅料，操作前应检查用具并清洗干净。

2. 炒制温度应适当，投入饮片后应适当调小火力，控制锅温，炒制时锅温应控制在 180~200℃。

3. 炒后应捞出饮片或筛去辅料，炒过中药的蛤粉仍能重复使用。

4. 辅料按饮片的 30~40 倍量称取，以能够掩埋待炮制饮片为度。

5. 炮制好的饮片应盛放于规定的洁净容器内放凉。

6. 炒制完成后应及时清场，清洗工具并归位，保持整洁，并做好相关记录。

五、滑石粉炒

滑石粉炒是将净制或切制过的中药与滑石粉共同加热，并不断翻动至一定程度的操作过程。

（一）操作步骤

1. 饮片净制和分档　将饮片剔除杂质、异物及非药用部位，大小分档。

2. 饮片称量　将净制和分档后的饮片进行称重，记录重量，计算辅料用量。

3. 辅料称量　根据所称饮片的重量称取定量辅料。

4. 预热　将定量的滑石粉置炒锅内，用武火加热至灵活状态时，适当调小火力，保持温度恒定，准备投药。

5. 投药　将待炒饮片投入炒锅中。

6. 翻炒　不断翻炒，边炒边埋，切忌翻炒到锅外，翻炒至鼓起、酥脆、表面黄色或色泽加深时，准备出锅。

7. 出锅　关闭火源，迅速用笊篱将饮片从锅内捞出，置洁净容器内放凉。清洗所有炒制用具。

（二）注意事项

1. 中药饮片滑石粉炒前必须先挑选干净，不得含杂质异物及非药用部位，不得有霉变、虫蛀等变异现象，并大小分档，按比例称量饮片与辅料。操作前应检查用具并清洗干净。

2. 炒制温度应适当，投入饮片后应适当调小火力，控制锅温；炒制时锅温应控制在180～200℃。

3. 炒后应捞出饮片或筛去辅料，炒过中药的滑石粉仍能重复使用。

4. 辅料按饮片的30～40倍量称取，以能够掩埋待炮制饮片为度。

5. 炮制好的饮片应盛放于规定的洁净容器内放凉。

6. 炒制完成后应及时清场，清洗工具并归位，保持整洁，并做好相关记录。

六、麸制

（一）麸炒

麸炒是将净制或切制过的饮片，与均匀撒布热锅中已起烟的麦麸皮共同加热翻炒至一定程度的操作过程。

1. 操作步骤

（1）饮片净制和分档：将饮片剔除杂质、异物及非药用部位，大小分档。

（2）饮片称量：将净制和分档后的饮片进行称重，记录重量，计算辅料用量。

（3）辅料称量：根据所称饮片的重量称取定量麦麸皮。

（4）预热：先将炒锅用武火预热至撒入少许麦麸皮即刻烟起，再撒入称量好的麦麸皮。

（5）投药：随即将待炒饮片投入炒锅中。

（6）翻炒：迅速与麦麸皮拌炒，翻炒时要亮锅底，切忌翻炒到锅外，炒至饮片表面呈亮黄色，麦麸皮呈焦黑色时，准备出锅。

（7）出锅：关闭火源，迅速取出，筛去麦麸皮，并与饮片分置洁净容器内放凉。清洗所有炒制用具。

2. 注意事项

（1）中药饮片麸炒前必须先挑选干净，不得含杂质异物及非药用部位，不得有霉变、虫蛀等变异现象，并大小分档，操作前应检查用具并清洗干净；

（2）辅料用量要适当，麦麸皮撒布要均匀。麦麸皮量少，烟气不足，达不到熏炒效果；麦麸皮量多，使温度下降过快，亦达不到麸炒要求，一般每100kg中药饮片，用麦麸10~15kg；

（3）注意火力适当。麸炒一般用中火或武火，并要求火力均匀；锅要预热好；可预先取少量麦麸投锅预试，以"撒入麦麸，即刻烟起"为度。如火力太小或锅不够热，达不到熏炒要求，成品色泽不够鲜亮，火力过大则易使麦麸皮成为焦团，饮片焦煳；

（4）麸炒温度较高，达到炒制要求时要迅速出锅，以免造成炮制品焦煳等现象；

（5）中药饮片要求干燥，以免黏附麦麸；炒过中药的麦麸不能重复使用；

（6）炮制好的饮片应盛放于规定的洁净容器内放凉；

（7）炒制完成后应及时清场，清洗工具并归位，保持整洁，并做好相关记录。

（二）麸煨

麸煨是将净制或切制过的中药，与麦麸同炒至所需程度的操作过程。

1. 操作步骤

（1）饮片净制和分档：将饮片剔除杂质、异物及非药用部位，大小分档。

（2）饮片称量：将净制和分档后的饮片进行称重，记录重量，计算辅料用量。

（3）辅料称量：根据所称饮片的重量称取定量麦麸。

（4）预热：先将炒锅用文火预热，待锅热后准备投药。

（5）投药：将待炒饮片与麦麸同置炒锅中。

（6）翻炒：不断翻炒，边炒边埋，切忌翻炒到锅外，翻炒至饮片表面颜色加深，麦麸焦黄色，准备出锅。

（7）出锅：关闭火源，迅速取出，筛去麦麸，并与饮片分置洁净容器内放凉。清洗所有炒制用具。

2. 注意事项

（1）中药饮片麸煨前必须先挑选干净，不得含杂质异物及非药用部位，不得有霉变、虫蛀等变异现象，并大小分档。操作前应检查用具并清洗干净。

（2）麦麸与饮片同置锅内，麦麸量不可过小，一般每100kg中药饮片，用麦麸40kg。

（3）火力不宜过强，一般以文火缓缓加热。

（4）炮制好的饮片应盛放于规定的洁净容器内放凉。

（5）炒制完成后应及时清场，清洗工具并归位，保持整洁，并做好相关记录。

第三节　炙　法

炙法是将净制或切制过的中药加入定量的液体辅料拌炒的操作过程。

前期准备工作：①工具准备：铁锅、煮锅、铁铲、药筛、簸箕、刷子、温度计或红外测温仪、烧杯、量筒、玻璃棒、电子秤、搪瓷盘。②工具清洗：所有炒制用具及容量器皿等一律刷洗干净备用。③辅料准备：准备好各技术相关辅料。④加热源调试：在材料齐备、用具齐备的情况下，检查加热用具是否正常，如将煤气灶点火试一试能否打着，电炉是否正常，火力能否灵活调整。适用于以下各法。

一、酒炙法

酒炙是将净制或切制后的饮片加入定量黄酒拌炒的操作过程。

（一）操作步骤

1. 饮片净制和分档　取待炮制饮片，挑除或筛除杂质异物及非药用部位并进行大小分档。

2. 饮片称量　将净制和分档后的饮片进行称重，记录重量，计算黄酒用量。

3. 辅料称量　根据所称饮片的重量称取定量黄酒或量取定量体积的黄酒。

4. 拌润　将定量黄酒和饮片混合搅拌，并加盖放置一定时间，放置期间要进行上下搅拌，使饮片能均匀吸入黄酒，待黄酒被吸尽后为止；若酒的用量较少，不易与饮片拌匀时，可先将黄酒加适量水稀释后，再与饮片拌润。

5. 预热　将炒锅用文火预热，待锅热后准备投药。

6. 投药　将拌润好的饮片置预热后的炒锅内。

7. 翻炒　用锅铲迅速翻动锅内饮片，翻炒速度先缓后快，切忌翻炒到锅外，至炒干为止。

8. 出锅　关闭火源，取下炒锅，将炒好的饮片倒入搪瓷盘中，摊开放凉。清洗所有炒制用具。

（二）注意事项

1. 根据不同饮片采用筛选或挑选等方式进行大小分档。

2. 加黄酒拌匀闷润过程中，容器上应加盖，防止黄酒迅速挥散。

3. 若酒的用量较少，不易与饮片拌匀时，可先将黄酒加适量水稀释后，再与饮片拌润。

4. 酒炙法一般控制火力为文火，火力不宜太大。

二、醋炙法

醋炙是将净制或切制后的饮片加入定量米醋拌炒的操作过程。

（一）操作步骤

1. 先加辅料后炒药

（1）饮片净制和分档：取待炮制饮片，挑除或筛除杂质异物及非药用部位并进行大小分档。

（2）饮片称量：将净制和分档后的饮片进行称重，记录重量，计算米醋用量。

（3）辅料称量：根据所称饮片的重量称取定量米醋或量取定量体积的米醋。

（4）拌润：将定量米醋和饮片混合搅拌，并加盖放置一定时间，放置期间要进行上下搅拌，使饮片能均匀吸入米醋，待米醋被吸尽后为止；若醋的用量较少，不易与饮片拌匀时，可先将米醋加适量水稀释后，再与中药饮片拌润。

（5）预热：将炒锅用文火预热，待锅热后准备投药。

（6）投药：将拌润好的饮片置预热后的炒锅内。

（7）翻炒：用锅铲迅速翻动锅内饮片，翻炒速度先缓后快，切忌翻炒到锅外，至炒干为止。

（8）出锅：关闭火源，取下炒锅，将炒好的饮片倒入搪瓷盘中，摊开放凉。清洗所有炒制用具。

2. 先炒药后加辅料

（1）饮片净制和分档：取待炮制饮片，挑除或筛除杂质异物及非药用部位并进行大小分档。

（2）饮片称量：将净制和分档后的饮片进行称重，记录重量，计算米醋用量。

（3）辅料称量：根据所称饮片的重量称取定量米醋或量取定量体积的米醋。

（4）预热：将炒锅用文火预热，待锅热后准备投药。

（5）投药：将净制和分档后的饮片置预热后的炒锅内，炒至一定程度。

（6）喷淋辅料：将定量米醋均匀喷淋在热锅内的饮片上，切忌将辅料喷淋在锅体上。

（7）翻炒：用锅铲迅速翻动锅内的饮片，翻炒速度先缓后快，切忌翻炒到锅外，至炒干为止。

（8）出锅：关闭火源，取下炒锅，将炒好的饮片倒入搪瓷盘中，摊开放凉。清洗所有炒制用具。

（二）注意事项

1. 根据不同饮片采用筛选或挑选等方式进行大小分档。

2. 加米醋拌匀闷润过程中，容器上应加盖，防止米醋迅速挥散。

3. 若醋的用量较少，不易与饮片拌匀时，可先将醋加适量水稀释后，再与饮片拌润。

4. 醋炙法一般控制火力为文火，火力不宜太大。

5. 在先炒药后加辅料操作中，一定要先炒炙饮片到一定程度（如乳香炒至冒烟，表面熔化发亮）后，再喷洒米醋。

6. 在先炒药后加辅料操作中，喷淋米醋时一定要注意不要喷淋在锅体上，不要沿着锅壁加入，否则起不到醋炙的作用。

7. 喷淋米醋后翻炒至一定程度（如乳香表面发亮），并干燥为止。

8. 醋炙品摊晾至放凉后，要密闭贮存。

9. 炒制完成后应及时清场，清洗工具并归位，保持整洁，并做好相关记录。

三、盐炙法

盐炙是将净制或切制后的饮片加入定量食盐水拌炒的操作过程。

（一）操作步骤

1. 先加辅料后炒药

（1）饮片净制和分档：取待炮制饮片，挑除或筛除杂质异物及非药用部位并进行大小分档。

（2）饮片称量：将净制和分档后的饮片进行称重，记录重量。

（3）食盐称量和盐水的配制：根据所称饮片的重量计算食盐用量，并称取定量食盐，将称取的食盐置适宜的容器内加入食盐量 4~5 倍量开水或热水，使食盐完全溶解。

（4）拌润：将定量食盐水和饮片混合搅拌，拌润放置一定时间，放置期间要进行上下搅拌，使饮片能均匀吸入食盐水，待食盐水被吸尽后为止。

（5）预热：将炒锅用文火预热，待锅热后准备投药。

（6）投药：将拌润好的饮片置预热后的炒锅内。

（7）翻炒：用锅铲迅速翻动锅内饮片，翻炒速度先缓后快，切忌翻炒到锅外，至炒干为止。

（8）出锅：关闭火源，取下炒锅，将炒好的饮片倒入搪瓷盘中，摊开放凉。清洗所有炒制用具。

2. 先炒药后加辅料

（1）饮片净制和分档：取待炮制饮片，挑除或筛除杂质异物及非药用部位并进行大小分档。

（2）饮片称量：将净制和分档后的饮片进行称重，记录重量。

（3）食盐称量和盐水配制：根据所称饮片的重量计算食盐用量，并称取定量食盐，将称取的食盐置适宜的容器内加入食盐量 4~5 倍量开水或热水，使食盐完全溶解。

（4）预热：将炒锅用文火预热，待锅热后准备投药。

（5）投药：将净制和分档后的饮片置预热后的炒锅内，炒至一定程度。

（6）喷淋辅料：将定量食盐水均匀喷淋在热锅内的饮片上，切忌将辅料喷淋在锅体上。

（7）翻炒：用锅铲迅速翻动锅内饮片，翻炒速度先缓后快，切忌翻炒到锅外，至炒干为止。

（8）出锅：关闭火源，取下炒锅，将炒好的饮片倒入搪瓷盘中，摊开放凉。清洗所有炒制用具。

（二）注意事项

1. 根据不同饮片采用筛选或挑选等方式进行大小分档。

2. 配制食盐水时要用开水或热水完全溶化。

3. 盐炙法一般控制火力为文火，火力不宜太大。

4. 在先炒药后加辅料操作中，一定要先炒炙饮片到一定程度（如知母炒至变色）后，再喷洒食盐水。

5. 在先炒药后加辅料操作中，喷淋盐水时注意不要喷淋在锅体上，不要沿着锅壁加入，否则食盐会迅速析出，起不到盐炙的作用。

6. 盐炙品摊晾至放凉后，及时密闭贮存，以免吸潮。

7. 炒制完成后应及时清场，清洗工具并归位，保持整洁，并做好相关记录。

四、蜜炙法

蜜炙是将净制或切制后的饮片加入定量炼蜜拌炒的操作过程。

（一）操作步骤

1. 先加辅料后炒药

（1）饮片净制和分档：取待炮制饮片，挑除或筛除杂质异物及非药用部位并进行大小分档。

（2）饮片称量：将净制和分档后的饮片进行称重，记录重量，计算炼蜜用量。

（3）炼蜜称量和稀释：根据不同饮片用蜜要求称取或量取定量炼蜜，加约为炼蜜量 1/3 的冷却沸水稀释。

（4）拌润：将稀释后的定量炼蜜和饮片混合搅拌，拌润放置一定时间，放置期间要进行上下搅拌，使饮片能均匀吸入炼蜜，待炼蜜被吸尽后为止。

（5）预热：将炒锅用文火预热，待锅热后准备投药。

（6）投药：将拌润好的饮片置预热后的炒锅内。

（7）翻炒：用锅铲迅速翻动锅内的饮片，翻炒速度先缓后快，切忌翻炒到锅外，炒至金黄色不黏手为止。

（8）出锅：关闭火源，取下炒锅，将炒好的中药饮片倒入搪瓷盘中，摊开放凉。清洗所有炒制用具。

2. 先炒药后加辅料

（1）饮片净制和分档：取待炮制饮片，挑除或筛选杂质异物及非药用部位并进行大小分档。

（2）饮片称量：将净制和分档后的饮片进行称重，记录重量。

（3）炼蜜称量和稀释：根据不同饮片用蜜的要求称取或量取定量炼蜜，加约为炼蜜量 1/3 的冷却沸水稀释。

（4）预热：将炒锅用文火预热，待锅热后准备投药。

（5）投药：将净制和分档后的饮片置预热后的炒锅内，炒至一定程度。

（6）喷淋辅料：将定量稀释后的炼蜜均匀喷淋在热锅内的饮片上，切忌将辅料喷淋在锅体上。

（7）翻炒：用锅铲迅速翻动锅内的饮片，翻炒速度先缓后快，切忌翻炒到锅外，炒至金黄色不黏手为止。

（8）出锅：关闭火源，取下炒锅，将炒好的中药饮片倒入搪瓷盘中，摊开放凉。清洗所有炒制用具。

炼蜜的制备：将蜂蜜置锅内，加热至徐徐沸腾后，改用文火，保持微沸，并除去泡沫及上浮蜡质，然后用罗筛或纱布滤去死蜂、杂质，再倾入锅内，加热至116～118℃，满锅起鱼眼泡，用手捻之有黏性，两指间尚无长白丝出现时，迅速出锅。炼蜜的含水量控制在10%～13%为宜。加热时注意蜂蜜沸腾的外溢或焦化，当蜜液微沸时，及时用勺上下搅动，防止外溢。

（二）注意事项

1. 根据不同饮片采用筛选或挑选等方式进行大小分档。

2. 炼蜜要先检查蜂蜜性状、比重等是否符合要求；炼蜜时必须凉锅下蜜，热锅下蜜会立刻焦煳；炼蜜黏度要适中，相当于药剂学的中蜜，起鱼眼泡即表示终点；所谓鱼眼泡就是蜂蜜的黏度增加，刚入锅时蜂蜜水溶液沸腾时都是小水泡，当水分很少时则起大泡，且破灭的慢，见到这种状态，可停止加热。蜂蜜炼制主要是破坏酶及酵母菌，利于保存，还可使蜂蜜洁净，滤过可除去死蜂及幼虫，蜡片等杂质。

3. 炼蜜的稀释：用炼蜜量1/3～1/2冷却沸水稀释混匀后备用，中药性质不同用水量有所不同，应灵活掌握。

4. 蜜炙法一般控制火力为文火，火力不宜太大，不得有焦斑。质轻者尤须注意，如旋覆花等。

5. 在先炒药后加辅料操作中，一定要先炒饮片到一定程度（如百合炒至黄色）后，再喷洒稀释后的炼蜜。

6. 在先炒药后加辅料操作中，喷淋稀释后炼蜜时注意不要喷淋在锅体上，不要沿着锅壁加入，否则起不到蜜炙作用。

7. 蜜炙品摊晾至松散后，要立即收贮，否则吸潮。由于蜂蜜的吸湿性极强，蜜炙品适合现用现炙。

8. 炒制完成后应及时清场，清洗工具并归位，保持整洁，并做好相关记录。

五、姜炙法

姜炙是将净制或切制过的饮片加入定量姜汁拌炒或煮制的操作过程。

（一）操作步骤

1. 饮片净制和分档　取待炮制饮片，挑除或筛除杂质异物及非药用部位并进行大小分档。

2. 饮片称量　将净制和分档后的饮片进行称重，记录重量，计算姜的用量。

3. 辅料称量 根据所称饮片的重量量取定量预先制备的姜汁。

4. 拌润 将定量姜汁和饮片混合搅拌，并加盖放置一定时间，放置期间要进行上下搅拌，使饮片能均匀吸入姜汁，待姜汁被吸尽后为止。

5. 预热 将炒锅用文火预热，待锅热后准备投药。

6. 投药 将拌润好的饮片置预热后的炒锅内。

7. 翻炒 用锅铲迅速翻动锅内的饮片，翻炒速度先缓后快，切忌翻炒到锅外，至炒干为止。

8. 出锅 关闭火源，取下炒锅，将炒好的饮片倒入搪瓷盘中，摊开放凉。清洗所有炒制用具。

姜汁的制备方法：

（1）捣汁：将生姜洗净切碎，置适宜容器内捣烂，加适量水，压榨取汁，残渣再加水共捣，再压榨取汁，如此反复 2~3 次，合并姜汁，备用。

（2）煮汁：取净生姜片或干姜片，置锅内，加适量水煮，滤过，残渣再加水煮，滤过，合并两次滤液，适当浓缩，取出备用。水的用量不宜过多，一般以最后所得姜汁与生姜的比例 1:1 为宜。

（二）注意事项

1. 制备姜汁时，要控制水量，一般最后所得姜汁与生姜的比例以 1:1 为宜。
2. 姜炙法一般控制火力为文火。
3. 姜炙品摊晾至放凉后，要密闭贮存。
4. 炒制完成后应及时清场，清洗工具并归位，保持整洁，并做好相关记录。

六、油炙法

油炙是将净制或切制过的饮片与定量油脂共同加热处理的操作过程。

（一）操作步骤

1. 饮片净制和分档 取待炮制饮片，挑除或筛除杂质异物及非药用部位并进行大小分档。

2. 饮片称量 将净制和分档后的饮片进行称重，记录重量，计算油脂用量。

3. 辅料称量 根据所称饮片的重量称取定量油脂。

4. 预热 将炒锅用文火预热，待锅热后准备投药。

5. 投药 先将油脂置热锅内加热熔化后，再将净制和分档后的饮片投入炒锅内与油脂一同拌炒。

6. 翻炒 用锅铲迅速翻动锅内的饮片，翻炒速度先缓后快，切忌翻炒到锅外，炒至中药饮片表面呈油亮光泽为止。

7. 出锅 关闭火源，取下炒锅，将炒好的饮片倒入搪瓷盘中，摊开放凉。清洗所有炒制用具。

羊脂油的炼制：取羊脂置热锅内，炼出油脂，滤过，去除油渣，放凉，备用。

（二）注意事项

1. 油炒时应控制炒制温度，防止炒焦。
2. 摊晾至放凉后，要密闭贮存。
3. 炒制完成后应及时清场，清洗工具并归位，保持整洁，并做好相关记录。

第四节　蒸　制

蒸制是将净制或切制后的中药加辅料或不加辅料装入蒸制容器内，隔水加热至一定程度的操作过程。其中不加辅料者为单蒸，加辅料者为加辅料蒸。蒸制多数是以药材为原料，蒸制后称为饮片。也有用饮片蒸制的。

前期准备工作：①工具准备：蒸锅、药筛、纱布、刷子、烧杯、量筒、玻璃棒、电子秤、搪瓷盘、切药刀、烘箱。②工具清洗：所有蒸制用具及容量器皿等一律刷洗干净备用。③辅料准备：准备好蒸制相关辅料。④加热源调试：在材料齐备、用具齐备的情况下，检查加热用具是否正常，如将煤气灶点火试一试能否打着，电炉是否正常，火力能否灵活调整。

（一）操作步骤

1. **药材净制和分档**　将药材剔除杂质、异物及非药用部位，大小分档。
2. **药材称量**　将净制和分档后的药材进行称重，记录重量，计算辅料用量。
3. **辅料称量**　根据所称药材的重量称取定量辅料。
4. **拌润**　将定量辅料和药材或饮片混合搅拌，拌润放置一定时间，放置期间要进行搅拌，使中药饮片能均匀吸入辅料。
5. **蒸制**　将润透的饮片置适宜的蒸制容器内，用水蒸气加热至一定程度。
6. **出锅**　关闭火源，取出，晾至六成干，切制，干燥；或取出，直接干燥。清洗所有蒸制用具。

注：单蒸操作同加辅料蒸，只是不加辅料拌润，改为加水拌润。

（二）注意事项

1. 中药材或饮片蒸制前必须先挑选干净，不得含杂质异物及非药用部位，不得有霉变、虫蛀等变异现象，并大小分档。操作前应检查所有用具并清洗干净。
2. 药材或饮片加清水或液体辅料拌匀、润透，以利于达到炮制要求。
3. 蒸制时先武火加热，圆气后改用文火加热，防止水蒸气迅速蒸发。
4. 蒸制时不要将水煮干，如需加水，必须加入沸水。
5. 蒸制时间一般视中药而不同，短者 $1\sim2h$，长者数十小时，有的还要求反复蒸制（九蒸九晒）。
6. 蒸制完成后应及时清场，清洗工具并归位，保持整洁，并做好相关记录。

第五节　煮　制

　　煮制是将净制后的中药加辅料或不加辅料放入锅内，加适量清水同煮的操作过程。煮制多数以药材为原料，煮后切片，干燥后称为饮片。

　　前期准备工作：①工具准备：煮锅、药筛、纱布、刷子、烧杯、量筒、玻璃棒、电子秤、搪瓷盘、切药刀、烘箱。②工具清洗：所有煮制用具及容量器皿等一律刷洗干净备用。③辅料准备：准备好煮制相关辅料。④加热源调试：在材料齐备、用具齐备的情况下，检查加热用具是否正常，如将煤气灶点火试一试能否打着，电炉是否正常，火力能否灵活调整。

（一）操作步骤

1. 清水煮

　　（1）药材净制和分档：将饮片剔除杂质、异物及非药用部位，大小分档。

　　（2）药材称量：将净制和分档后的药材进行称重，记录重量。

　　（3）浸泡：将中药放入不锈钢盆中，浸泡至内无干心。

　　（4）煮制：将中药捞出置煮制容器内，加入清水没过药面，武火煮沸，改用文火，并保持微沸，煮至一定程度。

　　（5）出锅：关闭火源，取出，晾至六成干，切制，干燥；或取出，直接干燥。清洗所有煮制用具。

2. 药汁煮

　　（1）药材的净制和分档：将药材剔除杂质、异物及非药用部位，大小分档。

　　（2）药材称量：将净制和分档后的药材进行称重，记录重量，计算辅料用量。

　　（3）辅料的称量：根据所称饮片的重量称取定量辅料。

　　（4）煮制：取辅料，置煮制容器内，加适量水煎煮两次，去渣，适当浓缩，投入待炮制中药，武火煮沸，改用文火，并保持微沸，煮至一定程度。

　　（5）出锅：关闭火源，取出，晾至六成干，切制，干燥；或取出，直接干燥。清洗所有煮制用具。

3. 豆腐煮

　　（1）药材净制和分档：将饮片剔除杂质、异物及非药用部位，大小分档。

　　（2）药材称量：将净制和分档后的药材进行称重，记录重量，计算辅料用量。

　　（3）辅料称量：根据所称药材的重量称取定量辅料。

　　（4）煮制：先将大块豆腐，中间挖一不透底的长方形槽，取中药置槽中，再用豆腐盖严，置适宜容器内，加入清水没过豆腐，煮至规定程度。

　　（5）出锅：关闭火源，取出，放凉，除去豆腐，晾干。清洗所有煮制用具。

（二）注意事项

　　1. 药材煮制前必须先挑选干净，不得含杂质异物及非药用部位，不得有霉变、虫蛀等变异现象，并大小分档。操作前应检查所有用具并清洗干净。

2. 加水量多少需要看要求而定，如煮时间长用水宜多，短者可少加水；若需煮熟、煮透的加水宜多；如剧毒中药煮制时间长，加水量宜大，要求药透而汁不尽，煮后将药捞出，去除母液；加液体辅料煮制时，加水量控制适宜，要求药透汁尽，加水过多，药透而汁未吸尽，有损药效，加水过少，则药煮不透，影响质量。

3. 适当掌握火力，先用武火煮至沸腾，再改用文火，保持微沸，否则水迅速蒸发，不易向中药组织内部渗透。中药煮制过程中需要加水时，应加沸水。

4. 煮好后出锅，及时晒干或烘干；如需切片，则可晾至六成干，内外湿度一致，先切成饮片，再进行干燥，如黄芩；或适当晾晒，再切片，干燥，如乌头。

5. 煮制有毒中药时，其煮液不可乱倒，以免发生中毒。

6. 用豆腐煮药时，要将中药放入豆腐之中，再加水没过豆腐煮制。

7. 煮制完成后应及时清场，清洗工具并归位，保持整洁，并做好相关记录。

第六节　燀　制

燀制是将中药置沸水中浸煮短暂时间，取出，分离种皮的操作过程。燀制也多是以药材为原料，燀后称为饮片。前期准备工作：①工具准备：煮锅、笊篱、刷子、烧杯、量筒、玻璃棒、电子秤、搪瓷盘。②工具清洗：所有燀制用具及容量器皿等一律刷洗干净备用。③加热源调试：在材料齐备、用具齐备的情况下，检查加热用具是否正常，如将煤气灶点火试一试能否打着，电炉是否正常，火力能否灵活调整。

（一）操作步骤

1. 药材净制和分档　将饮片剔除杂质、异物及非药用部位，大小分档；

2. 药材称量　将净制和分档后的药材或饮片进行称重，记录重量；

3. 预热　将锅中加入适量清水，用武火加热至沸；

4. 燀制　投入待炮制的药材，加热约 5～10min 左右，加热烫至种皮由皱缩到膨胀，种皮易于挤脱时，准备出锅；

5. 出锅　关闭火源，捞出，浸泡于冷水中，稍后搓开种皮种仁，去皮取仁或分离种皮和种仁，干燥。清洗所有燀制用具。

（二）注意事项

1. 药材燀制前必须先挑选干净，不得含杂质异物及非药用部位，不得有霉变、虫蛀等变异现象。操作前应检查所有用具并清洗干净。

2. 燀制时水量要大，以保证水温，一般为药量的 10 倍以上，若水量少，投入中药后，水温迅速降低，达不到炮制效果。

3. 待水沸后投药，加热时间以 5～10min 为宜，以免水烫时间过长，使成分损失。

4. 中药燀去皮后，宜当天晒干或低温烘干，否则易泛油，色变黄，影响成品质量。

5. 燀制完成后应及时清场，清洗工具并归位，保持整洁，并做好相关记录。

第七节　煅　制

煅制是将净制过的中药，直接放于无烟炉火中或适当的耐火容器内，高温加热的操作过程。依据操作方法和要求的不同，煅法分为明煅、煅淬和煅炭（闷煅）。煅制也是以药材为原料。

前期准备工作：①工具准备：煅锅、铁铲、坩埚钳、药筛刷子、温度计或红外测温仪、电子秤、搪瓷盘、不锈钢盆、高温电阻炉。②工具清洗：所有煅制用具及容量器皿等一律刷洗干净备用。③辅料准备：准备好煅制相关辅料。④加热源调试：在材料齐备、用具齐备的情况下，检查加热用具是否正常，如将煤气灶点火试一试能否打着，电炉是否正常，火力能否灵活调整；适用于以下各法。

一、明煅

明煅是将净制过的中药，置适宜的耐火容器内，高温加热处理的操作过程。

(一) 操作步骤

1. 药材净制和分档　将药材剔除杂质、异物及非药用部位，大小分档，一般打碎进行煅制。

2. 饮片称量　将净制和分档后的药材进行称重，记录重量。

3. 煅制　将中药直接放入耐火容器，武火加热，至结晶水完全失去或酥脆易碎。

4. 出锅　关闭火源，放凉后取出，将炮制品置洁净容器内。清洗所有煅制用具。

(二) 注意事项

1. 药材煅制前必须先挑选干净，不得含杂质异物，并进行大小分档，操作前应检查所有用具并清洗干净。

2. 煅制含有结晶水的中药时宜一次性煅透，中途不停火，不搅拌。

3. 煅制温度、时间应适度，要根据中药的性质而定。

4. 有些中药在煅烧时产生爆溅，可在容器上加盖（但不密闭）以防爆溅。

5. 煅制完成后应及时清场，清洗工具并归位，保持整洁，并做好相关记录。

二、煅淬

煅淬是将净制过的中药，在高温有氧条件下煅烧至红透后，立即投入规定的液体辅料中骤然冷却的操作过程。

(一) 操作步骤

1. 药材净制和分档　将药材剔除杂质、异物及非药用部位，大小分档，一般打碎煅制。

2. 饮片称量　将净制和分档后的饮片进行称重，记录重量。

3. 淬液的准备　按照净制后的饮片和淬液的比例要求，称取淬液。

4. 煅淬　将中药直接放入耐火容器，武火加热至红透，取出，置于淬液中浸泡。

5. 反复煅淬　从淬液中取出中药，继续反复煅淬数次，至酥脆易碎。

6. 出锅　关闭火源，取出，将炮制品置洁净容器内。清洗所有煅制用具。

（二）注意事项

1. 中药煅淬前必须先挑选干净，不得含杂质异物，并进行大小分档。操作前应检查所有用具并清洗干净；

2. 煅淬要反复进行几次，使液体辅料吸尽、中药全部酥脆为度；

3. 所用的淬液种类和用量根据各中药的性质和煅淬目的而定；

4. 煅淬完成后应及时清场，清洗工具并归位，保持整洁，并做好相关记录。

三、煅炭

煅炭，又称扣锅煅、密闭煅、闷煅、暗煅，是将净制过的中药，在高温缺氧条件下煅烧成炭的操作过程。

（一）操作步骤

1. 饮片净制和分档　将饮片剔除杂质、异物及非药用部位，大小分档。

2. 饮片称量　将净制和分档后的中药饮片进行称重，记录重量。

3. 煅炭　将中药置于炒锅中，上面盖一个较小的锅，两锅结合处用盐泥或细砂封严，扣锅上压重物，扣锅底部贴白纸条或放几粒大米，用武火加热，煅至纸条或大米呈深黄色。

4. 出锅　关闭火源，放凉后取出，将炮制品置洁净容器内。清洗所有煅制用具。

（二）注意事项

1. 饮片煅炭前必须先挑选干净，不得含杂质异物，并进行大小分档。操作前应检查所有用具并清洗干净。

2. 饮片不宜放得过多、过紧。

3. 煅烧过程中，有大量气体及浓烟从锅缝中喷出，应随时用湿泥或细沙堵封。

4. 判断中药是否煅透的方法，除观察米和纸的颜色外，还可用滴水即沸的方法来判断。

5. 煅透后，应放冷后再打开锅。

6. 煅炭完成后应及时清场，清洗工具并归位，保持整洁，并做好相关记录。

第八节　复　制

复制法是将净制后的中药加入一种或数种辅料，按规定操作程序，反复炮制的方法。复制法一般用药材进行炮制，制后称为饮片。

前期准备工作：①工具准备：铁锅、铁铲、药筛、簸箕、刷子、电子秤、搪瓷盘、不锈钢盆、切药刀、砧板、烘箱。②工具清洗：所有复制法用具及容量器皿等一律刷洗干净备用。③辅料准备：准备好复制相关辅料。④加热源调试：在材料齐备、用具齐备的情况下，检查加热用具是否正常，如将煤气灶点火试一试能否打着，电炉是否正常，火力能否灵活调整。

（一）操作步骤

1. 药材净制和分档　将药材剔除杂质、异物及非药用部位，大小分档。

2. 药材称量　将净制和分档后的药材进行称重，记录重量。

3. 辅料称量　根据所称药材的重量称取定量辅料。

4. 复制　复制法没有统一的方法，具体方法和辅料的选择可视中药而定。一般将净制后的中药置一定容器内，加入一种或数种辅料，按工艺程序，或浸、泡、漂或蒸、煮或数法共用，反复炮制，达到规定的质量要求。

5. 切制　将需要切制的中药切制成一定的规格。

6. 干燥　将复制的中药置烘箱内烘干。

7. 装盘　将复制的中药放入搪瓷盘中。清洗所有复制用具。

（二）注意事项

1. 中药复制前必须先行净制，挑除杂质、异物及非药用部位或洗净，干燥，并大小分档。

2. 复制时间可选择春、秋季，避免出现使中药腐烂的"化缸"现象。

3. 露天炮制地点应选择在阴凉处，避免暴晒。

4. 中药浸泡时如起泡沫，可加入适量明矾粉防腐。

5. 如要加热处理，火力要均匀；淀粉含量高的药材炮制时，水量要多，以免糊汤。

6. 实验完成后应及时清场，清洗工具并归位，保持整洁，并做好相关记录。

第九节　发芽发酵

一、发芽

发芽是将净制后的新鲜成熟的果实或种子，在一定的温度、湿度等条件下，促使萌发幼芽的操作过程。

前期准备工作：①工具准备：漏水容器、刷子、电子秤、搪瓷盘、不锈钢盆。②工具清洗：所有发芽法用具及容量器皿等一律刷洗干净备用。

（一）操作步骤

1. 选种　选择新鲜、粒大、饱满、无病虫害、色泽鲜艳的种子或果实。

2. 浸泡　用清水浸泡至六至七成透，捞出。

3. 发芽　取浸泡好的种子或果实，置能透气漏水容器内，或已垫好竹席的地面上，以湿物盖严，于避光处，每日喷淋清水2~3次以保持湿润，均匀淋透为止，并适当翻动，约经2~3天即可萌发幼芽，待幼芽长出0.2~1cm左右时，取出。

4. 干燥 将发好的芽置烘箱内烘干。

5. 装盘 将发芽好的中药放入搪瓷盘中，清洗所有发芽用具。

（二）注意事项

1. 选用新鲜成熟的种子或果实，在发芽前应先测定发芽率，要求发芽率在85%以上。

2. 发芽温度以18~25℃为宜，浸渍后含水量控制在42%~45%为宜。

3. 种子浸泡时间应依气候、环境而定，一般春秋季宜浸泡4~6h，冬季8h，夏季4h。

4. 适当避光并选择有充足氧气、通风良好的场地或容器进行发芽。

5. 控制芽长0.2~1cm，并及时干燥，如芽过长则内含营养物质消耗成为纤维，则药效降低；在发芽过程中，要勤加检查、淋水，以保持所需湿度，并防止发热霉烂。

6. 实验完成后应及时清场，清洗工具并归位，保持整洁，并做好相关记录。

二、发酵

发酵是将净制或处理后的中药在一定的温度和湿度条件下，利用微生物和酶的催化分解作用，使中药发泡、生衣的操作过程。

前期准备工作：①工具准备：蒸锅、发酵模具、刷子、电子秤、搪瓷盘、不锈钢盆、切药刀、砧板、烘箱。②工具清洗：所有发酵法用具及容量器皿等一律刷洗干净备用。③加热源调试：在材料齐备、用具齐备的情况下，检查加热用具是否正常，如将煤气灶点火试一试能否打着，电炉是否正常，火力能否灵活调整。

（一）操作步骤

1. 原料称量 按比例称量发酵所用原料，并做好记录。

2. 粉料 粉性强的中药可单独粉碎或与其他中药串研粉碎，油性大的中药如需粉碎，必须与其他粉性中药串研粉碎。

3. 煎汤拌曲 纤维性强的中药多取鲜品榨汁或取干品煎汤，然后与其他原料粉末拌匀，揉搓成握之成团，掷之即散的粗颗粒状软材。

4. 制型 置模具中压制成一定的形状。淡豆豉、红曲等并无以上三步，发酵处理及温度等视具体品种而定。

5. 发酵 置温度30~37℃，相对湿度70%~80%环境中，经数天发酵，待药面生出黄白色霉衣时取出；

6. 干燥 将发酵好的曲块及时干燥。

7. 装盘 将发酵好的中药放入搪瓷盘中。清洗所有发酵用具。

经验认为，发酵后气味芳香，无霉臭气，曲块表面布满黄白色霉衣（菌丝），内部生有斑点为佳。如黄衣变黑，则影响制品质量。

常用的方法有药料与面粉混合发酵，如六神曲、建神曲、半夏曲等，有的药料与辅料汁先拌匀，再蒸制后直接进行发酵，如淡豆豉。

（二）注意事项

1. 自然发酵生产季节以农历 5~6 月为宜。

2. 原料、设备在发酵前应进行消毒灭菌处理，以免杂菌污染，争夺营养成分，干扰正常发酵，影响发酵质量。

3. 需加辅料汁发酵的，应用热汁拌曲，并控制曲的含水量 25%~30%，冷汁拌曲不易成型，曲的含水量太高易生虫腐烂，含水量太低不易发酵。

4. 发酵过程必须一次完成，不能中断，或中途停顿。

5. 发酵过程多为发热反应，为了保持一定的发酵温度，对发酵过程中温度控制十分重要，必要时可采取适宜的降温措施。

6. 在发酵过程中，按照一定的规程对 pH、溶氧、湿度、有无杂菌污染等，随时进行检查监控，以保证发酵的正常进行。

7. 发酵品要芳香无霉味、酸败味。

8. 实验完成后应及时清场，清洗工具并归位，保持整洁，并做好相关记录。

第十节　制　霜

一、去油制霜

去油制霜是指中药经过适当加热，除去油脂，制成松散粉末的操作过程。

前期准备工作：①工具准备：蒸锅、乳钵、铜舂、刷子、吸油纸、电子秤、搪瓷盘、不锈钢盆、压榨器、烘箱。②工具清洗：所有制霜用具及容量器皿等一律刷洗干净备用。③加热源调试：在材料齐备、用具齐备的情况下，检查加热用具是否正常，如将煤气灶点火试一试能否打着，电炉是否正常，火力能否灵活调整。

（一）操作步骤

1. 药材净制　取待炮制的中药果实或种子，挑除或筛选杂质异物及非药用部位；带壳果实需除去果壳及种皮，取种仁，备用。

2. 饮片称量　取净制后的种仁进行称重，记录重量。

3. 研磨或碾捣　将种仁研磨成细末或捣烂如泥。

4. 去油制霜　用多层吸油纸包裹，蒸热，或置烘箱或置炉上加热适当时间，压榨，至吸油纸浸透后更换新纸。

5. 反复去油　如此反复换纸吸油，使中药制成松散的粉末、不再黏结成饼。

6. 关火、装盘　关闭火源，将制好霜的中药放入搪瓷盘中。清洗所有制霜用具。

（二）注意事项

1. 制霜前，原料必须净制，不得含杂质、异物及非药用部位，不得有霉变、虫蛀、泛油等变质的种仁。操作前应检查用具并清洗干净。

2. 去油制霜时药粉需适当加热处理，便于去油或去毒。

3. 有毒中药制霜时，蒸汽对人体有害，要注意自身防护，应戴口罩、手套。

4. 去油制霜用过的废弃物应及时销毁，用过的器具及时清洗，以免误用。

5. 炮制完成后应及时清场，清洗工具并归位，保持整洁，并做好相关记录。

二、渗析制霜

渗析制霜法是指将中药与相应辅料共同处理，析出细小结晶的操作过程。

前期准备工作：①工具准备：刷子、砧板、片刀、烧杯、竹签、不带釉的瓦罐、电子秤、搪瓷盘、不锈钢盆。②工具清洗：所有制霜用具及容量器皿等一律刷洗干净备用。③辅料准备：准备好制霜相关辅料。

（一）操作步骤

1. 净制 取新鲜成熟的西瓜，洗净瓜皮，备用；除去芒硝中的杂质，备用。

2. 称量 将西瓜和芒硝按比例称重，记录重量。

3. 制霜

方法一：取新鲜西瓜，沿蒂头切一厚片作顶盖，挖出部分瓜瓤，将芒硝填入瓜内，盖上顶盖，用竹签扦牢，用碗或碟托住，盖好，置阴凉通风处待西瓜表面析出白霜时，随时刮下，直至无白霜析出，晾干。

方法二：取新鲜西瓜切碎，放入不带釉的瓦罐内，一层西瓜一层芒硝，将口封严，置阴凉通风处，至瓦罐外面析出白色结晶物，随析随收集，至无结晶析出为止。

4. 装盘 将制好霜的中药放入搪瓷盘中。清洗所有制霜用具。

（二）注意事项

1. 制备前西瓜必须洗净，不得选用霉烂、变质或未熟西瓜，芒硝通过挑选不得含杂质异物，操作前应检查用具并清洗干净。

2. 制霜时，每100kg西瓜，用芒硝15kg。

3. 制霜时应选用不带釉的瓦罐，密封罐口，易于结晶析出。

4. 结晶时需置阴凉通风处，便于析出结晶并风化。

5. 炮制完成后应及时清场，清洗工具并归位，保持整洁，并做好相关记录。

第十一节 提净水飞

一、提净法

提净法是指将一些可溶性无机盐类中药，经过溶解、滤过，除净杂质后，再进行重结晶，制备纯净中药的操作过程。

前期准备工作：①工具准备：滤纸、量筒、冰箱、刷子、蒸发皿、水浴锅、电炉、烧杯、电子秤、搪瓷盘、不锈钢盆、漏斗、铁架台。②工具清洗：所有提净用具及容量器皿等一律刷洗干净备用。③辅料准备：准备好提净法相关辅料。④加热源调试：在材料齐备、用具齐备的情况下，检查加热用具是否正常，如将煤气灶点火试一试能否打着，电炉是否正常，火力能否灵活调整。

（一）操作步骤

1. 净制 取新鲜萝卜，洗净，备用；除去朴硝中的杂质，备用。

2. 称量 将萝卜和朴硝按比例称重，记录重量。

3. 结晶

冷结晶：将萝卜加适量水煮透后，捞出，再将净制的中药投入煎煮液中共煮，至全部溶化，滤过，滤液放置冰箱中，使之重结晶。待结晶大部分析出后，浓缩其母液，再结晶，重复操作，至不再析出结晶为止。每100kg朴硝，用萝卜20kg。

热结晶：将中药适当粉碎，加适量水加热溶化后，滤去杂质，将滤液置于烧杯或搪瓷盆中，加入定量米醋，再将容器隔水加热，使液面析出结晶物，随析随捞，至析尽为止；或将中药与醋共煮后，滤过，将滤液加热蒸发至干即可。每100kg硇砂，用醋50kg。

4. 装盘 将提净的中药放入搪瓷盘中。清洗所有提净用具。

（二）注意事项

1. 炮制前必须将中药挑选干净，不得含杂质、异物，萝卜不得有霉变、虫蛀，醋不得有虱螨、异味等变质现象。

2. 操作前应检查用具并清洗干净。

3. 采用冷结晶法时，注意溶解中药的加水量应适宜，水量过大会影响结晶速度和结晶得率。

4. 采用热结晶时，加热温度不宜过高，文火微沸为宜。

5. 炮制完成后应及时清场，清洗工具并归位，保持整洁，并做好相关记录。

二、水飞法

水飞法是指对某些不溶于水的矿物类、贝壳类中药，利用粗细粉末在水中悬浮性不同，将其反复进行研磨、水中混悬，制备成极细粉末的操作过程。

前期准备工作：①工具准备：乳钵、烧杯、量筒、刷子、电子秤、搪瓷盘、不锈钢盆。②工具清洗：所有水飞用具及容量器皿等一律刷洗干净备用。

（一）操作步骤

1. 饮片的净制　取待炮制中药，除去杂质、异物等。

2. 饮片称量　将净制后的中药进行称重，记录重量。

3. 破碎　取适量中药适度破碎，至便于研磨为度。

4. 水飞　取破碎的中药适量，置乳钵中，加入适量清水，研磨成糊状，再加大量水搅拌，稍静置，粗粉下沉，立即倾出混悬液，收集。

5. 反复水飞　下沉的粗粉再行研磨，如此反复操作，收集混悬液，最后将不能混悬的杂质弃去。

6. 分取药粉　合并前后倾出的混悬液，静置，待沉淀后，倾出上面的清水，分取沉淀物。

7. 干燥　晾干或适当烘干，研细，即得。

8. 装盘　将水飞好的中药放入搪瓷盘中。清洗所有水飞用具。

（二）注意事项

1. 中药炮制前必须挑选干净，不得含杂质异物，注意有些中药水飞前需用吸铁石除去铁屑，如朱砂。操作前应检查用具并清洗干净。

2. 在首次研磨时，水量宜少，便于研磨。

3. 搅拌混悬时加水量宜大，以除去溶解度小的有毒物质或杂质，悬浮之后即倾倒，否则细粉亦下沉。

4. 干燥时温度不宜过高，以晾干为宜。

5. 朱砂和雄黄粉碎要忌铁器，并注意温度不宜高。

6. 炮制完成后应及时清场，清洗工具并归位，保持整洁，并做好相关记录。

第六篇　中药制剂实验操作

第二十章　制剂制备实验操作

第一节　糖浆剂制备

糖浆剂系指含有药物、中药饮片提取物或芳香物质的口服浓蔗糖水溶液。糖浆剂根据所含成分和用途的不同，可分为单糖浆、药用糖浆和芳香糖浆。单糖浆为蔗糖的近饱和水溶液，其浓度为85%（g/mL）或65%（g/g），除可供制备药用糖浆的原料外，还可作为矫味剂和助悬剂；药用糖浆为含药物或中药饮片提取物的浓蔗糖水溶液，其含糖量一般为45%以上；芳香糖浆为含芳香性物质或果汁的浓蔗糖水溶液，主要用作液体药剂的矫味剂。

糖浆剂的制备方法有热溶法、冷溶法和混合法。制备糖浆剂所用的原料蔗糖应符合药典规定。蔗糖属于双糖，其水溶液较稳定，但有酸存在时，加热后易转化水解生成转化糖（葡萄糖与果糖）。此两种单糖在糖浆剂中都随加热时间的长短而或多或少的存在。转化糖过多对糖浆的稳定性有一定的影响。防腐剂是糖浆剂中的主要附加剂，含糖量低的糖浆剂容易滋生微生物，空气中的酵母菌、霉菌可致糖浆剂发酵、生霉、酸败及产生浑浊现象等，应加入适宜的防腐剂。

一、热溶法制备糖浆剂

（一）定义及原理

热溶法是指将处方量的蔗糖加入适量的沸蒸馏水中，加热搅拌使溶后，再加入可溶性药物，溶解滤过，从滤器上加适量蒸馏水至规定容量即得。本法适用于单糖浆或含不挥发性成分及受热较稳定药物的糖浆剂制备。

（二）操作步骤

1. 操作流程　热溶法制备糖浆剂操作流程如下：

取适量蒸馏水→加热至沸腾→加入处方量蔗糖→加热搅拌溶解→加入药物→溶解、滤过→加蒸馏水至规定量→质量检查→包装

2. 关键操作点

（1）药物的称量和量取：固体药物常以克为单位，根据药物量的大小，选用不同量程的天平称量。液体药物常以毫升为单位，选用不同的量杯或量筒进行量取。对于少量的液体药物，也可采用滴管以滴计数量取（标准滴管在 20℃时，1mL 蒸馏水应为 20滴，其重量误差在 ±0.10g 之间），量取液体药物后，应用少量蒸馏水洗涤器具，洗液合并于容器中，以减少药物的损失。

（2）蔗糖溶解及加入药物：蔗糖一定要用沸腾的水溶解，可起到杀菌、分离杂质等作用。药物应在蔗糖充分溶解后加入。

（3）滤过：蔗糖和药物加入溶解后，一般要滤过，可选用玻璃漏斗、布氏漏斗、垂熔玻璃漏斗等，滤材有脱脂棉花、滤纸、纱布、绢布等。

（4）质量检查：成品应按《中国药典》2015 年版制剂通则糖浆剂项下的质量评价方法进行质量检查，应符合规定。

（5）包装：定量分装于适宜容器中。

（三）注意事项

1. 单糖浆为蔗糖的近饱和溶液，含糖量为85%（g/mL）或65%（g/g），蔗糖溶解后应继续煮沸（一般不超过 5min），但加热温度不宜过高（尤其是直火加热），时间不宜过长，以免蔗糖焦化与转化，而影响糖浆剂质量。

2. 滤过时，应先将滤材用蒸馏水润湿，以免吸附蔗糖。

二、冷溶法制备糖浆剂

（一）定义及原理

冷溶法是指将蔗糖在常温（20℃左右）下搅拌溶解于蒸馏水或含药物的溶液中，滤过，即得。本法也适用于单糖浆与不适合加热的糖浆剂如含挥发油及挥发药物的糖浆制备。

（二）操作步骤

1. 操作流程　冷溶法制备糖浆剂流程如下：

适量蒸馏水→加入处方量蔗糖→搅拌溶解→加入药物→溶解、滤过→加蒸馏水至规定量→质量检查→包装

2. 关键操作点

（1）药物的称量和量取：固体药物常以克为单位，根据药物量的大小，选用不同

量程的天平称量。液体药物常以毫升为单位，选用不同的量杯或量筒进行量取。对于少量的液体药物，也可采用滴管以滴计数量取（标准滴管在 20℃时，1mL 蒸馏水应为 20滴，其重量误差在 ±0.10g 之间），量取液体药物后，应用少量蒸馏水洗涤器具，洗液合并于容器中，以减少药物的损失。

（2）溶解及加入药物：取适量蒸馏水，加入蔗糖，待其充分溶解后加入药物，药物一般选择易挥发类或受热不稳定类等物质。

（3）滤过：蔗糖和药物溶解后应滤过，可选用玻璃漏斗、布氏漏斗、垂熔玻璃漏斗等，滤材有脱脂棉花、滤纸、纱布、绢布等。

（4）质量检查：成品应按《中国药典》2015 年版制剂通则糖浆剂项下的质量评价方法进行质量检查，应符合规定。

（5）包装：定量分装于适宜容器中。

（三）注意事项

1. 因常温条件下蔗糖溶解速率慢，操作时间一般较长，制备过程中容易受到微生物污染，故可用密闭容器或渗漉筒溶解。

2. 滤过时，应先将滤材用蒸馏水润湿，以免吸附蔗糖。

第二节　溶液剂制备

一、定义及原理

溶液剂是指药物以分子或离子状态溶解于适当溶剂中制成的澄明液体制剂。溶液剂可以口服也可以外用。常用的溶剂有水、乙醇、甘油、丙二醇、液状石蜡、植物油等。制备溶液剂一般有溶解法、稀释法和化学反应法，以溶解法应用最多。

二、操作步骤

1. 操作流程　溶解法制备溶液剂的操作流程如下：

量取处方量 3/4 的溶剂→加入处方量药物→搅拌溶解→滤过→加溶剂至规定量→质量检查→包装

2. 关键操作点

（1）溶解及加入药物：取处方溶剂的 1/2～3/4 量，加入药物搅拌使溶解，必要时加热。难溶性药物应先加入溶解，也可加入适量助溶剂或采用复合溶剂，帮助溶解。易溶解药物、液体药物及挥发性药物最后加入。

（2）滤过：固体药物溶解后，一般要滤过，可选用玻璃漏斗、布氏漏斗、垂熔玻璃漏斗等，滤材有脱脂棉花、滤纸、纱布、绢布等。

（3）质量检查：成品应按《中国药典》2015 年版制剂通则的溶液剂项下的质量评价标准进行质量检查，应符合规定。

（4）包装：定量分装于适宜容器中，内服药剂用蓝色标签，外用药剂用红色标签。

三、注意事项

1. 处方中如有助溶剂、增溶剂、pH 调节剂、稳定剂、防腐剂及抗氧剂等，应先以适量溶剂溶解，再加入药物。

2. 对热稳定而溶解缓慢的药物，可加热促进溶解；挥发性或不耐热的药物则应在 40℃ 以下时加入，以免挥发或破坏损失。

3. 制备芳香水剂时，可加分散剂（分散剂为惰性不溶性物质的细粉，如滑石粉）分散或剧烈振摇，使油水充分接触以加速溶解。

4. 酊剂加至水溶液中时，速度要慢，且应边加边搅拌。

第三节　混悬剂制备

一、定义及原理

混悬剂系指难溶性固体药物以微粒状态分散在液体分散介质中形成的非均相分散体系。分散相的微粒大小一般在 $0.5 \sim 10\mu m$ 之间，有的可达 $50\mu m$ 或更大。其制备方法有分散法和凝聚法。分散介质多为水，也可用植物油等。混悬剂属于热力学不稳定的粗分散体系。大多数混悬剂为液体制剂，也有干混悬剂。混悬剂广泛应用于口服、外用和肌内注射等制剂中。凡是溶解度小或在给定体积的溶剂中不能完全溶解的难溶性药物，在水中易水解或具有异味难服用的药物可制成难溶性的盐或酯等形式应用，为了使药物产生缓释作用或使难溶性药物在胃肠道表面高度分散等时，都可设计制成混悬剂。但为了安全起见，毒剧药或剂量小的药物不宜制成混悬剂。为确保用药剂量准确，混悬剂包装上应标注用时摇匀。

混悬剂的质量要求：药物本身的化学性质较稳定，在使用或贮存期间含量应符合要求；混悬剂中药物微粒大小应根据用途不同而有不同要求；粒子的沉降速率应缓慢，沉降后不应有结块现象，轻摇后应迅速均匀分散；应有一定的黏度；外用混悬剂应容易涂布。

二、操作步骤

分散法是将固体药物粉碎成所需粒度的微粒，再混悬于分散介质中，并加入适宜的稳定剂制成稳定的混悬剂。

1. 操作流程　分散法制备混悬剂的工艺流程如下：

中药饮片处理→粉碎→加入液体分散介质→研磨分散→加溶剂至规定量→质量检查→分装

2. 关键操作点

（1）中药饮片处理：根据药材性质，选择合适的提取方法与提取工艺进行提取、纯化、分离，获得中药提取物，作为中药混悬剂的原料药。

（2）粉碎：选用适宜的粉碎设备粉碎中药饮片或中药提取物，根据原料药物的性质与制备量，一般药物粉碎的粒度以最细粉为宜。

（3）液体分散介质的加入：加液研磨通常取药物 1 份，加 0.4 ~ 0.6 份液体分散介质为宜。分散介质一般有水、芳香水、糖浆、甘油等。

（4）研磨分散方法：小量制备时，一般采用研钵研磨分散。实验室大量制备，可采用胶体磨等分散设备。

（5）质量检查：成品应按《中国药典》2015 年版制剂通则混悬剂项下的质量评价方法进行质量检查，应符合规定。

（6）分装：定量分装于适宜容器中。

三、注意事项

1. 制备混悬剂时，固体药物应根据制剂要求进行粉碎，并达到相应粒度要求，一般要求药物过 6 号筛。

2. 分散法制备混悬液时，亲水性药物，一般先粉碎至一定细度，再加液研磨和稀释；疏水性药物，应先将药物与润湿剂研匀，再加液研磨，最后加水性分散介质稀释至全量，混匀即得。遇水膨胀的药物配制时不宜采用加液研磨法。

第四节　滴眼剂制备

一、定义及原理

滴眼剂系指由原料药物与适宜辅料制成的、供滴入眼内的无菌液体制剂，可分为溶液、混悬液或乳状液。根据产品最终是否灭菌，滴眼剂的生产工艺分为无菌生产工艺与最终灭菌工艺两类。滴眼剂制备时为避免过强的刺激性和使药物稳定，常用缓冲溶液来稳定药液的 pH 值，常用的缓冲溶液有硼酸缓冲液、磷酸盐缓冲液、硼酸盐缓冲液。眼球对渗透压有一定的耐受范围，渗透压的调整不必很精密，但低渗溶液宜调至等渗。常用的渗透压调整剂有氯化钠、硼酸、硼砂等。滴眼剂是多剂量剂型，故必须加入抑菌剂，常用的有硝酸苯汞、醋酸苯汞、硫柳汞等。滴眼剂配制时常添加适宜的黏度调节剂，常用的有 MC、PEG、PVA、PVP 等。

二、操作步骤

无菌生产工艺制备溶液型滴眼剂。

1. 操作流程　无菌操作法制备滴眼剂的工艺流程如下：

中药饮片准备→中药饮片浸提→浸提液纯化→配液→滤过→灌装→封口→质量检查→包装

2. 关键操作点

（1）浸提、纯化：制备中药滴眼剂，应先将中药饮片按注射剂的提取和纯化方法处理，制得浓缩液后再进行配液。

（2）配液：滴眼剂中常加入调节渗透压、pH 值、黏度以及增加药物溶解度和制剂稳定性的辅料，一般采用溶解法配液。

（3）滤过：配制好的药液经初滤后，再经垂熔玻璃滤器或微孔薄膜滤器除菌滤过，并从滤器上添加灭菌溶剂至足量。

（4）灌封：在无菌条件下，除菌滤过后的药液按剂量灌装于经洁净、灭菌处理后的容器中并封口，即得滴眼剂。

（5）质量检查：成品应按《中国药典》2015 年版制剂通则眼用制剂项下的质量评价方法进行质量检查，应符合规定。

三、注意事项

1. 滴眼液的容器常用塑料瓶，无菌制备工艺中，作为内包装材料的瓶体、瓶嘴、瓶盖须分别经过洁净、灭菌处理，组装后进行灌封。

2. 由于药液灌装后不再进行灭菌处理，因此应在高度无菌环境下进行灌装与封口，这是无菌生产工艺的关键。灌封等关键操作可采用无菌隔离技术。

3. 滴眼剂灌装时，通常每支装量不超过 10mL。

第五节　煎膏剂制备

一、定义及原理

煎膏剂系指中药饮片加水煎煮，去渣取汁，浓缩至合适浓度后，加糖或蜂蜜制成的稠厚状半流体剂型。受热易变质及以挥发性成分为主的中药不宜制成煎膏剂。煎膏剂通常采用煎煮法制备。

二、操作步骤

1. 操作流程　煎膏剂的制备工艺流程如下：
中药饮片煎煮→药液浓缩→加入炼糖或炼蜜→收膏→质量检查→分装

2. 关键操作点

（1）中药饮片煎煮。根据处方中中药饮片性质，将其切成片、段或粉碎成粗末，加水煎煮 2～3 次，每次 2～3h，滤取煎液，药渣压榨，压榨液与滤液合并，静置，滤过，取滤液。

（2）药液浓缩。将上述滤液加热浓缩至规定的相对密度，即得"清膏"。

（3）炼糖和炼蜜

①炼蜜：蜂蜜炼制后的制品称为炼蜜。蜂蜜炼制的目的是除去杂质、破坏酶类、杀死微生物、降低水分含量、增加黏性等。根据炼制程度不同，炼蜜分成三种规格，即嫩蜜、中蜜、老蜜，可根据处方中中药饮片的性质选用。

传统的炼制法多采用常压炼制，即在蜂蜜中加入沸水（或蜂蜜中加水煮沸），使融化，并适当稀释，通过 3～4 号筛网滤除杂质，滤液置锅中加热，并不断去沫、搅拌，炼至所需程度。

②炼糖：制备煎膏剂所用的糖通常为蔗糖，除另有规定外，应使用符合药典规定的

蔗糖。糖的品质不同,对制成的煎膏剂质量及效用也有差异。炼糖的目的在于使糖的晶粒熔融,去除水分,净化杂质和杀死微生物。同时,炼糖可使蔗糖部分转化,通过控制糖的适宜转化率,可防止煎膏剂产生"返砂"现象。

炼糖的方法一般可按糖的种类及质量加适量的水炼制。如白砂糖可加水 50% 左右,用高压蒸汽或直火加热熬炼,并不断搅拌至糖液开始显金黄色、泡发亮光及微有青烟发生时,停止加热,以免烧焦。糖的种类不同,其含水量也不相同,炼糖时应随实际情况掌握时间和温度。一般冰糖含水分较少,炼制时间宜短,且应在开始炼制时加适量水,以免烧焦;饴糖含水量较多,炼制时可不加水,且炼制时间较长。为促使糖转化,可加入适量枸橼酸或酒石酸(一般为糖量的 0.1% ~0.3%),至糖转化率达 40% ~50% 时,停止加热,并冷至 70℃ 左右,加碳酸氢钠中和后备用。红糖含杂质较多,转化后一般加糖量 2 倍的水稀释,静置适当时间,除去沉淀备用。

(4)收膏:取清膏,于 100℃ 以下加入不超过清膏 3 倍量的炼糖或炼蜜。收膏时随着稠度增加,加热温度可相应降低,并需不断搅拌和掠去液面上的浮沫。收膏稠度视品种而定,一般相对密度在 1.40 左右。也可采用经验方法判断:①沸腾时膏滋表面出现"龟背纹",用细棒或膏滋板趁热挑起出现"挂旗"现象。②取样将膏滋于食指与拇指间推捻可拉出约 2cm 的白丝。③用细棒或膏滋板趁热蘸取浓缩液滴于桑皮纸上,液滴周围无渗出水迹时为度等。若需加药物细粉,待冷却后加入,搅拌混匀。

(5)质量检查:成品应按《中国药典》2015 年版制剂通则煎膏剂项下的质量评价方法进行质量检查,应符合规定。

(6)分装:由于煎膏剂较黏稠,为便于取用,故应用大口容器盛装;容器应洗净,干燥,如有条件,可灭菌后应用,以免生霉、变质。

三、注意事项

1. 制备煎膏剂所用的蔗糖和蜂蜜必须经过炼制。其目的在于除去杂质,杀灭微生物,减少水分。

2. 煎膏剂在贮存期间易出现析出结晶现象,俗称"返砂",这主要与煎膏剂中总糖量和糖的转化率有关。通常情况下,总糖量应控制在 85%(g/mL)以下,炼糖的转化率应控制在 40% ~50%。若炼糖的转化率低于 35%,易出现以蔗糖为主的结晶,而转化率高于 60%,则易出现以葡萄糖为主的结晶。蔗糖的转化率受加热温度、时间及酸性环境的影响,因此收膏时,合理控制加热时间和温度,必要时可调整药液的 pH 值,以防止蔗糖的进一步转化。

3. 分装时应待煎膏充分放冷后再装入容器,然后加盖,切勿在热时加盖,以免水蒸气冷凝回入煎膏中,久贮后易产生霉败现象。

第六节　软膏剂制备

软膏剂系指药物、中药饮片细粉、中药提取物与适宜基质制成的具有适当稠度的半固体外用制剂。软膏剂应均匀、细腻、稠度适宜,易于涂布,对皮肤无刺激性且不融化。软膏主要起保护、润滑和局部治疗作用，某些软膏透过皮肤吸收后可发挥全身治疗作用。

软膏剂主要由药物与基质组成，根据需要还可加入保湿剂、防腐剂、抗氧剂以及透皮促进剂。常用的软膏剂基质根据其组成可分为油脂性基质、水溶性基质和乳剂型基质。因药物在基质中分散状态不同，软膏剂分为溶液型软膏剂和混悬型软膏剂。前者药物溶解于基质或基质组分中，后者药物细粉均匀分散于基质中。药物溶解或分散于乳剂型基质中形成的软膏剂又称为乳膏剂，乳膏剂有水包油型乳膏和油包水型乳膏。

中药软膏剂制备时，应根据处方中饮片的性质，选择合适的提取方法和提取工艺进行提取，并根据需要进行分离纯化，制成中药提取物入药；也可直接将中药饮片粉碎成细粉入药。软膏剂的制备方法有研合法、热熔法和乳化法。当软膏基质稠度适中，在常温下通过研磨即能与药物均匀混合时，可用研合法。当基质在常温下不能均匀混合，则采用热熔法。乳膏需用乳化法制备，大量制备时，使用乳匀机或胶体磨可使产品更均匀细腻。

一、热熔法制备软膏剂

（一）定义及原理

热熔法又称熔和法，系指将基质先加热熔化，再将药物分次逐渐加入，边加边搅拌，直至冷凝成膏状的方法。此法适用于基质熔点不同、常温下不能混合均匀的软膏剂制备。

（二）操作步骤

1. 操作流程　热熔法制备软膏剂的工艺流程如下：

熔点高的基质→水浴加热熔化→加入熔点低的基质、液体成分→搅拌至全部基质熔化→搅拌下加入研细药粉→搅拌冷凝至膏状→质量检查→分装

2. 关键操作点

（1）基质的选择：选用油脂性基质时，应纯净，否则应加热熔化后滤过，除去杂质，或加热灭菌后备用。

（2）基质加热融化：一般将熔点较高的基质如蜂蜡、石蜡等先加热融化，再加入熔点较低的基质如凡士林、羊毛脂等。

（3）药物的加入：若药物可溶于基质，则将药物加至熔融的基质中；若药物不溶于基质，则必须先将药物粉碎成适宜的细粉，搅拌下加至熔融的基质，搅拌混合均匀至冷凝，防止药粉下沉。

（4）质量检查：成品应按《中国药典》2015 年版制剂通则软膏剂项下的质量评价方法进行质量检查，应符合规定。

（5）分装：通常采用密封性好的锡制、铝制或塑料软膏管密封包装，贮藏于阴凉干燥处。

（三）注意事项

1. 对于不溶性药物，应粉碎成细粉、最细粉或极细粉（通过五号至九号筛，即80目至200目筛），再与基质混匀。可以将药物细粉在不断搅拌下加到熔融的基质中，继续研磨，直至冷凝。

2. 可溶于基质的药物，应溶解在基质中；用植物油加热提取的药油应先与油性基质混合；水溶性药物应先用少量水溶解后以羊毛脂吸收，再与其余基质混合；药物的水溶液亦可直接加入水溶性基质中混匀；中药的水提液可先浓缩至稠膏状，再与基质混合；干浸膏可加入少量溶剂使软化或研成糊状，再与基质混合；含共熔组分时，可先将其共熔，再与冷却至40℃左右的基质混匀；遇热不稳定的药物，应使基质冷至40℃左右再与之混合。

二、乳化法制备软膏剂

（一）定义及原理

乳化法系指将处方中的油溶性组分加热至80℃左右，另将水溶性组分溶于水中，加热至80℃左右，两相混合，搅拌至乳化完全并冷凝成膏状的方法。

（二）操作步骤

1. 操作流程　乳化法制备软膏剂的操作流程如下：

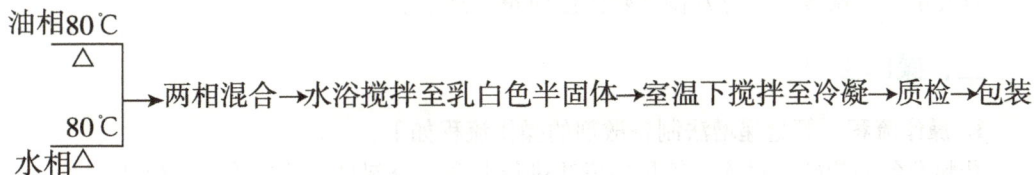

```
油相80℃
    △
    ┌──────→两相混合→水浴搅拌至乳白色半固体→室温下搅拌至冷凝→质检→包装
   80℃
水相△
```

2. 关键操作点

（1）**基质加热熔化**：油相和水相分别于80℃水浴加热熔化，必要时可滤过以除去杂质，或加热灭菌后备用。

（2）**两相混合方法**：①两相同时混合，适用于连续的或大批量的制备操作，需要一定的设备，如输送泵、连续混合装置等。②分散相加到连续相中，适用于含小体积分散相的乳剂制备。③连续相加到分散相中，适用于多数乳剂的制备，在混合过程中引起乳剂转相，从而产生更为细小的分散相粒子，使乳膏更为均匀细腻。

（3）**药物加入方法**：一般根据药物性质不同，采用不同的加入方法，主要有以下几种：①可溶于基质的药物，根据其溶解状况分别溶解在水相或油相中。②不溶性药物应粉碎成细粉、最细粉或极细粉（通过五号至九号筛，即80目至200目筛），可根据其亲水性、亲油性不同，分别分散在极性相近的溶剂相中；也可加至两相混合后的体系中。③中药提取液可先浓缩至稠膏状，再与基质混合；干浸膏可加入少量溶剂使软化或研成糊状，再与基质混合；含共熔组分时，可先将其共熔，再与冷却至40℃左右的基质混匀；挥发性或遇热不稳定的药物，应使基质冷至40℃左右再与之混合。

（4）质量检查：成品应按《中国药典》2015年版制剂通则软膏剂项下的质量评价方法进行质量检查，应符合规定。

（5）分装：通常采用密封性好的锡制、铝制或塑料软膏管密封包装，贮藏于阴凉干燥处。

（三）注意事项

1. 乳化法中两相混合时的搅拌速率不宜过慢或过快，以免乳化不完全或因混入大量空气使成品失去细腻和光泽。

2. 水相与油相两者混合的温度一般应控制在80℃以下，且两相温度应基本相同，以免影响乳膏的细腻性。

第七节　散剂制备

一、定义及原理

散剂系指一种或多种药物与适宜的辅料经粉碎、均匀混合而制成的干燥粉末状制剂。根据用途可分为内服散剂和外用散剂，按药物性质分为一般散剂、含毒性成分散剂、含液体成分散剂、含低共熔成分散剂。其外观应干燥、疏松、混合均匀、色泽一致，且装量差异限度、水分及微生物限度应符合规定。

二、操作步骤

1. 操作流程　等量递增法制备散剂的操作流程如下：

药料准备→粉碎→过筛→等量递增法进行混合→分剂量→质量检查→包装

2. 关键操作点

（1）粉碎：根据中药饮片的性质及散剂类型不同，选择合适的粉碎方法与粉碎设备。

（2）过筛：散剂类型不同，其粉末细度要求不同。一般内服散剂，应通过5~6号筛；用于消化道溃疡病的散剂，应通过7号筛；儿科和外用散剂，应通过7号筛；眼用散剂应通过9号筛。

（3）等量递增法混合：取量小的组分及等量的量大组分，共置混合器中混合均匀，再加入与混合物等量的量大组分稀释均匀，如此倍量增加，直至加完量大的组分为止，混匀、过筛。

（4）质量检查：成品应按《中国药典》2015年版制剂通则散剂项下的质量评价方法进行质量检查，应符合规定。

（5）包装与贮存：一般选用玻璃纸或蜡纸等进行包装。分剂量散剂的包装，一般可用包药纸包装，包折的式样有四角包和五角包。非剂量型散剂用纸盒、玻璃瓶、塑料瓶包装。贮存场所应选择干燥、避光、空气流通的库房，分类保管，并定期检查。

三、注意事项

1. 对于特殊的药材，如含黏性成分多、油脂多、矿物类、贵重药物等，应分别采取串料、串油、单独粉碎等特殊的方法粉碎。

2. 混合是制备散剂的重要过程，混合均匀与否直接影响散剂质量，尤其是含毒剧成分的散剂。常将搅拌、研磨、过筛等几种混合方法结合使用。处方中含有量小、贵重、质重、色深的药物时，应将此药"打底"，然后按等量递增的原则与其他药粉混合均匀，打底前应先用量大的药粉饱和研钵表面。处方中含毒剧药物时，由于其剂量小，称量、包装与服用都不方便，应加入适量的固体稀释剂将其制成倍散，配制时仍需要遵循等量递增的原则。为了显示稀释倍数与混合均匀程度，可加入适量着色剂。处方中如含有低共熔组分时，一般是先将其共熔，再与其他药物混合均匀。

第八节　颗粒剂制备

一、定义及原理

中药颗粒剂系指中药饮片提取物或中药饮片细粉与适宜辅料混合制成的具有一定粒度的干颗粒状制剂。可分为可溶颗粒、混悬颗粒、泡腾颗粒、肠溶颗粒、缓释颗粒和控释颗粒等。颗粒剂应干燥均匀，色泽一致，无吸潮、软化、结块、潮解等现象，粒度、水分、溶化性、装量差异、微生物限度检查应符合规定。

二、操作步骤

挤出制粒法制备颗粒剂。

1. 操作流程　挤出制粒法制备颗粒剂的操作流程如下：

中药饮片提取→提取液纯化→加入辅料→制软材→制颗粒→干燥→整粒→质量检查→包装

2. 关键操作点

（1）中药饮片处理：一般多采用煎煮法提取，也可以用渗漉法、浸渍法和回流法等进行提取。传统的提取液纯化方法为水提醇沉法，目前亦采用高速离心、絮凝沉淀、大孔树脂吸附等除杂质新技术。提取液浓缩成稠膏或继续干燥成干膏，备用。

（2）辅料选择：目前最常用的辅料为糖粉和糊精。此外还可根据需要选择使用泡腾崩解剂。干浸膏粉制备颗粒时，辅料用量一般不超过浸膏粉的2倍，稠膏［相对密度为1.30~1.35（50~60℃）］制颗粒时，辅料用量一般不超过浸膏量的5倍。

（3）制颗粒：系指将药物细粉、稠膏或干膏与辅料置适宜的容器内混合均匀，加入润湿剂制成"手握成团，轻触即散"的软材，挤压过14~22目筛网（板），制成均匀的颗粒。

（4）干燥：湿颗粒制成后，应及时干燥。干燥温度一般以60~80℃为宜。颗粒的干燥程度应适宜，一般含水量控制在2%以内。

（5）整粒：湿粒干燥后，可能会有部分结块、粘连等现象。因此，干颗粒冷却后须再过筛，使颗粒均匀。

（6）质量检查：成品应按《中国药典》2015年版制剂通则颗粒剂项下的质量评价方法进行质量检查，应符合规定。

（7）包装：一般采用自动颗粒包装机进行分装。应选用不易透气、透湿的包装材料，如复合铝塑袋、铝箔袋或不透气的塑料瓶等，并应于干燥处贮藏。

三、注意事项

1. 挤出制粒法制备颗粒剂的关键是控制软材的质量，一般要求"手握成团，轻触即散"，此种软材压过筛网后，可制成均匀的湿粒，无长条、块状物及细粉。软材的质量要通过调节辅料的用量及合理的搅拌与过筛条件来控制。如果稠膏黏性太强，可加入适量70%~80%的乙醇来降低软材的黏性。

2. 湿颗粒制成后，应及时干燥。干燥温度一般控制在60~80℃，干燥时，温度应逐渐上升，否则温度升高过快导致颗粒表面干燥过快，易结成一层硬壳而影响内部水分的蒸发。

3. 混悬型颗粒剂中往往含有中药原粉，通常将处方中含挥发性、热敏性或淀粉较多的药材粉碎成细粉，过六号筛，与糖粉、糊精等辅料同时加入稠膏中。

4. 泡腾颗粒剂制备时，一般将中药提取物稠膏或干膏分成二份，一份加入有机酸如酒石酸或枸橼酸制成酸性颗粒，干燥，备用；另一份加入碳酸盐或碳酸氢盐制成碱性颗粒，干燥，备用；然后将干燥的酸性颗粒和碱性颗粒混匀。

第九节　丸剂制备

一、滴制法制备滴丸

（一）定义及原理

滴丸剂系指原料药物与适宜的基质加热熔融混匀，滴入不相混溶、互不作用的冷凝介质中制成的球形或类球形制剂。滴丸的制备原理基于固体分散技术，即药物分散于熔融的基质中，再冷却固化。

固体药物在基质中的分散状态有：①形成固体溶液。药物以分子状态分散于固体基质中。②形成微细结晶、亚稳定型结晶或无定型状态。某些难溶性药物溶于熔融的水溶性基质中，冷却时，药物因温度下降溶解度变小，因系骤冷，药物分子未及时聚集成完整晶体，只能以微细晶体、亚稳定型结晶或无定型粉末状，被固化、分散于基质中，因而增加了药物的溶出度而有利吸收。

液体药物在基质中的分散状态有：①药物溶解于基质中；②形成固态凝胶；③形成固态乳剂。

（二）操作步骤

1. 操作流程　滴制法制备滴丸的操作流程如下：

滴丸基质加热熔融→药物与基质混匀→滴制→冷凝成型→洗丸→干燥→选丸→质量检查→包装

2. 关键操作点

（1）基质加热熔融：滴丸基质包括水溶性基质和脂溶性基质，熔点各不相同，应根据基质熔点或溶解温度确定加热温度。

（2）冷凝介质选择：冷凝介质应不溶解主药与基质。水溶性基质的滴丸常用液状石蜡、甲基硅油等作冷凝介质，脂溶性基质的滴丸常用水、不同浓度乙醇等作冷凝介质。

（3）滴制：将药物与熔融基质的混合物按一定滴速滴入冷凝介质中。在滴制过程中滴制液应保持恒温，以免丸重差异增大。滴头口径、滴距等均会影响滴丸质量。

（4）质量检查：成品应按《中国药典》2015 年版制剂通则丸剂项下的质量评价方法进行质量检查，应符合规定。

（三）注意事项

1. 液滴与冷凝介质的密度相差不宜过大，使液滴在冷凝介质中缓缓下沉或上浮，充分凝固，丸形圆整。

2. 冷凝液呈梯度冷却有利于滴丸的圆整。

3. 在一定范围内滴头口径越大，滴丸越大；但滴头口径过大易导致丸重差异增大或丸形不圆整。滴头与冷凝介质液面的距离过大时，液滴容易因重力作用而被跌碎，从而影响丸重的一致性，通常滴距在 10cm 以内为宜。

4. 滴速不宜太快，以免液滴间距离过近，在冷凝介质中易发生丸粒重叠或粘连。

二、泛制法制备水丸

（一）定义及原理

泛制法系指在转动的适宜设备中，将饮片细粉与赋形剂交替润湿、撒布，不断翻滚，黏结成粒，逐渐增大的制丸方法。泛制法主要用于水丸、水蜜丸、糊丸等的制备。

（二）操作步骤

1. 操作流程　泛制法制备丸剂的操作流程如下：

原辅料准备→起模→加大成型→盖面→干燥→选丸→质量检查→包装

2. 关键操作点

（1）原料准备：除另有规定外，饮片应粉碎成细粉或最细粉，盖面或包衣用粉应为最细粉。粉末较粗时丸粒表面粗糙且不易成型。

（2）起模：是制备丸粒基本母核的操作。传统起模法为粉末泛制起模，在泛丸锅或泛丸匾中，喷刷少量水，使泛丸锅或泛丸匾湿润，撒布少量药粉，转动泛丸锅或匾，刷下附着的粉末，再喷水湿润，撒粉吸附，反复多次，泛制期间配合揉、撞、团、翻等操作，使丸模逐渐增大至直径在 0.5~1.0mm 的球形小颗粒，筛去过大或过小以及异形的丸模，即得。

（3）加大成型：在筛选出的合格丸模上反复加水润湿、撒粉、滚圆，使丸模加大至接近成品。加水和加粉的量应随丸粒增大而逐步增加，加水量以丸粒表面润湿而不粘连为度，加粉量以能被润湿的丸粒完全吸附为宜。注意保持丸粒的硬度和圆整度，滚动时间以丸粒坚实致密而不影响溶散为宜。

（4）盖面：已加大成型的丸粒中，加入剩余的饮片最细粉或清水继续在泛丸锅内滚动操作，使丸粒表面致密、光洁，色泽一致。

（5）干燥：丸粒通常在 80℃ 以下干燥；含挥发性成分或淀粉较多的丸剂应在 60℃ 以下干燥。

（6）选丸：干燥的丸粒可用手摇筛、振动筛、滚筒筛、检丸器等筛选分离，得到外形圆整，大小均一的丸粒。

（7）质量检查：成品应按《中国药典》2015 年版制剂通则丸剂项下的质量评价方法进行质量检查，应符合规定。

（三）注意事项

1. 起模是泛丸成型的基础。起模用粉应选择黏性适宜的药粉，起模前要进行起模用粉量的估算。起模宜用水作润湿剂。

2. 丸粒加大成型过程中，赋形剂依丸剂类型不同而异。水丸、浓缩水丸的赋形剂有水、黄酒、醋、稀药汁、糖液、含 5% 以下炼蜜的水溶液等；水蜜丸、浓缩水蜜丸的赋形剂是炼蜜和水；糊丸的赋形剂有米糊或面糊。泛制水蜜丸、糊丸和浓缩丸时，加大成型时所用赋形剂的浓度应随着丸粒的增大而提高。

3. 处方中含有芳香挥发性或特殊气味以及刺激性较大的药粉，宜泛于丸粒中层，以避免挥发，也能掩盖不良气味。

4. 含朱砂、硫黄以及酸性药物的丸剂，不能用铜制泛丸锅泛制，以免药物成分产生化学变化。

第十节　片剂制备

一、定义及原理

片剂系指原料药物或与适宜的辅料制成的圆形或异形的片状固体制剂。中药片剂的制备方法有颗粒压片法和粉末直接压片法，目前以颗粒压片法应用最多。颗粒压片法又可分为湿制颗粒压片法和干制颗粒压片法，以湿制颗粒压片法应用较普遍。将颗粒用压片机压缩成型而成片剂，压缩是片剂生产的重要过程。颗粒受压时的行为，与片剂的成型以及质量有密切关系。颗粒间主要作用力包括：①机械力的作用，又称齿合力。颗粒的形态不规则，表面粗糙或因压缩而变形等，使被压缩的粒子相互嵌合，从而对成型发挥作用。②粒间力的作用。压缩时因颗粒破碎或由塑性变形等，使粒子间的距离高度接近而且接触面积增大，使粒间力如范德华力起作用。表面能在成型中起作用，陈旧的表面因已吸附了空气、水分等，表面能降低，但在压缩过程中因颗粒（结晶）破碎而产生的新表面，未被污染，其结合力更强。③压缩致片剂组分熔融形成固体桥。颗粒压缩可产生热，产生热量的大小与压力大小等有关。由于颗粒的形态不规则，粒间实际接触面积很小，又由于药物及辅料的导热性很差，因此接触点的局部的温度可以升得很高，可以达到一些药物或辅料的熔点，使其熔融并在粒子间形成固体桥而有利于成型。④可溶性成分重结晶形成固体桥。压片时颗粒中一般均含有适量水分，水溶性成分溶于少量水中并成饱和溶液，压缩时，水（饱和水溶液）被挤到粒子间，失水并在粒子间结晶而成固体桥。因此，片剂成型可能是多种因素作用的结果。

二、操作步骤

1. 操作流程　湿法制粒压片制备片剂的操作流程如下：

原辅料准备→制软材→挤出制粒→干燥→整粒→压片→质量检查→包装

2. 关键操作点

（1）原辅料准备：根据原料处理方法不同，中药片剂可分为浸膏片、半浸膏片、全粉片。根据片剂类型将饮片粉碎成细粉，或经提取纯化等工艺制成浸膏。

片剂中的辅料主要包括填充剂、润湿剂或黏合剂、崩解剂、润滑剂，根据处方要求准备相应的辅料。

（2）制软材：将饮片粉末或浸膏与适宜填充剂、润湿剂或黏合剂混匀，制成"捏之成团，轻压即散"的软材。润湿剂或黏合剂的用量应以能制成适宜软材的最少用量为准。掌握好软材的黏度和干湿度，才能制得松紧适度、均匀的颗粒。

（3）挤出制粒：选择适宜孔径的颗粒筛，将软材经挤压通过筛网制得湿颗粒。颗粒筛孔径大小的选择要根据片重及片径来确定。

（4）干燥：湿颗粒应及时干燥，以免结块或受压变形。干燥温度一般为 60~80℃。含挥发性或遇热不稳定的药物应控制在 60℃ 以下干燥。颗粒干燥的程度可根据不同品种颗粒含水量的要求进行控制，含水量过高压片时会产生粘冲现象，含水量过低则易出现顶裂现象。

（5）压片前物料处理：干颗粒整粒后，若处方中含有挥发油，可加于整粒时筛出的部分细粒中，混匀后再与其他干颗粒混匀。薄荷脑、冰片等挥发性固体药物，可用少量乙醇溶解后喷雾在干颗粒上混匀。加入挥发性成分的干颗粒应置密闭容器内贮放数小时，使挥发性成分在颗粒中渗透均匀。

压片前的干颗粒中需加入适量的润滑剂，有的处方中还需外加崩解剂，充分混匀即可压片。

（6）压片：正确安装压片机冲模，根据投料量计算片重，调节压片机的片重、压力、压片速度等参数，压片，即得。

（7）质量检查：成品应按《中国药典》2015 年版制剂通则片剂项下的质量评价方

法进行质量检查，应符合规定。

三、注意事项

1. 制软材时，若原辅料中含淀粉、糖粉、糊精较多或药物成分对热不稳定，则混合时黏合剂温度不宜过高。混合时间也应适当控制，时间越长，软材越黏，可能影响制粒，且制得的干颗粒较硬而影响压片质量。干颗粒松紧度以手指轻捻能碎成有粗糙感的细粉为宜。

2. 压片颗粒可含适宜比例不同粒度的粉粒，颗粒的大小和粗细粉粒的比例与药物性质、片重、片径、片形及压片机械的性能等有关。一般干颗粒中 20～30 目的粉粒以 20%～40% 为宜。若粗粒过多则压成的片剂重量差异大，细粉过多易产生松片、裂片、边角毛缺及粘冲等现象。

3. 压片时可先少量试压，及时检测压出药片的片重、硬度、脆碎度等质量控制指标，根据检测结果调整压片参数设置，直至压出质量合格的药片。

第十一节　栓剂制备

一、定义及原理

栓剂系指原料药物与适宜基质制成供腔道给药的固体制剂。栓剂应在略低于体温（37℃）下融化或溶解而释放药物。栓剂常用基质有油脂性基质（如可可豆脂、半合成脂肪酸甘油酯）和水溶性基质（如甘油明胶、聚乙二醇类）两类。栓剂常用的制法为热熔法。

二、操作步骤

1. 操作流程　热熔法制备栓剂的操作流程如下：

原辅料准备→基质加热熔融→药物与基质混匀→注模→冷凝→脱模取出→质量检查→包装

2. 关键操作点

（1）基质加热熔融：加热温度可根据基质熔点确定。可可豆脂具有同质多晶性，加热温度不宜超过36℃，可将可可豆脂缓缓加热至总量2/3熔化时即停止加热，利用余热使其全部熔化，以免因加热温度过高，迅速冷却时生成大量低熔点的不稳定晶型而影响栓剂成型。

（2）药物与基质混匀：混合时应尽可能减少气泡带入，必要时应进行脱气。

（3）注模、冷凝、脱模：制备时先将模型洗净、擦干，用润滑剂少许涂布于模型内部。注模时，应将熔融混合液不间断地倾入模孔至稍溢出模口。注模后，应放冷，待完全凝固后，用刀切去溢出部分，开启模型将栓剂取出。

（4）质量检查：成品应按《中国药典》2015年版制剂通则栓剂项下的质量评价方法进行质量检查，应符合规定。

三、注意事项

1. 不溶性药物或饮片　一般应粉碎成细粉或最细粉，再与基质混匀。

2. 栓模润滑剂应与基质不混溶，油脂性基质的栓剂，常用肥皂、甘油各 1 份与 90% 乙醇 5 份制成的醇溶液（称为"肥皂醑"）作为润滑剂。水溶性或亲水性基质的栓剂，则用油性润滑剂，如液状石蜡、植物油等作为润滑剂。

第十二节　微囊制备

一、定义及原理

微囊系指固态或液态药物被载体辅料包封成的微小囊状粒子。通常粒径 $1 \sim 250 \mu m$ 之间的称微囊，粒径 $0.1 \sim 1 \mu m$ 的称亚微囊，粒径 $10 \sim 100 nm$ 的称纳米囊。复凝聚法系利用两种具有相反电荷的高分子材料作囊材，将囊心物分散在囊材的水溶液中，在一定条件下相反电荷的高分子材料互相交联后形成复合囊材，溶解度降低，囊材自溶液中凝聚析出成囊。

二、操作步骤

1. 操作流程　复凝聚法制备微囊的操作流程如下：

配制囊材溶液→药物分散于囊材溶液中→凝聚包囊→稀释→固化→洗涤→干燥

2. 关键操作点

（1）配制囊材溶液：囊材为天然或合成高分子化合物，溶解时应添加溶剂浸泡、溶胀后，再采用研磨、搅拌或加热等方法使之溶解。两种具有不同电荷的囊材溶液应分别配制。

（2）药物分散：将难溶性固体药物粉末或难溶性液体药物，混悬或乳化分散于一种囊材溶液中。取样在显微镜下观察分散情况。

（3）凝聚包囊：在一定条件下，加入另一种具有相反电荷的高分子囊材溶液混匀，高分子囊材互相交联后溶解度降低，自溶液中凝聚析出成囊。注意控制成囊温度、搅拌速度、pH 等条件，取样在显微镜下观察成囊情况。

（4）稀释：加入一定量稀释液，搅拌分散，防止凝聚囊粘连成团。

（5）固化：依据囊材的性质，采用适宜方法固化囊膜。

三、注意事项

1. 复凝聚法制备微囊，适用于难溶性药物，且药物表面必须能被囊材凝聚相所润湿，从而使药物混悬或乳化于该凝聚相中，才能随凝聚相分散而成囊。

2. 可作复合囊材的高分子化合物有明胶与阿拉伯胶、海藻酸盐与聚赖氨酸、海藻酸盐与壳聚糖、海藻酸与白蛋白、白蛋白与阿拉伯胶等。对于明胶等两性蛋白质，可通过调节水溶液适宜的 pH 使其偏离等电点，从而带有与另一种囊材相反的电荷。

3. 两种具有相反电荷的囊材溶液需分别配制，凝聚成囊时，应控制好温度、搅拌速度等成囊条件，避免溶液黏度过高，加水稀释可改善囊形。

4. 固化剂选用应根据囊材性质而定，如明胶常用醛类固化，海藻酸盐常用氯化钙固化等。

第十三节 β－环糊精包合物制备

一、定义及原理

β－环糊精包合物系指将药物分子（客分子）包嵌于 β－环糊精分子（主分子）的空穴结构内形成的分散物。包合过程是客分子进入主分子的分子腔的过程，包合物形成的条件主要取决于主客分子的立体结构和二者极性大小。常用的 β－环糊精包合物制备方法是饱和水溶液法。

二、操作步骤

1. 操作流程　饱和水溶液法制备 β－环糊精包合物的操作流程如下：

配制 β－环糊精饱和水溶液→加入药物→包合→冷藏→滤过→干燥

2. 关键操作点

（1）配制：β－环糊精饱和水溶液根据包合处方中药物与 β－环糊精的配比，以及 β－环糊精的溶解度，配制 β－环糊精饱和水溶液。

（2）加入药物：在搅拌条件下，将药物加入 β－环糊精饱和水溶液中，使药物分散。难溶性药物可先溶于少量有机溶剂中，再滴加于 β－环糊精饱和水溶液中。

（3）包合：在特定温度下，使药物分散液保持恒温并搅拌（或超声）一定时间，完成包合过程。

（4）冷藏、滤过：将包合物分散液放冷后置冰箱冷藏，使包合物沉淀析出，滤取沉淀物。

（5）干燥：将上述沉淀物低温干燥，研细，即得包合物。

三、注意事项

1. 主客分子比、包合温度、包合时间均对包合率有影响。包合温度通常在 30 ～ 60℃，包合时间一般为 1 ～ 3h。对于具体药物，可通过实验筛选，以包合率等为评价指标确定最佳包合条件。

2. 包合物干燥温度一般在 40 ～ 60℃，挥发性药物的包合物干燥温度多设定在 40℃，以免受热挥发。

第十四节　膜剂制备

一、定义及原理

膜剂系指原料药物与适宜的成膜材料经加工制成的膜状制剂，供口服或黏膜用。其中，成膜材料是膜剂的重要载体，常用的成膜材料有聚乙烯类，如聚乙烯醇、聚维酮、乙烯－醋酸乙烯共聚物等；聚丙烯类，如甲基聚丙烯、甲烯酸－甲基丙烯酸共聚物类；纤维素类，如羧甲基纤维素、甲基纤维素、乙基纤维素等；天然高分子材料，如明胶、白及胶、玉米胶及海藻酸钠等。

二、操作步骤

1. 操作流程　匀浆涂膜法制备膜剂的操作流程如下：

原辅料准备→配制成膜材料溶液→加入药物、附加剂等混匀→消泡→涂膜→干燥→脱膜→分剂量→质量检查→包装

2. 关键操作点

（1）配制成膜材料溶液：成膜材料为天然或合成高分子化合物，溶解时应添加溶剂浸泡、溶胀后，再采用研磨、搅拌或加热等方法使之溶解。

（2）混合、消泡：在成膜材料溶液中加入中药提取液或细粉及增塑剂等附加剂，充分搅拌或研磨混合制成含药浆液。可采取保温法、减压法等方法消泡，避免因气泡过多而影响药膜外观。

（3）涂膜：将制备好的浆液倾倒在涂有润滑剂的平板上，涂铺成膜。

（4）干燥：温度不宜过高，以免起泡，影响表面平整度。

（5）质量检查：成品应按《中国药典》2015 年版制剂通则膜剂项下的质量评价方法进行质量检查，应符合规定。

三、注意事项

1. 药物加入成膜材料溶液时，可溶性药物可直接加入；难溶性药物可先溶于少量适宜溶剂中，再与成膜材料溶液混合，或粉碎成细粉加入，或加适量甘油等研匀加入。

2. 浆液的稠度应适宜，过稀易流失，成膜较薄且不易起膜；过稠不易涂布，药膜厚度不均匀。

第二十一章　中药制剂质量评价实验操作

第一节　相对密度测定

一、定义及原理

相对密度系指在相同的温度、压力条件下，某物质的密度与水的密度之比。通常用 d_t^t 来表示，除另有规定外，均指20℃时的比值，即 d_{20}^{20}。纯物质的相对密度在特定的条件下为不变的常数。但如物质的纯度不够，则其相对密度的测定值会随着纯度的变化而改变。因此，测定药品的相对密度，可用以检查药品的纯杂程度。液体药品的相对密度，一般用比重瓶测定；测定易挥发液体的相对密度，可用韦氏比重秤。根据阿基米德定律，一定体积的物体（如比重秤的玻璃锤），在不同液体中所受的浮力与该液体的相对密度成正比。

二、操作步骤

1. 装置　比重瓶、韦氏比重秤、恒温水浴（参考《中国药典》2015 年版）。

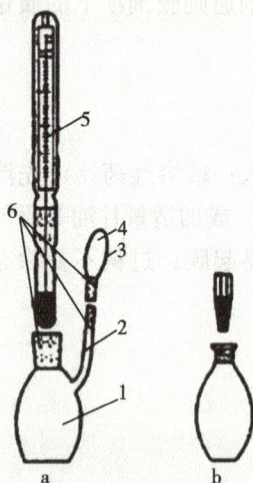

1.比重瓶主体；2.侧管；3.侧孔；
4.罩；5.温度计；6.玻璃磨口

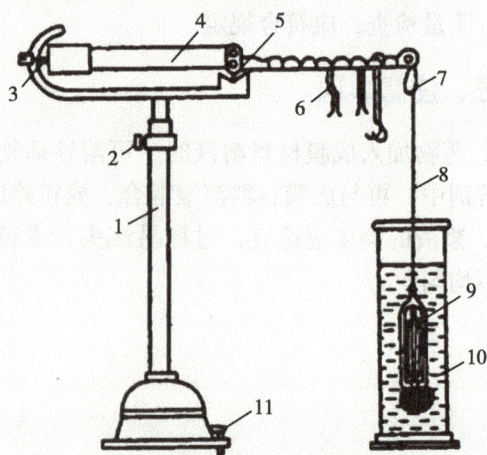

图 21-1　比重瓶

1.支架；2.调节器；3.指针；4.横梁；5.刀口；
6.游码；7.小钩；8.细铂丝；9.玻璃锤；
10.玻璃圆筒；11.调整螺丝

图 21-2　韦氏比重秤

（1）比重瓶法

①比重瓶重量的称定：将比重瓶洗净并干燥，称定其重量，准确至毫克（mg）数。

②供试品重量的测定：取上述已称定重量的比重瓶（图 21-1a），装满供试品（温度应低于20℃或各品种项下规定的温度）后，插入温度计（瓶中应无气泡），置20℃（或各品种项下规定的温度）的恒温水浴中放置若干分钟，使内容物的温度达到20℃（或各品种项下规定的温度），用滤纸擦去溢出侧管的液体，待液体不再由侧管溢出，立即盖上罩。将比重瓶自水浴中取出，用滤纸擦干瓶壁外的水，迅速称定重量准确至毫克（mg），减去比重瓶的重量，即得供试品重量。

取上述已称定重量的比重瓶（图 21-1b），装满供试品（温度应低于20℃或各品种项下规定的温度）后，插入中心有毛细孔的瓶塞，用滤纸将从塞孔溢出的液体擦干，置20℃（或各品种项下规定的温度）的恒温水浴中放置若干分钟，使内容物的温度达到20℃（或各品种项下规定的温度），用滤纸将瓶塞顶端擦干，待液体不再由塞孔溢出，速将比重瓶自水浴中取出，用滤纸擦干瓶壁外的水，迅速称定重量准确至毫克（mg），减去比重瓶的重量，即得供试品重量。

③水重量的测定：按上述求得供试品重量后，将比重瓶中的供试品倾去，洗净比重瓶，装满新沸过的冷水，再照供试品重量的测定法测定同一温度时水的重量。

（2）韦氏比重秤法

①仪器的调整：将20℃时相对密度为1的韦氏比重秤（图 21-2），安放在操作台上，放松调节螺丝"2"，将托架升至适当高度后拧紧螺丝，横梁"4"置于托架玛瑙刀座上，将等重游码挂在横梁右端的小钩"7"上，调整水平调整螺丝"11"，使指针"3"与支架左上方另一指针对准即为平衡，将等重游码取下，换上玻璃锤，此时必须保持平衡（允许有0.005g的误差），否则应予校正。

②用水校准：取洁净的玻璃圆筒将新沸过的冷水装至八分满，置20℃（或各品种项下规定的温度）的水浴中，搅动玻璃圆筒内的水，调节温度至20℃（或各品种项下规定的温度），将悬于秤端的玻璃锤浸入圆筒内的水中，称臂右端悬挂游码于1.0000处，调节秤臂左端平衡用螺丝使平衡。

③供试品的测定：将玻璃圆筒内的水倾去，拭干，装入供试液至相同的高度，并用上述相同的方法调节温度后，再把拭干的玻璃锤浸入供试液中，调节秤臂上游码的数量与位置使平衡，读取数值至小数点后4位，即为供试品的相对密度。

如使用4℃时相对密度为1的比重秤测定20℃时供试品的相对密度，则用水校准时的游码应悬挂于0.9982处，并应将供试品在20℃测得的数值除以0.9982。

（3）记录与计算

①比重瓶法的记录与计算：应记录测定用比重瓶类型、天平型号、测定温度、室温、各项称量数据等。其计算公式为：供试品的相对密度 = 供试品重量/水重量。

②韦氏比重秤的记录：应记录测定用韦氏比重秤型号、测定温度、读取数值等。

三、注意事项

1. 比重瓶法

（1）比重瓶必须洁净、干燥（所附温度计不能采用加温干燥），操作顺序为先称量空比重瓶重，再装供试品称重，最后装水称重。

（2）装过供试液的比重瓶必须冲洗干净，如供试品为油剂，测定后应尽量倾去，连同瓶塞可先用石油醚和三氯甲烷冲洗数次，待油完全洗去，再以乙醇、水冲洗干净，再依法测定水重。

（3）供试品及水装瓶时，应小心沿壁倒入比重瓶内，避免产生气泡，如有气泡，应待气泡消失后再调温称重。供试品如为糖浆剂、甘油等黏稠液体，装瓶时更应缓慢沿壁倒入，因黏稠度大产生的气泡很难逸出而影响测定结果。

（4）将比重瓶从水浴中取出时，应用手指拿住瓶颈，而不能拿瓶肚，以免液体因手温影响体积膨胀外溢。

（5）测定有腐蚀性供试品时，为避免腐蚀天平，用一表面皿放置天平盘上，再放比重瓶称重。

（6）当室温高于20℃或各品种项下规定的温度时，必须设法调节环境温度至略低于规定的温度。否则，易造成虽经规定温度下平衡的比重瓶内的液体在称重过程中因环境温度高于规定温度而膨胀外溢，从而导致误差。

2. 韦氏比重秤法

（1）韦氏比重秤应装在固定平放的操作台上，避免受热、冷、气流及震动的影响。

（2）玻璃圆筒应洁净，装水及供试液的高度应一致，使玻璃锤浸入液面的深度前后一致。

（3）玻璃锤应全部浸入液体内。

第二节　酒剂的总固体测定

一、定义与原理

酒剂的总固体检查系指取一定量药酒，经蒸除液体并在规定的条件下干燥后，残留的干燥固体物质的重量。含糖、蜂蜜的酒剂照第一法检查，不含糖、蜂蜜的酒剂照第二法检查。

二、操作步骤

1. 装置　蒸发皿、恒温水浴锅、分析天平（感量0.1mg）、电热恒温干燥箱、硅胶干燥器。

2. 步骤

（1）第一法：除另有规定外，含糖、蜂蜜的酒剂照本法检查。

①取蒸发皿与玻棒（玻棒长10cm以内），置电热恒温干燥箱内，于105℃干燥至恒

重，备用。

②精密量取供试品上清液 50mL，置蒸发皿中，水浴上蒸至稠膏状，加无水乙醇搅拌提取 4 次，每次 10mL，滤过，合并滤液，置已干燥至恒重的蒸发皿中，蒸至近干。

③取硅藻土 1g（经 105℃干燥 3h，移置干燥器中冷却 30min），精密称定，加入上述残留物中，用经恒重的玻棒搅拌，使硅藻土与之混匀，置电热恒温干燥箱内，在 105℃干燥 3h，移置干燥器中，冷却 30min，迅速精密称定重量，扣除加入的硅藻土量，遗留残渣应符合各品种项下的有关规定。

（2）第二法：除另有规定外，不含糖、蜂蜜的酒剂照本法检查。

①取蒸发皿，置电热恒温干燥箱内，在 105℃干燥至恒重。

②精密量取供试品上清液 50mL，置已干燥至恒重的蒸发皿中，水浴上蒸干，在 105℃干燥 3h，移置干燥器中冷却 30min，迅速精密称定重量，遗留残渣应符合各品种项下的有关规定。

（3）记录与计算：记录蒸发皿与玻棒恒重的称量数据、硅藻土的加入量、遗留残渣和蒸发皿与玻棒恒重的称量数据等。

①含糖、蜂蜜酒剂总固体的计算：

总固体（%）＝［（蒸发皿与玻棒重＋硅藻土重＋残渣重）－（蒸发皿与玻棒重＋硅藻土重）］÷50×100%。

②不含糖、蜂蜜酒剂总固体的计算：

总固体（%）＝（蒸发皿与残渣重—蒸发皿重）÷50×100%。

三、注意事项

1. 酒剂在贮存期间允许有少量摇之易散的沉淀，在做本项检查时应将供试样品放置一定时间，待沉淀析出后，精密量取上清液作为供试品溶液。

2. 检查含糖、蜂蜜酒剂总固体操作过程中，应将玻棒与空蒸发皿同时恒重，因用玻棒搅拌后，玻棒上黏有残留物与硅藻土，故玻棒仍应置蒸发皿中进行恒重。

3. 检查含糖、蜂蜜酒剂总固体时，干燥硅藻土的加入量可适当增减，根据蒸至近干时残留物的量决定，但硅藻土必须经 105℃干燥 3h，并精密称定。

4. 应严格掌握遗留残渣干燥及冷却时间，迅速精密称定重量。

第三节　煎膏剂的不溶物测定

一、定义和原理

本法适用于检查煎膏剂中焦屑等不溶性异物。其检查目的在于控制制备过程中带入的不溶性异物。

二、操作步骤

1. 装置　天平（感量10mg）、烧杯（250mL）、玻璃棒。

2. 步骤

（1）测定：取供试品5g，置250mL烧杯中，加入热水（70～80℃）200mL，搅拌使溶化，放置3min后观察结果。

（2）结果与判定：全部溶化，不得有焦屑等异物，煎膏剂为符合规定。

烧杯底部有焦屑等不溶性异物的应判为不符合规定。

三、注意事项

加饮片细粉的煎膏剂，应在未加入细粉前检查，符合《中国药典》规定后方可加入细粉。加入药粉后不再检查不溶物。

第四节　颗粒剂的溶化性检查

一、定义及原理

本法适用于可溶颗粒和泡腾颗粒的溶化性检查。混悬颗粒或已规定检查溶出度或释放度的颗粒剂，可不进行溶化性检查。

二、操作步骤

1. 装置　烧杯（250mL）、玻棒。

2. 步骤

（1）可溶颗粒：取供试品10g（单剂量包装取1袋），加热水200mL，搅拌5min，立即观察。

（2）泡腾颗粒：取供试品3袋，将内容物分别转移至盛有200mL水的烧杯中，水温15～25℃，观察结果。

（3）记录与计算：记录观察到的现象，以及泡腾颗粒剂完全分散或溶解在水中所需时间。

可溶颗粒能全部溶化，允许轻微浑浊；泡腾颗粒能迅速产生气体而呈泡腾状，5min内颗粒均应完全分散或溶解在水中；颗粒剂按上述方法检查，均不得有异物，中药颗粒还不得有焦屑等，均判为符合规定。

三、注意事项

热水温度按照《中国药典》凡例中规定应为70～80℃。

第五节　片剂脆碎度的检查

一、定义及原理

本法用于检查非包衣片的脆碎情况及其物理强度，如压碎强度等，是一种模拟片剂在储存、运输过程中情况的试验方法。

二、操作步骤

1. 装置　片剂脆碎度检查仪（图 21 - 3）、分析天平、吹风机（参考《中国药典》2015 年版）。

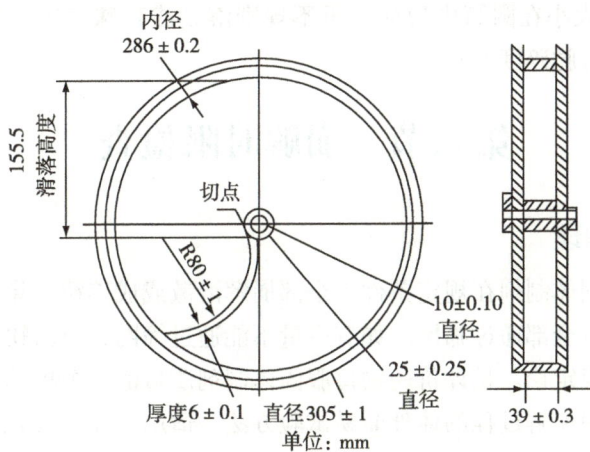

图 21 - 3　片剂脆碎度检查仪

2. 步骤

（1）仪器的调试：试验前，应调节仪器的转速为每分钟 25 ± 1 转，设定试验时间为 4min，即圆筒转动的总次数为 100 次。

（2）供试品的取用量：每次试验取供试品若干片，使其总重量约为 6.5g，平均片重大于 0.65g 的供试品，取样品 10 片进行试验。

（3）检查法：取空称量瓶，精密称定重量；再按（2）的取用量取供试品，用吹风机吹去表面的粉末，置称量瓶中，精密称定。两次称量之差即为供试品的重量。

将上述称定重量后的供试品置圆筒中，开动电动机转动 100 次。

试验结束后，将供试品取出检查，供试品不得出现断裂、龟裂或粉碎现象。

取试验后的供试品，再用吹风机吹去粉末后，置上述已称定重量的称量瓶中，精密称定，两次称量之差，即为试验后供试品的重量。

（4）记录与计算：记录所用仪器型号；每次称量数据；试验后检出断裂、龟裂或粉碎的片数。

分别求出试验前后供试品的重量；供试品试验后比试验前减失的重量；减失重量占试验前供试品重量的百分率。

（5）结果与判定：未检出断裂、龟裂或粉碎片，且减失重量未超过1%时，判为符合规定；减失重量超过1%，但未检出断裂、龟裂或粉碎片的供试品，应另取供试品复检2次。3次的平均减失重量未超过1%，且未检出断裂、龟裂或粉碎片，判为符合规定；3次的平均减失重量超过1%时，判为不符合规定。

如检出断裂、龟裂或粉碎片的供试品，即判为不符合规定。

三、注意事项

1. 由于供试品的形状或大小不同，导致片剂在圆筒中形成不规则滚动时，可调节圆筒的底座，使与桌面约成10°的角，以保证试验时片剂不再聚集，能顺利下落。

2. 对易吸水的片剂，操作时实验室的相对湿度应控制在40%以下。

3. 对于形状和大小在圆筒中形成严重不规则滚动或特殊工艺生产的片剂，不适于本法检查，可不进行脆碎度检查。

第六节　崩解时限检查

一、定义及原理

崩解系指口服固体制剂在规定条件下全部崩解溶散或成碎粒，除不溶性包衣材料或破碎的胶囊壳外，应全部通过筛网。如有少量不能通过筛网，但已软化或轻质上漂且无硬心者，可作符合规定论。是评价药物口服固体制剂质量的一个指标，是一种模拟口服固体制剂在胃肠道中崩解过程的体外简易试验方法。适用于片剂（包括普通片、薄膜衣片、糖衣片、结肠定位片、含片、舌下片、可溶片及泡腾片）、胶囊剂（包括硬胶囊剂、软胶囊剂及肠溶胶囊剂）的检查。凡规定检查溶出度、释放度或分散均匀性的制剂，不再进行崩解时限检查。

二、操作步骤

1. 装置　采用升降式崩解仪，主要结构为一能升降的金属支架与下端镶有筛网的吊篮（图21-4）、口崩片使用崩解篮（图21-6），并附有挡板（图21-5）（参考《中国药典》2015年版）。

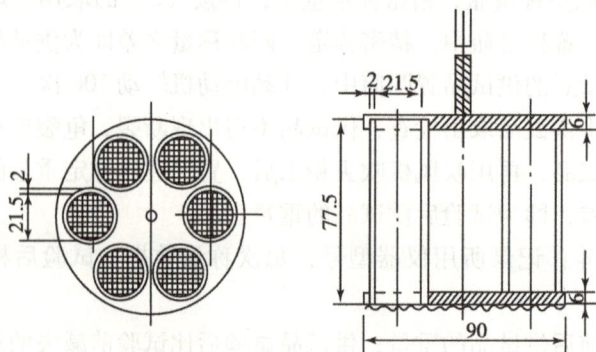

图21-4　吊篮结构（单位：mm）

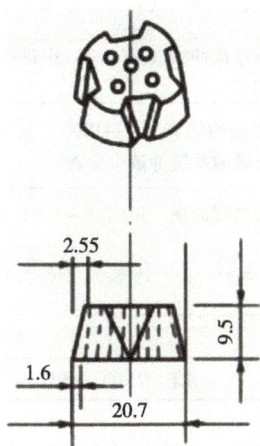

图 21 -5　挡板结构（单位：mm）

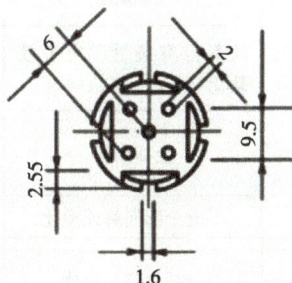

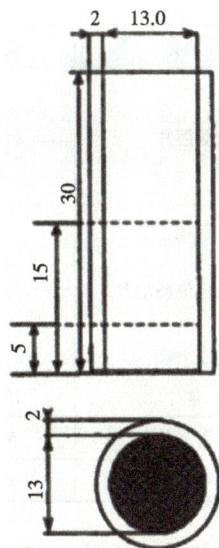

图21 -6　崩解篮结构
（单位：mm）

2. 步骤

（1）准备

①调试仪器装置：将吊篮通过上端的不锈钢轴悬挂于金属支架上，浸入 1000mL 烧杯中，并调节吊篮位置使其下降时筛网距烧杯底部 25mm，烧杯内盛有温度为 37℃ ± 1℃ 的水（或规定的溶液），调节水位高度使吊篮上升时筛网在水面下 15mm 处。

②预热仪器装置：开启仪器的预制温度，使烧杯中水（或规定的溶液）的温度保持在 37℃ ±1℃。

（2）测试：如有 1 片/粒崩解不完全，应另取 6 片/粒复试，均应符合规定。

①片剂　不同片剂类型的崩解时限（表21 -1）。

表 21 -1　不同片剂类型的崩解时限

片剂类型		规定时间	现象	备注
素片		15min 内	全部崩解	
中药	浸膏片	1h 内		每管加挡板 1 块
	半浸膏片	1h 内		
	全粉片	30min 内		
薄膜衣片	中药	1h 内	全部崩解	每管加挡板 1 块
	化药	30min 内		可改在盐酸溶液（9→1000）中进行检查
糖衣片	中药	1h 内		每管加挡板 1 块
	化药	1h 内		

续表

片剂类型	规定时间	现象	备注
肠溶片	2h 内	均不得有裂缝、崩解或软化	先在盐酸溶液（9→1000）中检查
	1h 内	全部崩解	磷酸盐缓冲液（pH 6.8）中进行检查，加挡板
结肠定位肠溶片	2h 内	均不得有裂缝、崩解或软化	先在盐酸溶液（9→1000）及 pH 6.8 以下磷酸盐缓冲液中检查
	1h 内	全部崩解	磷酸盐缓冲液（pH 7.5~8.0）中进行检查
含片	10min 内	不应全部崩解或溶化	
舌下片	5min 内	全部崩解并溶化	
可溶片	3min 内		水温为 20℃±5℃

泡腾片取 1 片，置 250mL 烧杯（内有 200mL 温度为 20℃±5℃的水）中，即有许多气泡放出，当片剂或碎片周围的气体停止逸出时，片剂应溶解或分散在水中，无聚集的颗粒剩留。除另有规定外，同法检查 6 片，各片均应在 5min 内崩解。

口崩片装置采用崩解篮（图 21-6）。将不锈钢管固定于支架上，浸入 1000mL 杯中，杯内盛有温度为 37℃±1℃的水约 900mL，调节水位高度使不锈钢管最低位时筛网在水面下 15mm±1mm。启动仪器。取本品 1 片，置上述不锈钢管中进行检查，应在 60s 内全部崩解并通过筛网，如有少量轻质上漂或黏附于不锈钢管内壁或筛网，但无硬心者，可作符合规定论。重复测定 6 片，均应符合《中国药典》规定。

②胶囊剂　不同胶囊剂类型的崩解时限（表 21-2）。

表 21-2　不同胶囊剂类型的崩解时限

胶囊剂类型	规定时间	现象	备注
硬胶囊	30min 内	全部崩解	化药胶囊漂浮于液面，可加挡板；中药胶囊加挡板；以明胶为基质的软胶囊剂可改在人工胃液中进行检查
软胶囊	1h 内		
肠溶胶囊	2h 内	均不得有裂缝或崩解	先在盐酸溶液（9→1000）中检查，不加挡板
	1h 内	全部崩解	人工肠液中进行检查；每管加入挡板
结肠肠溶胶囊	2h 内	均不得有裂缝或崩解	先在盐酸溶液（9→1000）；不加挡板
	3h 内	均不得有裂缝或崩解	在 pH 6.8 磷酸盐缓冲液中检查；不加挡板
	1h 内	全部崩解	磷酸盐缓冲液（pH 7.8）中进行检查；每管加入挡板

（3）记录：记录仪器型号、制剂类型及测试条件（如包衣、肠溶或薄膜衣、硬或软胶囊、介质等），崩解时间及现象，肠溶衣片（胶囊）则应记录在盐酸溶液中有无裂缝、崩解或软化现象等。初试不符合规定者，应记录不符合规定的片（粒）数及现象、

复试结果等。

（4）结果与判定：供试品6片（粒），每片（粒）均能在规定的时限内全部崩解，判定符合规定。如有少量不能通过筛网，但已软化或轻质上浮且无硬芯者，可作符合规定。

初试结果，到规定时限后如有1片（粒）不能完全崩解，应另取6片（粒）复试，各片（粒）在规定时限内均能全部崩解，仍判定符合规定。

初试结果中如有2片（粒）或2片（粒）以上不能完全崩解，或在复试结果中有1片（粒）或1片（粒）以上不能完全崩解，即判为不符合规定。

肠溶衣片（胶囊）在盐酸溶液（9→1000）中检查时，如发现裂缝、崩解或软化，即判为不符合规定。

肠溶衣片（胶囊）初试结果中，在磷酸盐缓冲液（pH6.8）或人工肠液介质中如有2片（粒）或2片（粒）以上不能完全崩解，即判为不符合规定，如仅有1片（粒）不能完全崩解，应另取6片（粒）复试，均应符合《中国药典》规定。

三、注意事项

1. 在测试过程中，烧杯内水温（或介质温度）应保持在37℃±1℃。
2. 每测试一次后，应清洗吊篮的玻璃内壁及筛网、挡板等，并重新更换水或规定介质。

第七节　融变时限检查

一、定义及原理

融变时限是评价经腔道给药固体制剂质量的一个指标，是一种模拟固体制剂放入腔道后，在规定条件下融化、软化或溶散，与分泌液混合逐渐释放药物的体外简易试验方法。适用于栓剂和阴道片的质量检查。

二、操作步骤

1. 装置　融变时限测定仪（图21-7、21-8）、烧杯、温度计（参考《中国药典》2015年版）。

2. 步骤

（1）准备：将金属架（专用网篮）装入透明套筒（有机玻璃支撑筒）内，并用挂钩固定后，垂直浸入盛有不少于4L的37.0℃±0.5℃水的烧杯中，其上端位置应在水面下90mm处，烧杯装有一转动器（翻转架），每隔10min在溶液中翻转该装置1次。阴道片，将金属架挂钩的钩端向下，倒置于容器内。

（2）初试：取供试品3粒/片，在室温放置1h后，分别放在3个上述金属架的下层圆板上，按（1）项下方法检查。除另有规定外，各粒/片均应符合表21-3的规定。

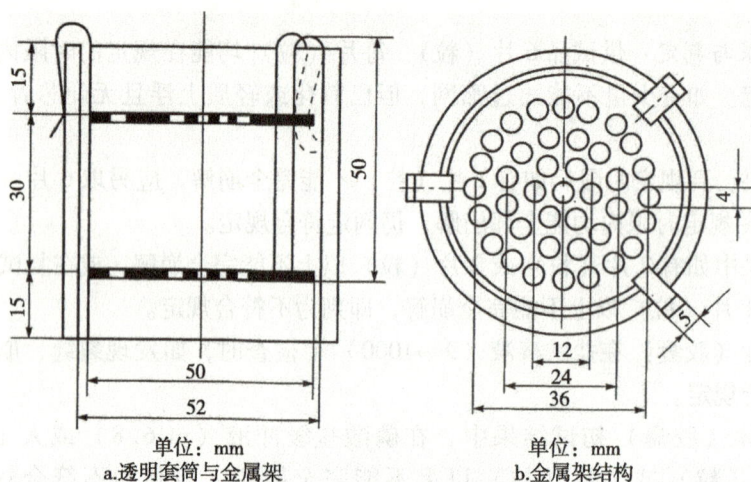

单位：mm
a.透明套筒与金属架

单位：mm
b.金属架结构

图 21-7　栓剂检查仪器装置

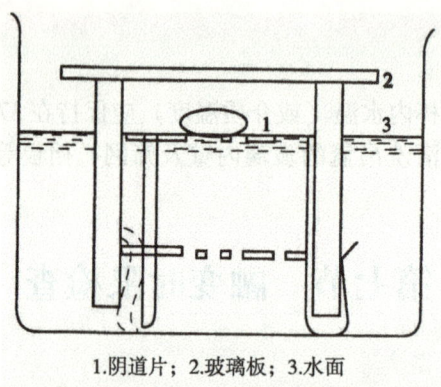

1.阴道片；2.玻璃板；3.水面

图 21-8　阴道片检查仪器装置

表 21-3　不同类型制剂的融变时限

制剂类型	融变时限（min）	要求
阴道片	30 内	全部溶化、崩解溶散
脂肪性基质栓剂	30 内	全部融化、软化或触压时无硬心
水溶性基质栓剂	60 内	全部溶解

（3）复试：初试结果如有 1 粒/片不符合规定时，应另取 3 粒/片，按（1）项下方法复试，均应符合规定。

（4）记录：记录仪器型号、融变时间和现象。初试不符合规定者，应记录不符合规定的粒/片数和现象，复试结果等。

（5）结果与判定：除另有规定外，脂肪性基质的栓剂供试品 3 粒均能在 30min 内全部融化、软化或触压时无硬心者；水溶性基质的栓剂供试品 3 粒均能在 60min 内全部溶解者；阴道片供试品 3 片均能在 30min 内全部溶化或崩解溶散成颗粒并通过圆板或仅残留少量时无固体硬心的软性团块者；均判为符合规定。

初试结果，如仅有 1 粒（片）供试品不符合上述的要求时，应另取供试品 3 粒（片）进行复试，如复试的 3 粒（片）均能符合上述要求者，仍判为符合规定。

如初试结果中仅有 2 粒（片）或 3 粒（片）供试品不符合上述的要求时，或在复试结果中，仍有 1 粒（片）或 1 粒（片）以上不符合上述的要求时，均判为不符合规定。

应另取供试品 3 粒（片）进行复试，如复试的 3 粒（片）均能符合上述要求者，仍判为符合规定。

三、注意事项

1. 在测试过程中，烧杯内的水温应保持 37.0℃ ±0.5℃。
2. 放入供试品后，金属架上的挂钩必须紧密固定在透明套筒的上端，应防止挂钩松动和脱落。
3. 每测试一次后，应清洗金属架及透明套筒，并重新更换介质（水）。

第八节　溶出度测定

一、定义及原理

溶出度系指活性药物从片剂、胶囊剂或颗粒剂等普通制剂在规定条件下溶出的速率和程度。在缓释制剂、控释制剂、肠溶制剂及透皮贴剂等制剂中也称释放度。是评价药物口服固体制剂质量的一个指标，是一种模拟口服固体制剂在胃肠道中崩解和溶出的体外简易试验方法。

二、操作步骤

1. 装置　溶出度仪（主要由恒温装置、篮体、篮轴、搅拌桨、溶出杯及杯盖等组成，详见图 21-9、21-10、21-11、21-12、21-13、21-14、21-15、21-16、21-17）、取样器、过滤器（参考《中国药典》2015 年版）。

2. 步骤

（1）准备

①仪器装置的调试：第一法和第二法使转篮或桨叶底部距溶出杯内底部 25mm ±2mm；第三法使桨叶底部距溶出杯的内底部 15mm ±2mm。

②溶出介质的制备：溶出介质要求经脱气处理（煮沸、超声、抽滤）。如溶出介质为缓冲液，一定要调节 pH 值至规定 pH 值 ±0.05 之内。

③仪器装置的预热：将脱气后溶出介质置于溶出杯内，开启仪器的预制温度，使溶出杯中溶出介质的温度保持在 37℃ ±0.5℃，并使用 0.1 分度的温度计，逐一在溶出杯中测量，6 个溶出杯之间的差异应在 0.5℃ 之内。

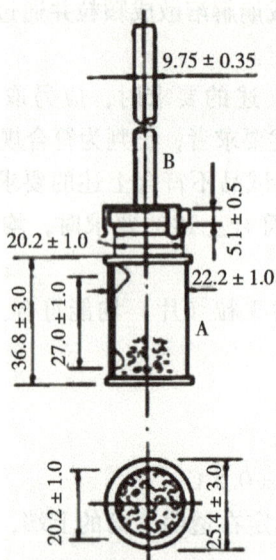

图 21-9　转篮装置（单位：mm）

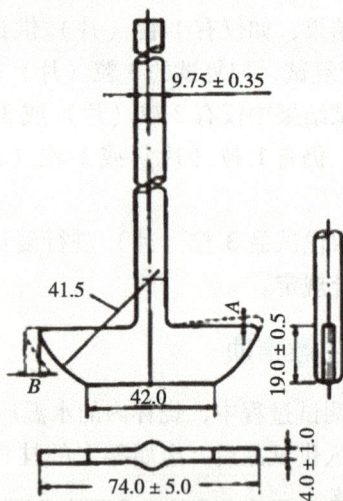

图 21-10　搅拌桨装置（单位：mm）

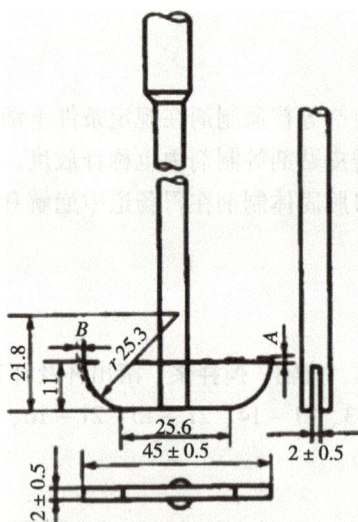

图 22-11　小杯法搅拌桨装置（单位：mm）

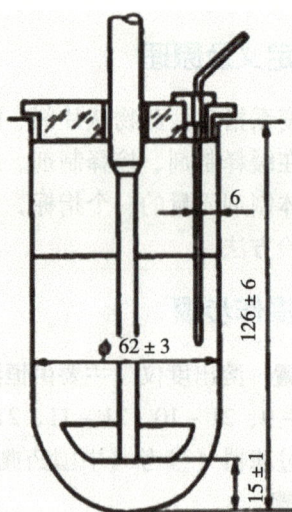

图 22-12　小杯法溶出杯装置（单位：mm）

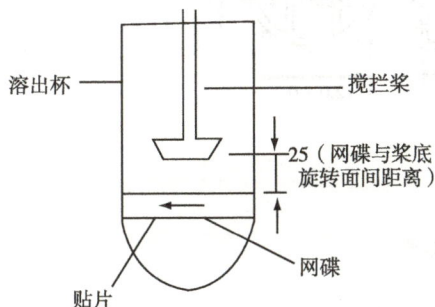

图 21-13　桨碟法方法 1 装置（单位：mm）

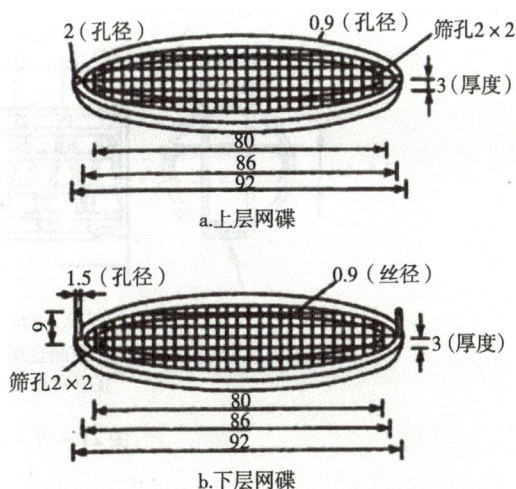

图 21-14　桨碟法方法 1 网碟装置（单位：mm）

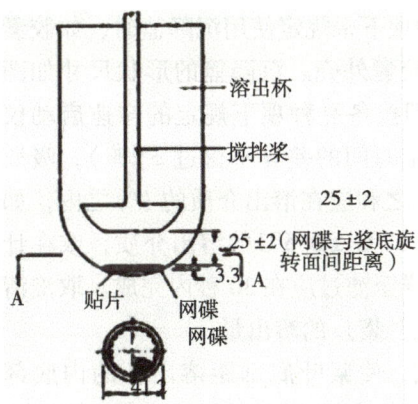

图 21-15　桨碟法方法 2 装置（单位：mm）

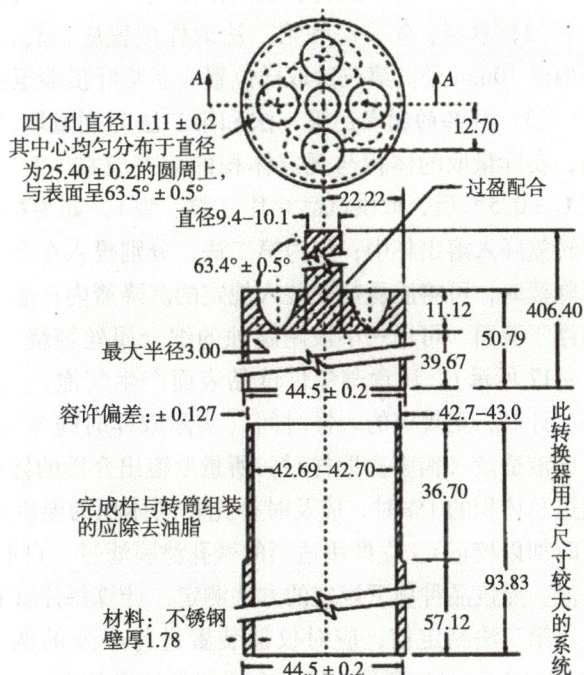

图 21-16　转筒法搅拌装置（单位：mm）

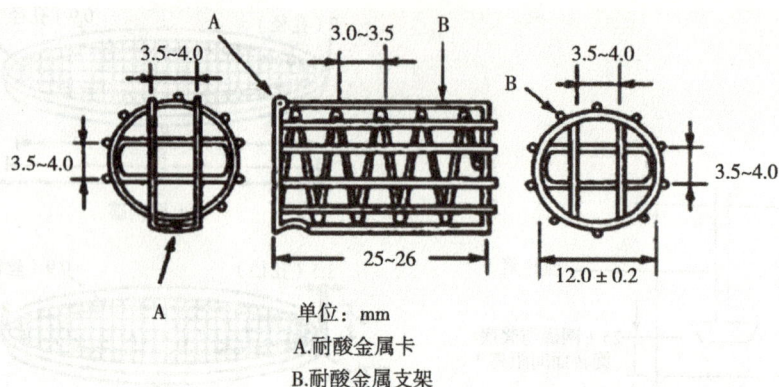

单位：mm
A.耐酸金属卡
B.耐酸金属支架

图 21 – 17　沉降篮装置

④样品处理方法的选择：从每个溶出杯内取出规定体积的溶液，应立即用适当的微孔滤膜滤过，自取样至滤过应在30s内完成，滤液应澄清。如滤膜的吸附较大，必要时可将微孔滤膜滤过改为离心操作，取上清液测定。

⑤溶出度检查：进行胶囊剂溶出度检查时，应进行空胶囊的干扰试验。

（2）取样：第一法和第二法取样位置应在转篮或桨叶顶端至液面的中点，距溶出杯内壁10mm处。第三法取样位置应在桨叶顶端至液面的中点，距溶出杯内壁6mm处。

（3）样品的测定：第一法和第二法分别量取经脱气处理的溶出介质，置各溶出杯内，实际量取的体积与规定体积的偏差应在±1%范围之内，待溶出介质温度恒定在37℃±0.5℃后，取供试品6片（粒、袋），如为第一法，分别投入6个干燥的转篮内，将转篮降入溶出杯中；如为第二法，分别投入6个溶出杯内（当品种项下规定需要使用沉降篮时，可将胶囊剂先装入规定的沉降篮内；品种项下未规定使用沉降篮时，如胶囊剂浮于液面，可用一小段耐腐蚀的细金属丝轻绕于胶囊外壳。沉降篮的形状尺寸如图21 – 17所示）。注意避免供试品表面产生气泡，立即按各品种项下规定的转速启动仪器，计时；至规定的取样时间（实际取样时间与规定时间的差异不得过±2%），吸取溶出液适量（需多次取样时，所量取溶出介质的体积之和应在溶出介质的1%之内，如超过总体积的1%时，应及时补充相同体积的温度为37℃±0.5℃的溶出介质，或在计算时加以校正），立即用适当的微孔滤膜滤过，自取样至滤过应在30秒内完成。取澄清滤液，照该品种项下规定的方法测定，计算每片（粒、袋）的溶出量。

第三法测定前，应对仪器装置进行必要的调试，使桨叶底部距溶出杯的内底部15mm±2mm。分别量取溶出介质置各溶出杯内，介质的体积150～250mL，实际量取的体积与规定体积的偏差应在±1%范围之内（当品种项下规定需要使用沉降装置时，可将胶囊剂先装入规定的沉降装置内；品种项下未规定使用沉降装置时，如胶囊剂浮于液面，可用一小段耐腐蚀的细金属丝轻绕于胶囊外壳）。以下操作同第二法。取样位置应在桨叶顶端至液面的中点，距溶出杯内壁6mm处。

第四法透皮贴剂分别量取溶出介质置各溶出杯内，实际量取的体积与规定体积的偏差应在±1%范围之内；将透皮贴剂固定于两层碟片之间（方法1）或网碟上（方法2），溶出面朝上，尽可能使其保持平整。再将网碟水平放置于溶出杯下部，并使网碟与桨底旋转面平行，两者相距25mm±2mm，按品种规定的转速启动装置。在规定取样时间点，吸取溶出液适量，及时补充相同体积的温度为32℃±0.5℃的溶出介质。

第五法透皮贴剂分别量取溶出介质置各溶出杯内，实际量取的体积与规定体积的偏差应在±1%范围之内，待溶出介质预温至32℃±0.5℃；除另有规定外，按下述进行准备，除去贴剂的保护套，将有黏性的一面置于一片铜纺上，铜纺的边比贴剂的边至少大1cm，将贴剂的铜纺覆盖面朝下放置于干净的表面，涂布适宜的胶黏剂于多余的铜纺边。如需要，可将胶黏剂涂布于贴剂背面。干燥1min，仔细将贴剂涂胶黏剂的面安装于转筒外部，使贴剂的长轴通过转筒的圆心。挤压铜纺面除去引入的气泡。将转筒安装在仪器中，试验过程中保持转筒底部距溶出杯内底部25mm±2mm，立即按品种规定的转速启动仪器。在规定取样时间点，吸取溶出液适量，及时补充相同体积的温度为32℃±0.5℃的溶出介质。同法测定其他透皮贴剂。

（4）记录与计算：记录所用方法，溶出介质及加入量、转速、温度、取样时间；取样体积、滤材；测定方法。计算溶出量以相当于标示量的百分数表示（%）。

（5）结果判定：普通制剂符合下述条件之一者，可判为符合规定：

①6片（粒、袋）中，每片（粒、袋）的溶出量按标示量计算，均不低于规定限度（Q）；

②6片（粒、袋）中，如有1~2片（粒、袋）低于但不低于$Q-10\%$，且其平均溶出量不低于Q；

③6片（粒、袋）中，有1~2片（粒、袋）低于Q，其中仅有1片（粒、袋）低于$Q-10\%$，但不低于$Q-20\%$，且其平均溶出量不低于Q时，应另取6片（粒、袋）复试；初、复试的12片（粒、袋）中有1~3片（粒、袋）低于Q，其中仅有1片（粒、袋）低于$Q-10\%$，但不低于$Q-20\%$，且其平均溶出量不低于Q。

以上结果判断中所示的10%、20%是指相对于标示量的百分率（%）。

缓释制剂或控释制剂除另有规定外，符合下述条件之一者，可判为符合规定：

①6片（粒）中，每片（粒）在每个时间点测得的溶出量按标示量计算，均未超出规定范围；

②6片（粒）中，在每个时间点测得的溶出量，如有1~2片（粒）超出规定范围，但未超出规定范围的10%，且在每个时间点测得的平均溶出量未超出规定范围；

③6片（粒）中，在每个时间点测得的溶出量，如有1~2片（粒）超出规定范围，其中仅有1片（粒）超出规定范围的10%，但未超出规定范围的20%，且其平均溶出量未超出规定范围，应另取6片（粒）复试；初、复试的12片（粒）中，在每个时间点测得的溶出量，如有1~3片（粒）超出规定范围，其中仅有1片（粒）超出规定范围的10%，但未超出规定范围的20%，且其平均溶出量未超出规定范围。

以上结果判断中所示超出规定范围的10%、20%是指相对于标示量的百分率（%），其中超出规定范围10%是指：每个时间点测得的溶出量不低于低限的-10%，或不超过高限的+10%；每个时间点测得的溶出量应包括最终时间测得的溶出量。

肠溶制剂除另有规定外，符合下述条件之一者，可判为符合规定：

酸中溶出量：

①6 片（粒）中，每片（粒）的溶出量均不大于标示量的 10%；

②6 片（粒）中，有 1~2 片（粒）大于 10%，但其平均溶出量不大于 10%。

缓冲液中溶出量：

①6 片（粒）中，每片（粒）的溶出量按标示量计算均不低于规定限度（Q）；除另有规定外，Q 应为标示量的 70%；

②6 片（粒）中仅有 1~2 片（粒）低于 Q，但不低于 $Q-10\%$，且其平均溶出量不低于 Q；

③6 片（粒）中如有 1~2 片（粒）低于 Q，其中仅有 1 片（粒）低于 $Q-10\%$，但不低于 $Q-20\%$，且其平均溶出量不低于 Q 时，应另取 6 片（粒）复试；初、复试的 12 片（粒）中有 1~3 片（粒）低于 Q，其中仅有 1 片（粒）低于 $Q-10\%$，但不低于 $Q-20\%$，且其平均溶出量不低于 Q。

以上结果判断中所示的 10%、20% 是指相对于标示量的百分率（%）。

透皮贴剂除另有规定外，结果判定标准同缓释制剂或控释制剂。

三、注意事项

1. 溶出度仪的适用性及性能确认试验应用溶出度标准片对仪器进行性能确认试验，按照标准片的说明书操作，试验结果应符合标准片的规定。

2. 溶出介质应使用各品种项下规定的溶出介质，除另有规定外，室温下体积为 900mL，并应新鲜配制和经脱气处理；如果溶出介质为缓冲液，当需要调节 pH 值时，一般调节 pH 值至规定 pH 值 ±0.05 之内。

3. 取样时间在达到该品种规定的溶出时间时，应在一起开动的情况下取样。自 6 杯中完成取样，时间一般应在 1min 以内。

4. 在多次取样时，所量取溶出介质的体积之和应在溶出介质的 1% 之内，如超过总体积的 1% 时，应及时补充相同体积相同温度的溶出介质，或在计算时加以校正。

5. 由于 0.1mol/L 盐酸溶液对转篮与搅拌桨可能有一定的腐蚀作用，尤其当采用低波长的紫外分光光度法时易产生干扰，应加以注意。

6. 沉降篮的使用要求只有在品种各论中规定要求使用时，方可使用。

7. 测定时，除另有规定外，每个溶出杯中只允许投入供试品 1 片（粒、袋），不得多投。并应注意投入到杯底的中心位置。

8. 实验结束后，应用水冲洗篮轴、篮体或搅拌桨。转篮必要时可用水或其他溶剂超声处理、洗净。

第九节　溶散时限检查

一、定义及原理

溶散时限是评价固体制剂质量的一个指标，适用于中药丸剂、糖丸剂、滴丸剂的检查。丸剂中不含崩解剂，故在水中不是崩解，而是逐渐溶散、溶解才能被机体所吸收而达到治疗目的。大蜜丸及研碎、嚼碎后或用开水、黄酒等分散后服用的丸剂不检查溶散时限。

二、操作步骤

1. 装置　除吊篮筛网孔径为 0.42mm（丸剂直径在 2.5mm 以下）、1.0mm（丸剂直径在 2.5~3.5mm 之间）、2.0mm（丸剂直径在 3.5mm 以上）外，其他同崩解时限检查法。

2. 步骤

（1）准备

①仪器装置的调试：将吊篮通过上端的不锈钢轴悬挂于金属支架上，浸入 1000mL 烧杯中，并调节吊篮位置使其下降时筛网距烧杯底部 25mm，烧杯内盛有温度为 37℃ ± 1℃ 的水（或规定的溶液），调节水位高度使吊篮上升时筛网在水面下 15mm 处。

②仪器装置的预热：开启仪器的预制温度，使烧杯中水（或规定的溶液）的温度保持在 37℃ ±1℃。

（2）测试：照崩解时限检查法片剂项下的方法加挡板进行检查，不同丸剂类型的溶散时限（表 21 - 4）。

表 21 - 4　不同丸剂类型的溶散时限

丸剂类型	规定时间	现象	备注
小蜜丸、水蜜丸、水丸	1h 以内	全部溶散	加挡板
浓缩丸、糊丸	2h 以内	全部溶散	
滴丸	30min 以内	全部溶散	不加挡板
包衣滴丸	1h 以内	全部溶散	
蜡丸	2h 以内	均不得有裂缝、崩解或软化	先在盐酸溶液（9→1000）中检查
	1h 以内	全部溶散	磷酸盐缓冲液（pH6.8）中进行检查

（3）记录：记录仪器型号、制剂类型及测试条件（如包衣、介质等），溶散时间及现象。初试不符合规定者，应记录不符合规定的丸数及现象、复试结果等。

（4）结果与判定：供试品 6 丸，在规定的时限内全部溶散并通过筛网者；或有细小颗粒状物未通过筛网，但已软化且无硬心者，均判定符合规定。

供试品 6 丸，在规定的时限内有 1 丸或 1 丸以上不能完全溶散，并不能通过筛网者，判为不符合规定。

蜡丸照崩解时限检查法片剂项下的肠溶衣片检查法检查，应符合《中国药典》规定。

三、注意事项

1. 在测试过程中，烧杯内水温（或介质温度）应保持在 37℃ ±1℃。

2. 每测试一次后，应清洗吊篮的玻璃内壁及筛网、挡板等，并重新更换水或规定介质。

3. 操作过程中如供试品黏附挡板妨碍检查时，应另取供试品 6 丸，以不加挡板进行检查。

第十节　含量均匀度检查

一、定义及原理

本法用于检查单剂量的固体、半固体和非均相液体制剂含量符合标示量的程度。

除另有规定外，片剂、硬胶囊剂、颗粒剂或散剂等，每一个单剂标示量小于 25mg 或主药含量小于每一个单剂重量 25% 者；药物间或药物与辅料间采用混粉工艺制成的注射用无菌粉末；内充非均相溶液的软胶囊；单剂量包装的口服混悬液、透皮贴剂和栓剂等品种项下规定含量均匀度应符合要求的制剂，均应检查含量均匀度。复方制剂仅检查符合上述条件的组分，多种微生物或微量元素一般不检查含量均匀度。凡检查含量均匀度的制剂，一般不再检查重（装）量差异；当全部主成分均进行含量均匀度检查时，复方制剂一般亦不再检查重（装）量差异。

二、操作步骤

1. 装置　按该品种项下的规定。

2. 步骤

（1）供试品初试 10 片（个），如需要复试，另取 20 片（个）。取样应随机抽取，不应采用其他方式筛选。

（2）除另有规定外，取供试品，按照各品种项下规定的方法，分别测定每片（个）的响应值（如吸光度或峰面积等）或含量。

（3）记录与计算

①应记录所用检测方法所用的仪器型号（或编号），以及每片（个）测得的响应值等数值。

②根据测定的响应值，分别计算出每片（个）以标示量为 100 的相对含量 X_i，求其均值 $\bar{X}$ 和标准差 S（$S = \sqrt{\dfrac{\sum\limits_{i=1}^{n}(X_i - \bar{X})^2}{n-1}}$）以及标示量与均值之差的绝对值 A

（ $A = |100 - \bar{X}|$ ）。

③每片（个）以标示量为 100 的相对含量 X_i 和标准差 S 以及标示量与均值之差 A 均应保留至小数点后 2 位。判断式（$A + 2.2S$ 或 $A + 1.7S$）的计算结果按照《有效数字和数值的修约及其运算》修约至小数点后 1 位。

④当含量测定与含量均匀度检查所用检测方法不同时，而且含量均匀度未能从响应值求出每一个单剂含量情况下，可取供试品 10 个，照该品种含量均匀度项下规定的方法，分别测定，得仪器测得的响应值 Y_i（可为吸光度、峰面积等），求其均值 $\bar{Y}$ 。

另由含量测定法测得以标示量为 100 的含量 X_A，由 X_A 除以响应值的均值 $\bar{Y}$，得比例系数 K（ $K = \dfrac{X_A}{\bar{Y}}$ ）。

将上述诸响应值 Y_i 与 K 相乘，求得每一个单剂以标示量为 100 的相对含量（%）X_i（ $X_i = KY_i$ ），同上法求 $\bar{X}$ 和 S 以及 A。

如需复试，应另取供试品 20 个，按上述方法测定，计算 30 个单剂的均值 $\bar{Y}$、比例系数 K、相对含量% X_i、标准差 S 和 A。

（4）结果与判定

若 $A + 2.2S \leq L$，则供试品的含量均匀度符合规定；

若 $A + S > L$，则不符合规定；

若 $A + 2.2S > L$，且 $A + S \leq L$，则应另取供试品 20 个复试。

根据初、复试结果，计算 30 个单剂的均值 $\bar{X}$、标准差 S 和标示量与均值之差的绝对值 A。再按下述公式计算并判定。

当 $A \leq 0.25L$ 时，若 $A^2 + S^2 \leq 0.25L^2$，则供试品的含量均匀度符合规定；若 $A^2 + S^2 > 0.25L^2$，则不符合规定。

当 $A > 0.25L$ 时，若 $A + 1.7S \leq L$，则供试品的含量均匀度符合规定；若 $A + 1.7S > L$，则不符合规定。

上述公式中 L 为规定值。除另有规定外，$L = 15.0$；单剂量包装的口服混悬液、内充非均相溶液的软胶囊、胶囊型或泡囊型粉雾剂、单剂量包装的眼用、耳用、鼻用混悬剂、固体或半固体制剂 $L = 20.0$；透皮贴剂、栓剂 $L = 25.0$。

如该品种项下规定含量均匀度的限度为 ±20% 或其他数值时，$L = 20.0$ 或其他相应的数值。

三、注意事项

1. 供试品的主药必须溶解完全，必要时可用乳钵研磨或超声处理，促使溶解，并定量转移至量瓶中。

2. 用紫外-分光光度法测定含量均匀度时，所用溶剂需一次配够，当用量较大时，即使是同批号的溶剂，也应混合均匀后使用。